中村健太郎の
補綴即解シリーズ
01

著・中村健太郎

咬合の謎を解く！

なぜ、咬合は見た目で診断できないのか？

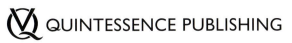

クインテッセンス出版株式会社　2017

QUINTESSENCE PUBLISHING

Berlin | Chicago | Tokyo
Barcelona | London | Milan | Mexico City | Paris | Prague | Seoul | Warsaw
Beijing | Istanbul | Sao Paulo | Zagreb

まえがき

　超高齢社会のなか，健康寿命の話題に多くの関心が寄せられています．平成26年版厚生労働白書でも，「健康長寿社会の実現に向けて健康上の問題で日常生活が制限されることのない健康寿命を延ばすことが重要である」と掲げられています．しかし，医療制度の向上により平均寿命が延びていくなか，介護や寝たきりの生活となる不健康な期間も年々延びているのが現状です．

　高齢者になっても健康な期間を過ごせるだけの健康な身体をつくることが本質であり，健全な食生活が健康な身体をつくり，それによりその身体を維持できるのではないでしょうか．健全な食生活を営むためには咀嚼機能を回復する歯科治療が大きなサポートとなり，そして咀嚼できる口腔内環境を維持していくからこそ，健康寿命を延ばすことができると言っても過言ではないと思います．美味しく食べられること，楽しく食事できることが，健康年齢を延ばすための一番の近道ではないかと意を強くしています．

　クラウンブリッジの教科書には，「補綴治療は患者本位の医療として，顎口腔系の健康の維持増進に寄与しなければならない」と記されています．また，日本補綴歯科学会では，最近の学術大会のメインテーマとして「咬合・咀嚼が創る健康長寿」を掲げています．

　われわれ歯科医師，歯科技工士および歯科衛生士がすべきことは，咀嚼機能が回復する咬合を形作ること，これが咬合再構成ではないでしょうか．さらには，咀嚼できる口腔内環境を提供，維持するからこそ，咬合治療が評価されるのだと確信しています．

　では，なぜ，咬合は不可欠なのでしょうか．なぜ，咬合治療が必要なのでしょうか．その答えは，咬合面の働きに隠されています．天然歯は咀嚼するための器官であり，人工歯である補綴装置は咀嚼するための人工器官なのです．

　毎日，毎食，美味しく，楽しく食事ができることを具現化できる咬合こそが，これからの補綴治療に求められているのではないでしょうか．そして，美味しく，楽しい食生活ができることで幸福感が生まれ，健康で人生を謳歌しているからこそ，審美修復治療が求められるのではないでしょうか．

　機能の回復こそが健康維持に，機能と審美の両方の回復こそが口腔関連QOL（Quality of Life）の向上に資することであり，これが患者本位の咬合治療であると言えるでしょう．

　最後になりましたが，このような執筆の機会を与えてくださったクインテッセンス出版株式会社および北峯康充氏，編集に多大な迷惑をかけた金華燮氏，吉田真琴氏と，本書にご協力いただいた公益社団法人日本補綴歯科学会にお礼を申し上げます．

2017年10月

中村健太郎

Contents

まえがき 3
CHARACTERS INTRODUCTION 10
PROLOGUE 12

第1の謎　なぜ，美しく整った形態が正常咬合と言えるのか？

1. 正常咬合の本当の意味を知っているか？

1. 歯科補綴学からみた正常咬合とは？ 16
2. 歯科矯正学からみた正常咬合とは？ 17
3. 歯科矯正学が示す正常咬合であれば機能は正常に営まれるのか？ 18
4. 補綴歯科治療と矯正歯科治療は咬合の指標が同じでよいのか？ 19

2. 不正咬合を理解できているのか？

1. 歯科矯正学からみた不正咬合とは？ 20
2. 歯科補綴学からみた不正咬合とは？ 21
3. 歯科補綴学が定義する咬合異常とは？ 22

3. 機能から見た正常な咬合を理解しているか？

1. 正常な咬合の本質は？ 24
2. 正常に機能が営める咬合とは？ 25
3. 生理的咬合と非生理的咬合とは？ 26

4. 正常咬合は見た目で診断できないのか？

1. 美しく整った形態が正常咬合の証ではないのか？ 30
2. 機能的正常咬合は見た目で判断できないのか？ 31
   - **Case Study** 非生理的咬合（機能的不正咬合）を生理的咬合（機能的正常咬合）に回復させた症例 32

第2の謎 なぜ，下顎頭から正常咬合が求められるのか？

1. 中心位の定義を見直せ！

1. 中心位の起源を探る！ ... 40
2. 中心位の変遷を探る！ ... 41
3. 米国歯科補綴学による中心位の定義とは？ ... 42
4. 日本補綴歯科学会が定義する中心位とは？ ... 43

2. 中心位による顎間記録を見直せ！

1. 顎関節症状がなければ顎関節構造は正常なのか？ ... 44
   - Evidence MR撮像による健常有歯顎者の関節円板と下顎頭について-中心位における検討- ... 45
2. 顎機能障害を改善すれば中心位による顎間記録をしてもよいのか？ ... 46
   - Case Study 関節円板の整位を目的にリポジショニングスプリントを用いた症例 ... 47
   - Case Study 顎関節症状の解消を目的にスタビライゼーションスプリントを用いた症例 ... 49
   - Evidence MR撮像による顎機能障害の関節円板と下顎頭について-中心位における検討- ... 51
3. 術者徒手による中心位誘導は生理的なのか？ ... 52
4. 術者徒手による中心位誘導は的確なのか？ ... 53
   - Evidence 術者徒手による下顎頭変位の再現性について-術者の違いによる検討- ... 54

3. 顆頭安定位が新たな基準となるのか？

1. 顆頭安定位は中心位と同義語なのか？ ... 58
2. 顆頭安定位とは？ ... 59
3. 下顎窩は不変なのか？ ... 60
   - Case Study 頭蓋骨の歪形を解消した症例 ... 61

4. 下顎運動は下顎頭に制御されているのか？

1. 下顎運動は何のための運動なのか？ ... 66
2. 下顎運動は顎関節が主導しているのか？ ... 67
3. 顎運動は咬合器に再現できるのか？ ... 68

Contents

5. 顎関節のメカニズムを見直せ！

1. 開閉口運動を再考せよ！ 70
2. 開口障害は関節円板が原因か？ 71
3. 外側翼突筋の働きを探る！ 73
4. 外側翼突筋上頭の働きを探る！ 75
   Evidence 咀嚼運動時における関節円板と下顎頭の動態観察-健常有歯顎者について- 76
   Evidence 咀嚼運動時における関節円板と下顎頭の動態観察-顎機能異常者について- 77
   Evidence 超高速MRIを用いた食品咀嚼・嚥下運動における顎関節部の動態観察 78
   Evidence 超高速MRIを用いた咀嚼運動時の下顎頭の変位量 79
5. 外側翼突筋上頭の働きを補助する機構はあるのか？ 80
   名探偵ナカムラのよもやま話 今はもう，調節性咬合器はお払い箱なのか？ 84

第3の謎 なぜ，ヒトには咬合が不可欠なのか？

1. 咬合は何のために備わっているのか？

1. 咬合を考え直そう！ 86
2. 咀嚼を見直そう！ 87
3. 補綴歯科治療の目的とは？ 88

2. 咀嚼機能と咬合の関連は？

1. 咬合接触を確認しよう！ 90
2. 咀嚼運動を理解しよう！ 91
3. 臼磨運動を見極めよう！ 93
   Evidence 水平面観における咀嚼運動路・側方滑走運動路の軌跡 94
4. 歯の機能を再考しよう！ 95
   名探偵ナカムラのよもやま話 ヒトの歯は肉食系か，それとも草食系か？ 104

第4の謎　咬合や咀嚼の診断で何に注目するべきなのか？

1. 咬合の診断を見直す！

1. 咬合の診断とは？..106
2. 咬合支持域とは何か？..107
3. 咬合接触の異常を診断するには？..108
4. 咬合接触が歯や顎口腔系に及ぼす影響は？...111
5. 咀嚼機能からみた咬頭嵌合位とは？..112

2. 咀嚼に必要な咬合，それは咀嚼運動終末位！

1. 咀嚼運動終末位とは何か？..114
   - Evidence 咀嚼運動路の終末位に関する研究-咀嚼終末位分析プログラムの開発-...........115
   - Evidence 食品性状の違いが咀嚼終末位に及ぼす影響-食品のかたさについて-...............116
2. 咀嚼運動終末位と咬頭嵌合位との関係は？..117
   - Evidence 咀嚼運動終末位の咬頭嵌合位に対する3次元的位置関係の分析.................118
   - Evidence 咀嚼機能障害者における咀嚼終末位の検討..119
   - Evidence 食品性状の違いが咀嚼終末位に及ぼす影響-食品のかたさについて-...............120
   - Evidence ARCUSdigma II による咀嚼終末位の評価..121
3. 咀嚼運動終末位を観察する！..122
   - Evidence 咀嚼運動路の終末位に関する研究-咀嚼終末位分析プログラムの開発-...........123
   - Evidence ARCUSdigma II による咀嚼終末位の評価..124
4. 咀嚼運動終末位の異常が引き起こす障害とは？..125
   - Case Study 咀嚼運動終末位を指標とする咬合採得にて咀嚼機能を回復した症例.........126
   - Evidence 咀嚼終末位を指標とする咬合採得にて咀嚼機能を回復した無歯顎症例.........130
   - Evidence 治療用義歯の咀嚼運動終末位を顎間記録として機能回復を行った無歯顎症例.............133
   - Evidence 咀嚼機能の回復と維持に咀嚼運動終末位を指標とする全部床義歯を用いた症例...........135

3. 第一大臼歯を再考する！

1. 形態からみた咬合面形態とは？ 138
2. 進化からみた咬合面形態とは？ 139
3. 機能からみた咬合面形態とは？ 140

4. 咀嚼に必要な咬合，それは主機能部位！

1. 主機能部位とは何か？ 142
   - **Evidence** 主機能部位における咬合力と咬合接触面積の検討 144
2. 主機能部位を観察する！ 145
   - **Evidence** 主機能部位からみた咀嚼能力検査法の検討 146
3. 主機能部位の位置異常が惹起させる障害とは？ 147
   - **Case Study** 主機能部位を回帰させ咬合性外傷を改善し，歯周病の悪化を予防した症例 149
   - **Evidence** 咀嚼終末位と主機能部位との関係 150
   - **名探偵ナカムラのよもやま話** 咀嚼運動から顆頭安定位は求められるのか？ 154

第5の謎 なぜ，咬合や咀嚼の検査が必要なのか？

1. 咬合検査を見直す！

1. 咬合フィルム（咬合紙）による咬合検査は正確なのか？ 156
2. オクルーザルスプリントは咬合検査する装置なのか？ 158
3. 診断用ワックスアップは咬合検査なのか？ 159

2. 咬合を検査する！

1. 咬合検査は何を選択するべきか？ 160
2. 咬合接触像による咬合検査とは？ 161
   - **Evidence** 新規シリコーン系咬合接触検査材の噛み切り抵抗値の評価 166
3. 早期接触を発見する咬合検査とは？ 167
   - **Case study** CBTによる咬合検査を用いて早期接触を発見し，解消した症例 168
   - **Evidence** セントラルベアリングデバイスを応用して早期接触の診断を行った症例 174
4. 咬合検査は，咬合を可視化する唯一の方法である！ 178

3. 咀嚼機能を検査する！

1. 咀嚼機能検査とは何か？ 180
2. 咀嚼能率測定とは何か？ 181
   - Evidence 咀嚼能力検査における咀嚼回数と咀嚼時間の影響 184
   - Evidence 主機能部位と咀嚼機能の関係-第一大臼歯と第二大臼歯との比較- 185
3. 咀嚼難易度検査とは何か？ 186
4. 主観的咀嚼評価スケールとは何か？ 188
5. 下顎運動分析とは何か？ 190
6. 咬合接触分析とは何か？ 193
7. 咬合力分析とは何か？ 195
   - Case Study Trial Case Study　デンタルプレスケールの咬ませ方が咬合力に及ぼす影響 196
   - Case Study Process Case Study　的確なデンタルプレスケールの咬ませ方 199
   - Evidence Dental Prescaleとシリコーンブラック法による咬合接触面積の比較検討 204
   - Evidence 主機能部位が存在する位置と咬合接触面積と咬合力の関係 205
8. 咀嚼能力を可視化するには？ 206

注) Evidence はすべて補綴誌より

EPILOGUE 211
索引 212

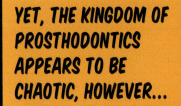

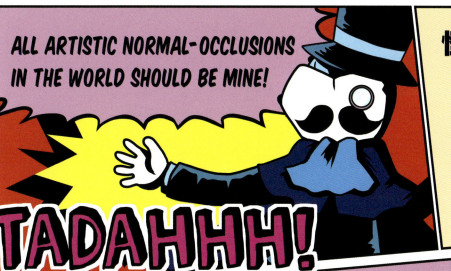

PROLOGUE

なぜ，咬合の診断と検査が不可欠なのか？

　咬合は，上下顎歯列が接触する部分であり，下顎位を決定する重要な指標となっています．精度の高い咬合関係を与えることで，補綴装置は顎口腔系と調和して恒久性が獲得できるとされています．また，正しい下顎位を模索し，左右対称性の歯列・歯冠形態，上下顎正中の一致，犬歯誘導など，正しい形態や咬合様式を整えることが咬合再構成にとって必要不可欠とされ，すべてが整合すると審美と機能が両立するとも言われています．

　では，白く美しい補綴装置が永続的に存在しうることが，咬合や機能が回復しているとしてよいのでしょうか．たしかに，美貌，美形を語るうえで，白く美しい歯，きれいな歯ならびはマストアイテムと言っても過言ではありませんが……．

　咬合や顎関節が顎口腔系の不調の原因であるとし，オクルーザルスプリントを応用した咬合再構成も積極的に取り入れられています．また，術前術後における関節窩と下顎頭の位置を比較観察することで，咬合再構成の適否を評価するとした考え方も流布しています．顎関節が下顎位を決定づける重要な要素として，咬合再構成の基準とすることが定石であるとの意見も少なくありません．

　では，下顎頭の位置を維持できる補綴装置が永続的に存在しうることが，咬合や機能が回復しているとしてよいのでしょうか．たしかに，顎関節は重要な器官であることに間違いはないのですが……．

　著者が，歯科大学を卒業した1989年頃は，顎機能障害が高度先進医療として取り上げられており，MRI検査の導入によってFarrarらの顎関節内障の考え方に脚光が浴びていました．顎機能障害には咬合治療という時代だったと思います．補綴科に在籍していたため，迷うことなくスプリントにて下顎位を決定し，その下顎位で咬合再構成を繰り返していました．しかし，患者の評価は決して高いものでは

ありませんでした．

一方で，ポーセレン修復の浸透により審美歯科がもて囃されるようになりました．筆者も迷うことなく審美補綴に没頭し，審美のためには一口腔単位を治療ゴールとする治療を目指してきました．どのように美しい歯列に整えるかという技術を競っていた時代だったと思います．しかし，患者の評価は決して高いものではありませんでした．

悩み苦しんでいるとき，運命の2冊の本に出会ったのです．1冊は『A Textbook of Occlusion』，もう1冊は『咬合学序説』です．このときから，咬合学，咀嚼学の探究が始まり，25年の歳月が流れました．そして，たどり着いた真実は，「目には見えない，そして難解な咬合こそ，診断と検査をしなければならない」なのです．

皆さんも，咬合と咀嚼という謎解きに挑戦してみませんか．本書では，名探偵ナカムラが，その謎に挑みます．ご期待下さい．

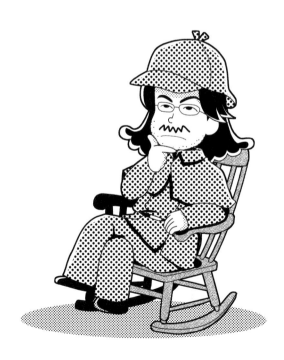

第1の謎

なぜ、美しく整った形態が正常咬合と言えるのか？

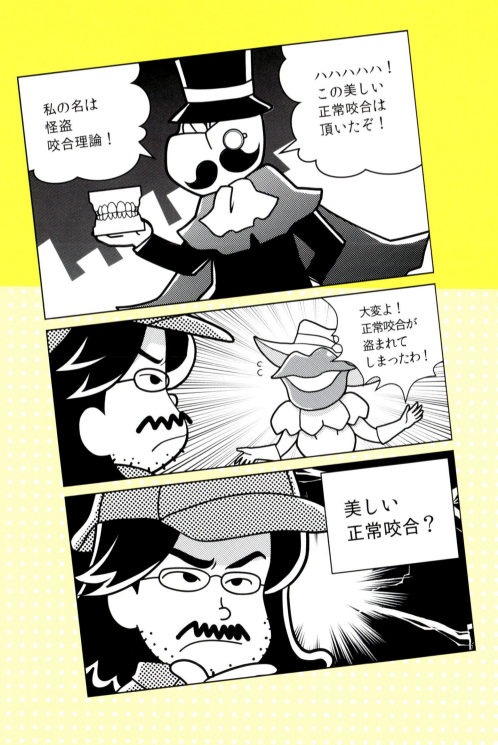

1 正常咬合の本当の意味を知っているか？

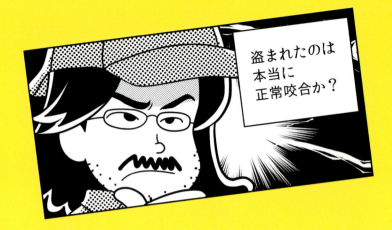

1　歯科補綴学からみた正常咬合とは？

　正常咬合と言えば，Hellman（1921）[1]とFriel（1927）[2]の説が有名である．両者は永久歯列における正常咬合の要件を，上下顎32歯が138か所で咬合接触し，前歯部では面接触，臼歯部では1歯対2歯の関係で咬頭頂と窩，隆線と歯間鼓形空隙，隆線と溝が接触するとした．

　多くの補綴臨床では，このような咬合接触が正常咬合の評価基準として恒常的に用いられており，その結果として咬合再構成の口腔内には左右対称性の美しい歯列・歯冠形態が形成されることになる．

　この説を正常咬合の要件とするならば，真柳（1997）[3]は補綴学的観点から次のような問題点を挙げている．
①正常咬合は異常咬合と相反することから，異常咬合の意義によって正常咬合の定義が変容する．
②定義された咬合状態が解剖学的，形態学的に正常であるとの検証はなされていない．
③この定義は解剖学的，形態学的な観点からだけであり，機能的にも正常であるとの検証はなされていない．

POINT

　正常咬合の定義の起源は1920年代と相当古く，前記の問題点が指摘されるように，今の時代にそぐわなくなったことは否めない．補綴歯科治療の目的は形態や外観の回復だけではなく，機能の回復が主要なのである．

　歯科補綴学では，正常咬合におけるこれらの問題を解決することを目的に，咬合関係のみならず顎口腔系や機能からみた統合的な研究はまったく見当たらない．近年の日本補綴歯科学会誌においても，正常咬合をキーワードとする論文は10題程度しか検索できず，それら論文のすべてで正常咬合となる要件や定義に関する論述はみられない．2002年に発行された『異常咬合の診療ガイドライン』[4]でも正常咬合は示されてはいない．また，歯科補綴学専門用語集においても定義はされていない．したがって，日本補綴歯科学会では正常咬合を定義していない．また，歯科補綴学の教科書とされるクラウンブリッジ補綴学や無歯顎補綴治療学においても，正常咬合についての記述はない[5,6]．

名探偵ナカムラの眼

◆歯科補綴学では，正常咬合を定義していない！

2　歯科矯正学からみた正常咬合とは？

　歯科矯正学[7]では，不正咬合による障害に摂食，咀嚼，発音などの顎口腔機能の障害と社会生活における不都合や心理的な障害があるとし，これらの障害を予防，抑制，回復することにより健康維持やQOLの向上に資することを目的とすると論じている．矯正歯科治療ではHellmanとFriel，さらにはSpee(1890)[8]が提唱する解剖学的，形態学的な理想咬合を追求していくなかで，Johnson(1923)[9]によって提唱された個性正常咬合を最終目標として個性的な状況下で構成される理想的な咬合を考えなければならないとしている．

　その一方で，歯列不正は顎口腔機能の障害は疼痛や肉体的な違和感をともなわず，機能的な障害を自覚することも少なく，それよりも歯列や顔貌の形態を心理的，社会的に満足させたい要望が強いことから，疾患や障害の回復よりも歯列や顔貌の形態を改善することが求められているとしている．それゆえに，正常咬合を保持するうえで1歯対2歯の関係による咬合支持と連続性のある歯列が重要であるとしている．また，すべての不正咬合は顎顔面頭蓋の形態異常による不正と個々の歯の位置異常が相乗りして生じているとも論じている．

　個性正常咬合には顎顔面頭蓋と調和した上下顎の歯の配置排列が至上命題であり，その個性に合った解剖学的，形態学的な理想咬合を再構成したことで顎口腔機能の障害の予防，抑制，回復が可能であるとしている．WHO(世界保健機関)では，健康とは肉体的，精神的さらには社会的にも安定した状態であり，単に疾患や障害が存在しないことだけではないと定義している．医療には精神的にも社会的にも良好な満足できる状態を獲得維持することが求められるとし，矯正歯科治療の果たす役割は重要である．したがって，患者の心理的な背景を鑑みて，審美的に良好な咬合を正常咬合としているのであろう．

POINT
WHOにおける健康の定義には，精神的，社会的に健全であるとともに，疾患や障害が存在しないことが明記されている．審美的に良好な咬合が正常咬合だけでなく，疾患や障害を惹起しない咬合も正常咬合である．

　歯科矯正学でも，咀嚼能力に影響する個々の要素と不正咬合との関連については多くの研究がなされているが，総合的に解明するには至っていない[7]．

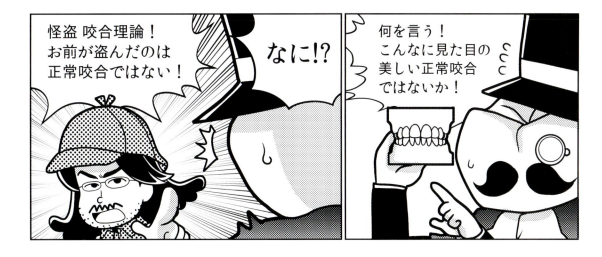

名探偵ナカムラの眼

◆歯科矯正学では，正常咬合を定義している！

3　歯科矯正学が示す正常咬合であれば機能は正常に営まれるのか？

矯正歯科治療では，術者が考える理想的な咬合を反映した診断用予測模型（セットアップモデル）にて，治療の最終段階における咬頭嵌合状態をシミュレートし，咬合高径の変化を考慮しながら，個々の歯の移動量や方向を診断するとしている．

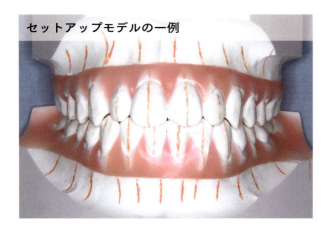

セットアップモデルの一例

歯科矯正学では，矯正歯科治療の最終段階における咬頭嵌合位を決定する際に，垂直的である咬合高径（咬頭嵌合位での上下顎間の垂直的距離）には留意しているものの，水平的な咬合関係である前後的および左右的な位置関係は一切不問としている．これでは，咀嚼などの咬合本来の機能については軽視しているといっても過言ではない．

結局，矯正歯科治療では機能より審美を優先していると言わざるを得ないであろう．あるいは，正常咬合を与えることで，機能も正常に営まれるとしたバイアスのかかった見方をしているのであろう．

補綴歯科治療でも，術者が考える理想的な咬合や歯冠形態を反映した最終補綴装置によって形作られる歯列や歯肉の形態をワックスにて事前に形成する診断用ワックスアップが一般化しており，とくに全顎におよぶクラウンブリッジによる咬合再構成やインプラント治療に多用されている．それゆえ，左右対称であり，かつ中心裂溝を基準に連続性のある，バランスのとれた歯列形態を目標にワックスアップがなされている模型を多く目にする．このような理想的な形態を付与することで，生体に調和した機能的な咬合面形態が完成するとしているのであろう．

POINT

術者が考える解剖学的，形態学的に理想な咬合さえ作り上げれば，並行して機能が正常に営まれるとした不文律（暗黙のルール）が広く浸透していると言わざるを得ない．

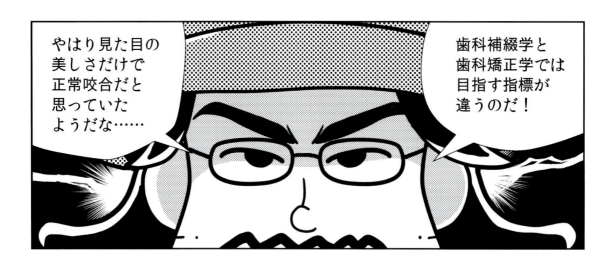

名探偵ナカムラの眼

◆理想的な咬合であっても，機能が正常に営まれるとは限らない！

4 補綴歯科治療と矯正歯科治療は咬合の指標が同じでよいのか？

　歯科補綴学や歯科矯正学において，解剖学的，形態学的に正常とする咬合と機能との関係についての疫学的な研究や調査は一切見当たらない．また，歯科補綴学における正常有歯顎者や健常有歯顎者といわれる被験者をもってしても，その条件は「正常咬合を有する」ではなく「著しい不正咬合が認められない」であり，整然とした歯列形態が成立すれば正常な機能を営んでいるとするには科学的根拠に乏しく，あくまでも対象研究のコントロール群（対照群）としての条件設定の一つに過ぎない．解剖学的，形態学的に整ってさえいれば，機能も正常に営むであろうとした見解は，その整合性がとれていないのが現状なのである．したがって，「不正咬合はかみ合わせが悪い」とする短絡的な考え方は見切るべきであろう．

　石原ら（1972）[10]は，心情的に不快な歯列状態や咬合状態であっても習慣的に生理的な機能は十分に遂行されており，反対に機能的に何の障害もなく美容上の要求だけで咬合治療を施行するのであれば，生理学的立場からは機能について十分に検査することが必要であると喚起している．

POINT
術者が考える理想的な咬合を与えれば，機能も正常に営まれるとするのは，ドグマ（それほどの根拠もなく，ただちに自己の判断を下すこと）であると言わざるを得ない．

　機能を営むこと，とくに生命維持のための咀嚼，嚥下の能力は，咬合状態，歯周組織，舌，頬，口唇，咀嚼筋，顔面頭蓋部の筋，神経，唾液腺，顎関節による総合的な働きによるものであり，それぞれの器官が互いに影響し合っている．したがって，歯列や咬合が美しく整った形態を有しても，そのほかの器官と調和し，協調活動しなければ機能は回復していないことになる．

名探偵ナカムラの眼

◆補綴歯科治療と矯正歯科治療では，咬合のゴールが同じとは限らない！

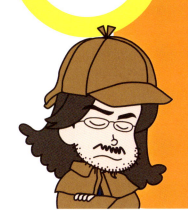

第1の謎を解くカギ

◆補綴歯科治療では，機能障害を解消した咬合が正常咬合となる！

◆矯正歯科治療では，心理的に問題のある形態を改善した咬合が正常咬合となる！

2 不正咬合を理解できているのか？

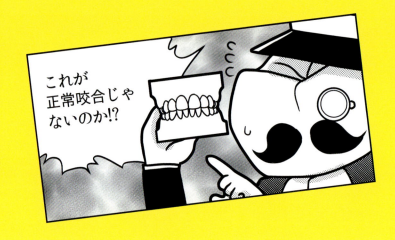

1 歯科矯正学からみた不正咬合とは？

　不正咬合は，一般的に咬合の異常をともなった歯の位置異常や歯列の乱れとされ，矯正歯科治療は歯列の不正を改善するとともに，咬合の異常も解消すると謳われている．

　歯科矯正学では，不正咬合による障害には摂食・咀嚼・発音などの機能障害と，審美性が損なわれることによる社会生活における不都合や心理的障害などがあるとしている．

　矯正歯科治療はこれらの障害を予防，抑制，解消することにより，健康維持とQOLの向上に資することを目的としている．しかし，その治療の多くは審美的な改善による心理的・社会的に満足できる状態を願望しているのが現状であり，障害を予防，抑制，解消させることよりも審美的な改善に資することとしている．

　それゆえ，形態的に個々の歯の位置異常，数歯にわたる位置異常，歯列弓形態の不正，上下顎の歯列弓形態の不正に分類している[7]．

①個々の歯の位置異常

　近心転位・遠心転位・唇側転位・頬側転位・舌側転位・傾斜（近心・遠心・唇側・頬側・舌側）・移転・捻転・低位・高位

②数歯にわたる位置異常

　正中離開・対称捻転・叢生

③歯列弓形態の不正

　狭窄歯列弓・Ｖ字型歯列弓・鞍状歯列弓・空隙歯列弓

④上下顎の歯列弓形態の不正

　近遠心関係の異常：上顎歯列弓あるいは下顎歯列弓の近遠心的位置が正常の場合・上下顎歯列弓とも異常な近遠心的位置をとる場合

　垂直関係の異常：過蓋咬合・切端咬合・開咬

　水平関係の異常：交叉咬合

　以上のように，不正咬合を歯の位置異常と歯列弓形態の不正によって分類している．

POINT

　歯科矯正学では，不正咬合は歯の位置異常と顎顔面頭蓋の形態異常とする分類であるとし，咬合異常による分類はされていない．歯の位置異常や歯列弓形態の不正が原因となるであろう機能障害についても分類されていない．

名探偵ナカムラの眼

◆歯科矯正学での不正咬合には，咬合異常や機能障害が除外されている！

2 歯科補綴学からみた不正咬合とは？

　近年の日本補綴歯科学会誌では，不正咬合をキーワードとする論文は10題程度ときわめて少なく，それらの論文のなかでは不正咬合をいわゆる歯列不正として取り扱っているに過ぎず，正常咬合と不正咬合に関するシステマティックレビュー（メタアナリシス）はまったく見当たらない．また，正常咬合と不正咬合に関するガイドラインも存在しない．したがって，日本補綴歯科学会では正常咬合はもちろんのこと，不正咬合も定義していない．現在の歯科補綴学の教科書とされるクラウンブリッジ補綴学や無歯顎補綴治療学においても，正常咬合とともに不正咬合の記述は一切ない[5,6]．

POINT

歯科補綴学では，歯科矯正学のような形態的による不正咬合を定義しないばかりか，不正咬合に関する議論も見当たらない．咀嚼をはじめとする，さまざまな機能障害を不正咬合で分類することは不可能であるとしているからであろう．

　歯科矯正学では，咀嚼は咬合状態，歯周組織，舌，頰，口唇，咀嚼筋など，顔面・頭頸部の筋，神経，唾液腺，顎関節などがそれぞれの機能に対して相互的に作用していると論じている．

　しかし，咀嚼能力に影響するそれぞれの器官と不正咬合との関連については多くの研究がなされているが，それを統合的に解明するにはまだ時間が必要であると述べている．さらには，不正咬合を有する患者に，個性正常咬合としてどこまで理想的な咬合を適応するべきかという問題も解決していないとしている．したがって，歯科矯正学でも不正咬合と機能障害の関係については判然としていない．

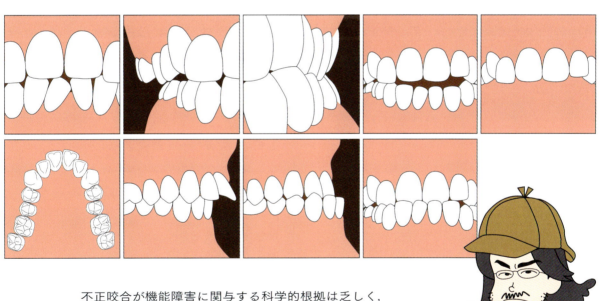

不正咬合が機能障害に関与する科学的根拠は乏しく，その因果関係は解明されていない[7]．

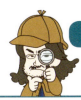

名探偵ナカムラの眼

◆**歯科補綴学では，不正咬合を定義していない！**

3 歯科補綴学が定義する咬合異常とは？

歯科医学大辞典(1995)[11]では，咬合異常とは顎・顔面・歯・歯周組織などが遺伝的もしくは環境的原因により，その発育・形態・機能に異常をきたし，咬合が正常でなくなった状態であると定義されており，咬合以外の原因によって咬合異常を惹起するとしている．

『咬合異常の診療ガイドライン』[4]では，歯科補綴学教育基準(1998)[12]に基づいて，咬合異常を上下顎の歯の静的・動的な位置関係が正常でなくなった異常な状態であり，対向関係の異常(反対咬合，切端咬合，交叉咬合，過蓋咬合，開咬)，咬合位の異常(偏位，高位，低位)，咬合接触の異常(早期接触，咬頭干渉，非作業側接触，咬合接触の不均衡，咬合性外傷)，下顎運動の異常(咬合終末位の異常，咀嚼運動の異常，外傷性咬合，関節円板の障害)，咬合を構成する要素の異常(歯・骨・顎関節・筋・口腔粘膜の疾患)と総括している．しかし，各異常別の定義は一切記載されておらず，あまりにも包括的であると言っても過言ではない．

歯科補綴学専門用語集[13]では，咬合異常とは上下顎の歯の静的・動的な位置関係が正常でなくなった状態であり，対向関係の異常，咬合位の異常，咬合接触の異常，顎運動の異常，咬合を構成する要素の異常などを包含するとしているが，これまでの定義となんら変わりがない．

日本顎関節学会学術用語集[14]では，咬合異常について上下顎の歯の対合関係が，生物学的，機能的に異常な状態にある咬合とだけ定義されており，あまりにも包括的すぎると言わざるを得ない．

POINT

咬合異常の定義は，抽象的(思考するも具体性に欠けるさま)，かつ包括的(すべてをひっくるめているさま)であり，総合的(体系によって全体が一つにまとめられているさま)ではないことから臨床応用は難しいと考えざるを得ないであろう．

歯科矯正学でも，下顎安静位から咬頭嵌合位までの経路(閉鎖路)が下顎頭を中心とする円弧上に一致する場合を正常とし，その軌跡上から外れた場合を機能的不正咬合と定義し，評価している．また，下顎安静位は上半身直立の姿勢にて精神的に安静な状態にあるときの下顎位であり，Thompson(1946)[15]は安定恒常性の高い下顎位として，もっとも信頼の高い上下的基準位であると述べている．しかし，石原ら(1972)[10]は下顎安静位が生涯不変でないことを明らかにしており，歯科矯正学が示す機能的不正咬合の基準とは言えないであろう．

一方で，藍(1999)[16]は，咬合異常は顎口腔系の機能と不調和な咬合であるとし，咬頭嵌合位の異常，歯牙接触の異常，歯列関係の異常の3分類としている．咬頭嵌合位の異常には，①歯の欠損による咬頭嵌合位の異常，②歯の接触関係による咬頭嵌合位の異常，③著しい咬耗による咬頭嵌合位の異常，④咬頭嵌合位と中心位の差異があり，歯牙接触の異常では，①咬頭嵌合位における接触の異常，②中心位，後方運動における接触の異常，③側方咬合位，側方運動における接触の異常，④前方咬合位，前方運動における接触の異常があり，歯列関係の異常には，①前歯の被蓋，②交叉咬合，③開咬，④咬合彎曲があると詳細に述べている．しかし，この見解は歯科補綴学にはまったく容認されておらず，咬合異常は漠然たる定義となっている．

名探偵ナカムラの眼

◆歯科補綴学では，咬合異常の定義が漠然としている！

第1の謎を解くカギ

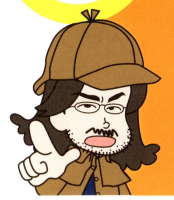

◆不正咬合が認められても咬合異常とは限らない！

◆不正咬合を改善しても，咬合異常や機能障害が解消するとは限らない！

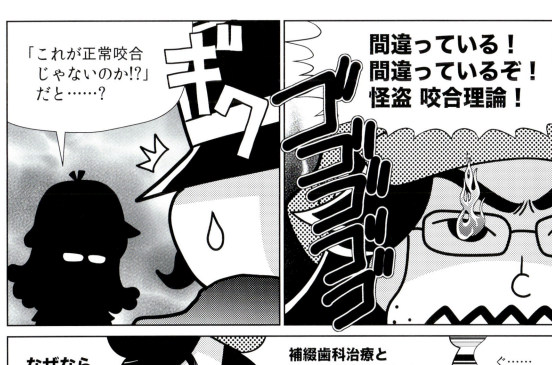

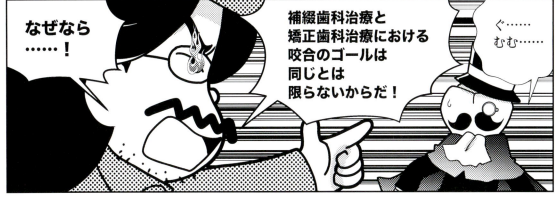

3 機能から見た正常な咬合を理解しているか？

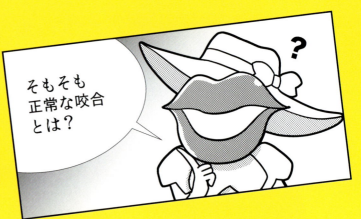

1 正常な咬合の本質は？

近年の補綴歯科治療では，機能を重視する臼歯部でも美しく整った審美修復が一般的となっている．術者が理想的とした歯列形態や咬合面形態を付与することで，適切な咬合関係が得られている．さらには，補綴装置が長期にわたって破損しないことで，咬合の安定が図られているとする考え方が蔓延していると言っても過言ではない．そこには，術者が理想する咬合関係が，患者の正常な咬合関係となると誤認しているのではないだろうか．

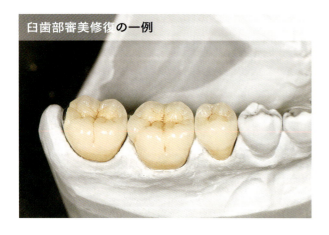

臼歯部審美修復の一例

石原ら（1972）[10]が述べているように，患者が感情的に好まない咬合状態であっても，生理的に習慣的な咀嚼ができており，その機能は十分に達成されていることから，機能的には正常咬合であり，生理的な咬合であると言えよう．反対に，形態的に理想的な咬合状態であっても，その患者にとって生理的に習慣的な咀嚼から外れた咬合状態，または顎機能障害を惹起させるような咬合状態であれば，機能的に咬合異常であると言わざるを得ない．これは，機能的に何の障害がないにもかかわらず，患者やその親近の者が感情的に受け入れられない歯列状態や咬合状態を，術者が理想的とする歯列状態や咬合状態に整えているにほかならないからである．

前川（2011）[17]は，『咬合に関するドグマ』として教科書的な正常咬合や理想咬合とかけ離れている不正咬合を有する患者に正常咬合をどこまで適応するべきかという問題については，科学的根拠を示した研究結果が存在しないため解明されていないと指摘している．

POINT
術者が理想とする咬合関係が，必ずしも患者の機能を正常に働かせるとは限らない．

名探偵ナカムラの眼

◆正常な機能が営める咬合こそが，正常咬合である！

2　正常に機能が営める咬合とは？

　機能が正常に営める咬合とは，どのような咬合であろうか．また，どのような形態であれば，機能が正常に営めるのであろうか．美しく整った形態にさえすれば，機能も正常に回復するのであろうか．

　日本補綴歯科学会では，どのような解剖学的，形態学的であろうとも，顎口腔系の機能に異常が認められなければ『機能的正常咬合』とし，その機能に異常が認められれば『機能的不正咬合』と定義している[13, 18-20]．

　前川(2011)[17]は，Carlsonが非生理的咬合あるいは不正咬合(教科書的な理想咬合とかけ離れている咬合)を有する患者に対して咬合治療を施す場合，生理的な咬合に誘導さえすればよく，理論的理想な咬合である必要はないとし，さらには「良い咬合とはどのようなものか？　〜それは快適であり，問題なく機能を果たし，長期安定して変化しないものである．それは生理的な咬合であり，決して理想咬合である必要はない」と明言していると述べている．

　一方で，歯科矯正学では，下顎安静位から咬頭嵌合位までの経路(閉鎖路)が下顎頭を中心とする円弧状に一致する場合を正常とし，その軌跡上から外れた場合を機能的不正咬合と定義しており，歯科補綴学が提唱する機能的不正咬合とはまったく異なる定義である．

解剖学的に正常でなくても，機能的には異常が認められない咬合

機能的正常咬合

　機能とは，主に咀嚼・嚥下・発語などの生理的運動のことであり，咀嚼・嚥下は生体が生命活動するために，発語運動は人間形成や社会形成するために必須な運動である．それらの機能運動において，なんら機能異常が発現しない，または機能異常を誘発させない咬合関係を機能的正常咬合としている．

解剖学的所見とは関係なく，なんらかの機能異常が認められる咬合

機能的不正咬合

　咀嚼・嚥下・発語において，なんらかの機能異常が発現している，または機能異常を誘発させている咬合関係を機能的不正咬合としている．

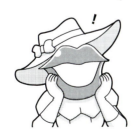
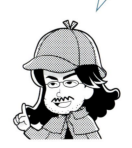

　名探偵ナカムラの眼

◆美しく整っていなくとも，機能が正常であれば正常咬合である！

3 生理的咬合と非生理的咬合とは？

　これまで，理想的な咬合には，形態的による基準やそれに関与するさまざまな条件が示されてきた．それゆえに，それらの基準や条件から逸れている場合に治療するべきかが検討されてきた．その後，咬合は機能的に捉えるべきとして『生理的咬合』と『非生理的咬合』が広く知られるようになった．

　『A Textbook of Occlusion』(1988)[21]は，咬合についての普遍性のある教科書として，また総合的に記述された教科書として，教育で役立つような体系的なテキストである．咬合を正常と異常，または理想的と病的の2つに区別するのではなく，生理学的な観点によって区分するべきとしている．

　Mohlら(1993)[22]は，正常咬合は著しく個人差があり，あまりにも漠然としていることから，正常として一括りにはできないとし，咬合の診断基準において『理論的理想咬合』，『生理的咬合』，『非生理的咬合』，『治療的咬合』の4つに区分した．そのなかでも，理論的な理想を満たさないものの，補綴歯科治療を必要としない咬合を『生理的咬合』と，補綴歯科治療を要するかもしれない咬合を『非生理的咬合』と意味づけた(**表1**)．

　咀嚼器官の機能的な疾患の診断において，この4つの区分が一貫性のある理論的裏付けとなり有用であるのに対し，この区分を応用しない診断は独断的で一貫性がなく，きわめて術者の主観的な評価に陥りやすいと忠告している．

■ 表1　咬合の診断基準における4つの区分

理論的理想咬合	規定の基準に従っている咬合
生理的咬合	規定の基準からは偏っているが，治療を必要としない咬合
非生理的咬合	治療を要するかもしれない咬合
治療的咬合	治療上の理由から構造的に改変されている咬合

（1）理論的理想咬合

　理論的理想咬合とは，構造的，形態的および機能的において一つの理想的な完成形である．統計学的な基準としてではなく，理想的な完成形の特徴を示し，咬合および咀嚼機能を評価する際の指標とする(**表2**)．

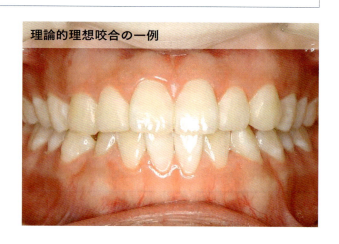

理論的理想咬合の一例

■表2　理想的な咬合および咀嚼器官の指標

①咀嚼器官の全構成要素が存在する．

②すべての上下顎歯の間に"典型的な"解剖学的関係が存在する．

③中心咬合位において，すべての臼歯の支持咬頭は辺縁隆線と咬合する．ただし，対合歯の中心窩と咬合する下顎大臼歯の遠心頬側咬頭と上顎大臼歯の遠心舌側咬頭を除く．

④歯列は，基底骨および頭蓋顔面構造と調和している．

⑤歯の長軸は機能的咬合力がこれらの軸に沿って，あるいはそれに近い状態で作用するように排列されている．

⑥歯周組織は健康で，臨床的検査では歯のわずかな振動や動揺が認められない．

⑦咬合は安定していて，歯にはわずかな生理的補償的な動きがあるほかには，移動や位置の変化はない．

⑧歯にその個体の年齢に予想される以上の摩耗がない．

⑨筋肉位は咬頭嵌合位と一致している．頭を直立させた状態で，下顎を正確にいつも中心咬合位へと自動的に閉じることができる．

⑩中心咬合位が中心位と調和している．つまり，2つの位置は一致しているか，中心咬合位が正中矢状面上で中心位よりわずかに（1mm以内）前方にある．

⑪前方運動時，臼歯は離開して，対合する前歯が正しく咬合，機能するのを妨げない．

⑫側方運動時，非作業側の歯は離開して，作業側の対合する歯が正しく接触，機能するのを妨げない．

⑬側方運動時，作業側の対合する犬歯が咬合接触するが，犬歯だけで，あるいは隣の小臼歯1歯またはそれ以上が接触することがある．

⑭下顎安静位では適切な咬合面間距離，つまり安静空隙がある．

⑮咀嚼，嚥下，発音，審美性，呼吸のすべての要件が満たされ，患者が満足している．

⑯咀嚼筋の持続性緊張活動は，睡眠時には減弱する．

⑰異常機能活動はごくわずかで，つまり微小な相同的な筋活動が起こる．

⑱加齢，状況変動に対して自動的な構造，機能の適応が行われる．

⑲食物の広範な種類に十分対応して，多面的に咀嚼機能が営まれる．

⑳咀嚼器官の構成要素に痛みや機能障害の所見がない．

㉑患者は咬合や咀嚼器官について意識していない．

（2）生理的咬合

生理的咬合とは，通常成人にみられ，理論的な理想から逸れているものの，その環境によく適応し，審美的には患者に満足なものであり，病的な状態や機能的な問題がない咬合である．形態的，機能的に調和している状態を表し，補綴歯科治療を必要としない．

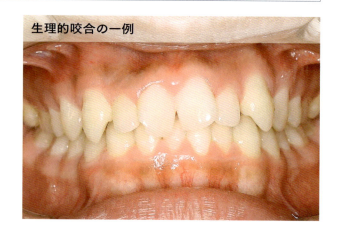

生理的咬合の一例

（3）非生理的咬合

非生理的咬合とは，さまざまな病的徴候や機能障害を惹起させる，あるいは咀嚼器官に不適応な働きをさせる咬合である．ただし，病的徴候や症状が認められ，患者に自覚があるだけであり，必ずしも治療を必要とするとは限らない．

補綴歯科治療のゴールとなる咬合は，生理的，機能的に捉えていくべきものであり，そのなかで治療を必要とするか否かを判断することを目的に『生理的咬合』と『非生理的咬合』に区分する必要がある．

生理的咬合の基準

①咬合関係が安定している．
②咀嚼機能に問題がなく，患者が満足している
　（咀嚼は患者の主観的評価であり，術者の判断だけで欠損補綴治療を施さない発語機能に患者が満足している）
③審美性に患者が不満を感じていない．
　（審美は完全に患者の主観的評価であり，術者の審美的価値観を押しつけない）
④歯周組織に病的徴候が生じていない．
⑤歯に病的徴候が生じていない．
⑥顎関節や咀嚼筋に病的徴候が生じていない．
　（顎関節や咀嚼筋に症状が認められても，咬合に起因するとは限らない）

非生理的咬合の判定

①主観的基準として，患者が咀嚼，発語，審美などに不具合を感じる．
②客観的基準として，以下の徴候や症状が生じている．
　・機能力負荷に関する歯周組織の異常
　・咬合力や咀嚼力による歯周組織への負荷（咬合性外傷）
　・下顎の機能活動あるいは異常機能活動に関係した歯の病的状態
　　（歯根破折，歯根吸収，歯根膜炎，歯髄炎，病的咬耗など）
　・顎機能障害
　　（多因子的な原因とされており，咬合だけの因果関係は薄い）

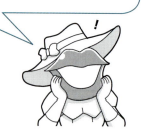
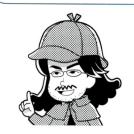

（4）治療的咬合

治療的咬合とは，『非生理的咬合』を『生理的咬合』の範囲内に変様させた咬合である．具体的には，補綴歯科治療において新たに設定する咬合（咬頭嵌合位，咬合様式など）を指す．その咬合は，機能的，審美的要件を満たし，その咬合位が変化せずに長期的に安定し，患者が快適で，かつ十分に満足できるものでなければならない．しかし，過剰な治療も決して許されることではない．

したがって，咀嚼器官の保全と適応能力を最大限に活用することを目的に，生来とは異なる構造的な改変を必要としなければならない．

筆者は，『治療的咬合』は欠損補綴装置などに付与する便宜的な咬合として捉えており，『非生理的咬合』を治療すると『生理的咬合』になると位置づけている（表3）．

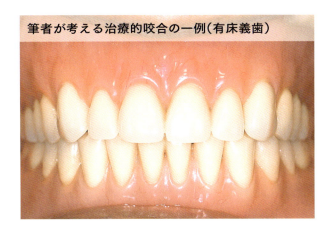
筆者が考える治療的咬合の一例（有床義歯）

■表3　治療的咬合を必要とする補綴装置

有床義歯	粘膜負担あるいは歯根膜粘膜負担	義歯床の安定を図るための両側性咬合平衡
ブリッジ	歯根膜負担	咬合性外傷から保全するための支台歯選定
インプラント	歯槽骨負担	フィクスチャーを保全するための上部構造設計

名探偵ナカムラの眼

◆非生理的咬合でなければ，補綴歯科治療の対象にはならない！

第1の謎を解くカギ

◆歯科補綴学では，機能的正常咬合を正常咬合とするべきである！

◆補綴歯科治療では，生理的咬合か，非生理的咬合かを見極めるべきである！

4 正常咬合は見た目で診断できないのか？

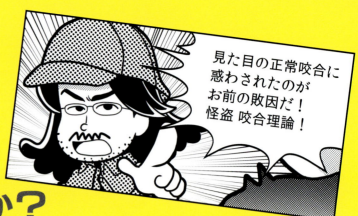

見た目の正常咬合に惑わされたのがお前の敗因だ！怪盗 咬合理論！

1 美しく整った形態が正常咬合の証ではないのか？

　日常の補綴歯科治療では，検査や診断は必要がないと考えている先生も少なくない．形態回復が機能回復につながるとした考え方から，検査や診断は形骸化であるとしたドグマが蔓延しているのではないだろうか．

　一方で，前歯はスマイルラインに合わせた左右対称な歯，歯列形態を，臼歯は連続した左右対称な中心裂溝を基準とした歯列アーチを描くように，スタディモデルにグレー色のワックスで診断用ワックスアップしている症例も数多くみられる．これは，審美を基準とした歯冠修復が咬合再構成であるとしたドグマが蔓延しているのではないだろうか．

　美しく整った歯冠形態であっても，咀嚼・嚥下・発語が正常に営まれるとは限らない．また，美しく整った歯列をもつ咬合再構成であっても，機能が正常に営まれるとは限らない．美しく整った歯冠形態や咬合再構成が『機能的正常咬合』であるとは限らないのである．

　「歯ならびを直したい」を主訴とする矯正歯科治療と「障害を治してほしい」を主訴とする補綴歯科治療とでは，それぞれ正常咬合が異なることを理解しなければならない．術者が理想的とする美しい整った形態を個性正常咬合とする考え方が通じるのは，患者が「歯ならびを直したい」とする矯正歯科治療にほかならないからである．

診断用ワックスアップの一例

POINT
機能回復を主目的としている補綴歯科治療では，『機能的正常咬合』を咬合のゴールとしなければならない．どんなに美しく整った歯冠形態であっても，どんなに素晴らしい咬合再構成であっても，正常に機能が営めなければ『機能的不正咬合』と言わざるを得ない．

名探偵ナカムラの眼

◆正常な機能が営めなければ，機能的正常咬合ではない！

2 機能的正常咬合は見た目で判断できないのか？

咬合再構成に取り組むにあたり，オクルーザルスプリントを用いて適正な下顎位を探り出していく，いわゆる「下顎位を模索する」という作業を経て，術者が咬合の安定を判断して下顎位を決定する．その下顎位にてプロビジョナルレストレーションを作製し，口腔内に装着して即時重合レジンの添加や形態修正，咬合調整を繰り返していく，いわゆる「プロビをつめる」という作業を経て，咬合接触や犬歯ガイドがおおむね整ったところで，プロビジョナルレストレーションの脱離破損や患者の問診などから正常咬合が獲得できたとする不文律（暗黙のルール）が広く浸透している．

それゆえに，獲得した正常咬合が『機能的正常咬合』か，それとも『機能的不正咬合』かの評価はなく，美しく整った歯冠，歯列形態が口腔内に存在していることを正常咬合の証としている．これでは，術者本位の咬合であると言わざるを得ない．

また，補綴装置の破損を予防することを目的に，ナイトガードやプロテクションスプリントを装着させることはもちろんのこと，症例によっては意図的に無接触（咬合接触していない）とした咬合面形態を付与する不文律も浸透しているであろう．術者が考えた咬合が『機能的正常咬合』なのか，『機能的不正咬合』なのかの確信がもてないゆえの逃避治療であると想像がつく．これでは，作り上げた正常咬合そのものが虚飾であり，施した補綴歯科治療がナンセンスであると言わざるを得ない．

前川（2011）[17]は，Carlsonが21世紀に至るまでは理想的な咬合の概念や数々の機械的すぎる咬合論からの呪縛によって，咬合の管理は恒常的に理想的な定義に基づかなければならないと刷り込まれてきた．しかし，21世紀の咬合に関する教科書では，「調和のとれた天然歯列の咬合や修復された咬合の最適な特徴を検証するような研究はない．現実的には形態的，機能的に個人差が著しく，理想的な咬合関係については現在も混沌としており，定義は困難である」と明言していると述べている．

したがって，理想的な咬合として，術者が思い描く美しく整った形態であっても，患者にとっては最適な咬合とは限らない．『理論的理想咬合』を付与したつもりが，『非生理的咬合』となっているかもしれない．却って，術者が思い描く美しく整った形態でなくとも，患者にとっては最適な咬合であり，『生理的咬合』となっていることが多いであろう．

POINT

どんなに美しく整った歯や歯列形態が完成しても，『機能的正常咬合』を獲得できたか，見た目では判定がつかない．また，咬合理論に基づいた歯冠，歯列形態が完成しても，『機能的正常咬合』を獲得できたか，見た目では判定がつかない．

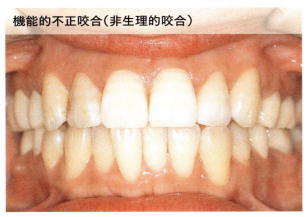

機能的不正咬合（非生理的咬合）

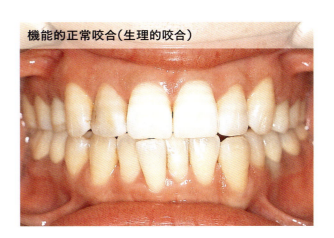

機能的正常咬合（生理的咬合）

見た目では，正常な咬合か，異常な咬合かの判断がつかない．

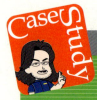

非生理的咬合（機能的不正咬合）を生理的咬合（機能的正常咬合）に回復させた症例

- ▶**患者**：32歳，女性．
- ▶**初診日**：2001年2月2日．
- ▶**主訴**：咀嚼困難および咀嚼時痛を主訴に来院．
- ▶**現症**：2年ほど前から，自分だけが食事時間が長くなり始めた．このころから，咀嚼困難な食品があり，偏食はまったくないが摂取する食品に偏りが出始めた．最近では，咀嚼できる食品が限られるようになり，その食品でも咀嚼せずにそのまま嚥下してしまうせいか，胃腸障害も併発している．1週間前から，食事中に歯牙全体に疼痛を，食後に顔全体に疲労感を自覚している．咀嚼側については，左右側どちらも咀嚼しづらいが，強いていえば左側のほうが咀嚼しやすく感じる．
- ▶**既往歴**：15年ほど前に，矯正専門医による 4|4 を抜歯する矯正治療を上顎のみに行った．6年ほど前に，7| に激しい疼痛を自覚したため，加療するも疼痛が消失せず抜歯に至った．欠損部にはインプラント補綴処置を勧められたが，そのまま放置した．その後，6| と |5 に疼痛を自覚し，原因不明のまま歯髄処置，歯冠修復処置を行った．7 6|6 7，|6 部に疼痛を自覚したため，再歯冠修復処置を行った．最近では，上顎右側前歯部に違和感を自覚するようになった．

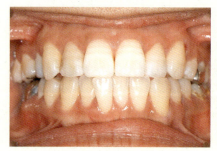

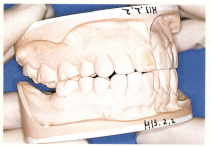

初診時．口腔内正面観． 上下顎歯列においてがたつきが認められ，咬頭嵌合は不明であった．

咀嚼難易度検査の結果	左側(秒)	右側(秒)
ゆで卵（1/2サイズ）	2.12	1.98
キャベツの千切り（1口サイズ）	測定不可	測定不可
ロングパスタ（1口サイズ）	測定不可	測定不可
スライスハム（1口サイズ）	4.86	6.64

初診時．咀嚼難易度検査[25]．ゆで卵およびスライスハムの摂食の嚥下時間から丸呑みが窺える．キャベツの千切りおよびロングパスタは食べられない．また，ピーナッツ3g(3粒)も食べられなかった．

主観的咀嚼評価スケール：評価値が**0％**であり，まったく噛めないと自覚している．

- ▶**病態診断**：主訴ならびに咀嚼難易度検査から，『機能的不正咬合（非生理的咬合）』と診断した．
- ▶**設計診断**：
  ①ファーストトリートメントレストレーションにて，形態的，解剖的における咬頭嵌合位の再構築を図る．
  ②セカンドトリートメントレストレーションにて，咀嚼運動終末位と咬頭嵌合位を一致させる．
  ③プロビジョナルレストレーションにて，各臼歯部の咀嚼機能を回復する．
  ④プロビジョナルレストレーションの咬合面形態をディプリケートし，ディフィニティブレストレーションの咬合面形態に反映する．
  ⑤咬合検査および咀嚼機能検査にて，『機能的正常咬合』を判定する．

トリートメントレストレーションにて，形態的，解剖的な咬頭嵌合位を確保し，咬合接触はシリコーンブラック検査法にて検査した．主訴が咀嚼障害であることから，食事中には装着しないスタビライゼーションスプリントによる下顎位の模索はあり得ない．

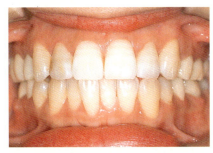

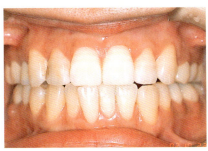
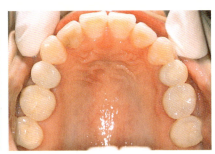
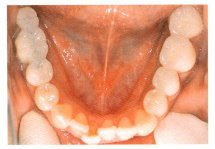

トリートメントレストレーションにて，咀嚼運動終末位と咬頭嵌合位の一致（同位）を図った．本来なら上顎咬合面をフラットにして咀嚼運動終末位を見出すが，患者が咀嚼の不安を訴えたことから，咬頭展開角を可及的に緩やかにし，フラットに近い咬合面形態を付与した．

主観的咀嚼評価スケール：評価値が**63%**であり，まだ半分程度しか噛めないと自覚している．

顎運動検査(ARCUSdigma Ⅰ：KaVo社製)にて咀嚼運動終末位と咬頭嵌合位の一致が確認できたことから，上顎臼歯部をプロビジョナルレストレーションに交換し，各臼歯部の咀嚼機能の回復を図った．

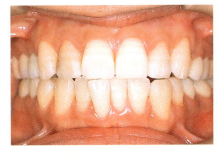
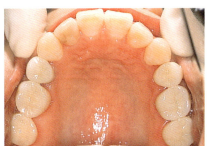

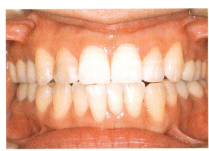
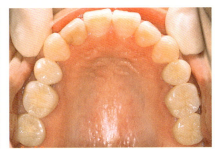
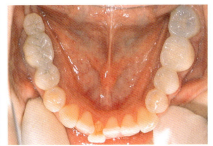

咀嚼機能検査から，上下顎臼歯部をセカンドプロビジョナルレストレーションに置換し，各臼歯部の咀嚼機能の向上を図った．

咀嚼機能の回復状況を判定する．ピーナッツの粉砕も良好であった．

咀嚼難易度検査の結果	左側（秒）	右側（秒）
ゆで卵	6.69	5.89
キャベツの千切り	18.47	20.23
ロングパスタ	12.13	14.89
スライスハム	13.88	11.46

主観的咀嚼評価スケール：評価値が**88%**であり，ようやく噛めるようになったと自覚している．

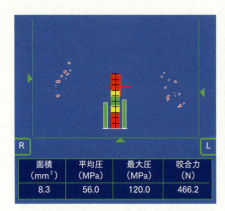
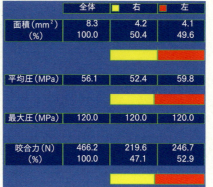

咬合力分析 DePROS の結果を示す．咬合力の左右的均衡は保たれているものの，466.2N と 30 歳代女性の標準値（593.4±232.7N）には達していない[26]．また，平均圧が 56.0MPa と著しく高く，このままでは臼歯部ポーセレンのチッピングや破損を招く可能性がある．

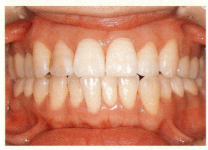
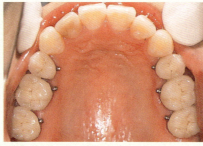
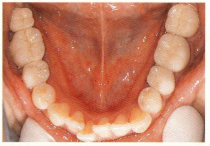

ディフィニティブレストレーション装着 3 週間後の口腔内写真．シリコーンブラック検査法による咬合接触は良好であった．

咀嚼難易度検査の結果	左側（秒）	右側（秒）
ゆで卵	8.38	8.12
キャベツの千切り	14.37	13.50
ロングパスタ	9.69	9.43
スライスハム	12.63	12.87

左右差もなくなり，咀嚼機能が回復したと判定する．

主観的咀嚼評価スケール：評価値が **100%** であり，十分に噛めると自覚している．

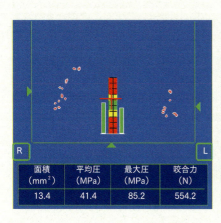
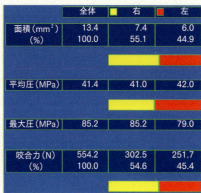
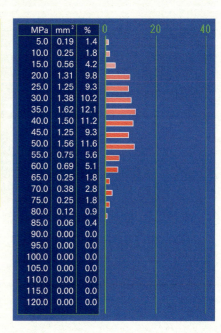

1 年経過後の咬合力分析 DePROS の結果を示す．咬合力は 554.2N と 30 歳代女性の平均値に至っている．咬合力の左右的均衡は保たれ，平均圧も 41.4 MPa と十分に低下している[27]．咬合圧分布では低位にシフトした正規分布傾向が認められ，力の均衡が保たれている[28]．

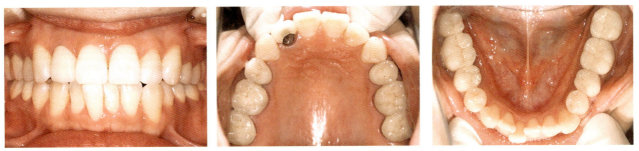

1年経過後の口腔内写真．2|はエンドリージョンの消失が確認できたため，補綴歯科治療を施している．

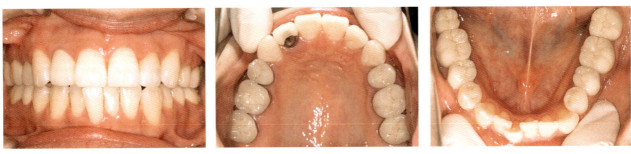

2年半経過後の口腔内写真．

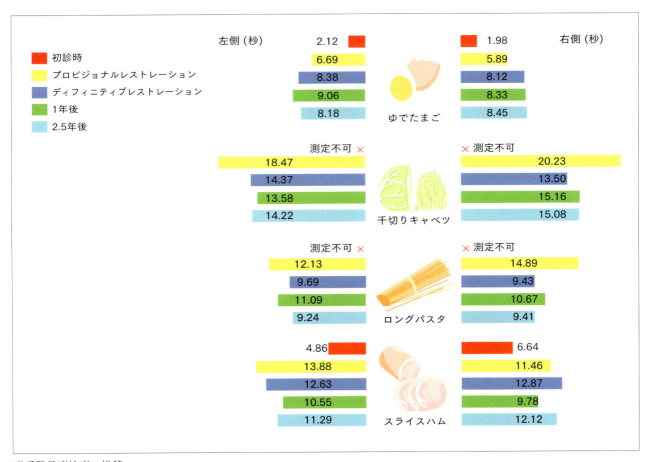

咀嚼難易度検査の推移．

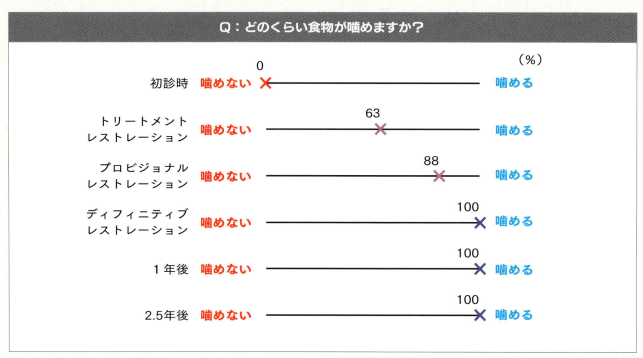

主観的咀嚼評価スケール．

▶ **考察**：下顎前歯部の叢生を含めて形態的には美しく整った咬合再構成ではないが，咬合検査および咀嚼機能検査をすることで『機能的正常咬合』を獲得したことが判断できる．

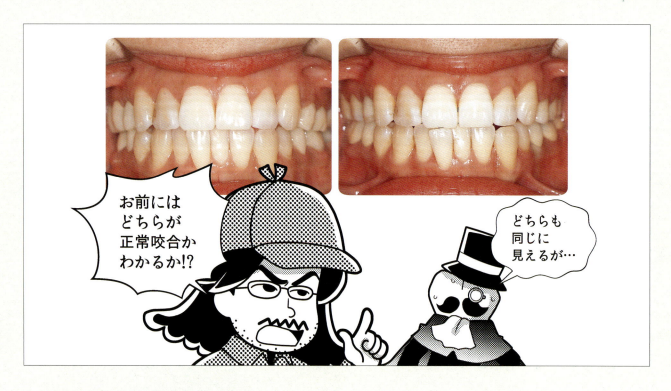

名探偵ナカムラの眼

◆ 見た目では，機能的正常咬合を判断できない！

第1の謎を解くカギ

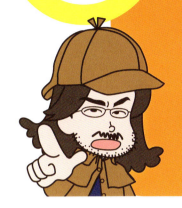

◆ 見た目では，機能的正常咬合か，機能的不正咬合かの判定はできない！

◆ 見た目では，生理的咬合か，非生理的咬合かの判定はできない！

参考文献

1. Hellman M. Variation in occlusion. Dental Cosmos 1921；63：608-619.
2. Friel S. Occlusion, observations on its development from infancy to old age. Int J Orthod Surg Radiol 1927；13：322-343.
3. 真柳昭紘．正常咬合．In：長谷川成男，坂東永一・監修．臨床咬合学事典．東京：医歯薬出版，1997；344-345.
4. 日本補綴歯科学会．歯科医療領域3 疾患の診療ガイドライン2002．補綴誌 2002.
5. 矢谷博文，三浦宏之，細川隆司，小川匠・編．クラウンブリッジ補綴学 第5版．東京：医歯薬出版，2014.
6. 市川哲雄，大川周治，平井敏博，細井紀雄・編．無歯顎補綴治療学 第3版．東京：医歯薬出版，2016.
7. 相馬邦道，飯田順一郎，山本照子，葛西一貴，後藤滋巳・編著．歯科矯正学 第5版．東京：医歯薬出版，2016.
8. Spee FG. Die Verschiebungsbahn des Unterkiefers am Schädel. Arch Anat Phys 1890；285.
9. Johnson AL. Basic principles of orthodontia. Dental Cosmos 1923；65：957-968.
10. 石原寿郎・著，河村洋二郎・編著．臨床家のためのオクルージョン－石原・咬合論－．東京：医歯薬出版，1972.
11. 歯科医学大辞典編集委員会・編．歯科医学大辞典．東京：医歯薬出版，1995.
12. 日本補綴歯科学教育問題検討委員会・編．歯科補綴学教育基準（平成10年補遺版），咬合異常・咀嚼障害．東京：口腔保健協会，1998.
13. 日本補綴歯科学会・編．歯科補綴学専門用語集 第4版．東京：医歯薬出版，2015.
14. 日本顎関節学会・編．日本顎関節学会学術用語集 第1版．東京：クインテッセンス出版，2017.
15. Thompson JR. The rest position of the mandible and its significance to dental science. J Am Dent Assoc 1946；33：151-180.
16. 藍稔．顎機能異常と咬合．東京：医歯薬出版，1999.
17. 前川賢治．咬合に関するドグマ－治療的咬合（Therapeutic Occlusion）を現時点ではどのようにとらえるか－．補綴誌 2011；3：322-328.
18. 日本補綴歯科学会・編．歯科補綴学専門用語集．東京：医歯薬出版，2001.
19. 日本補綴歯科学会・編．歯科補綴学専門用語集 第2版．東京：医歯薬出版，2004.
20. 日本補綴歯科学会・編．歯科補綴学専門用語集 第3版．東京：医歯薬出版，2009.
21. Mohl ND, Zarb GA, Carlsson GE, Rugh JD. A Textbook of Occlusion. Chicago：Quintessence, 1988.
22. Mohl ND, Zarb GA, Carlsson GE, Rugh JD・著，藍稔・監訳．テキストブックオクルージョン．東京：クインテッセンス出版，1993.
23. 中村健太郎．OCCLUSION：咬合療法を主眼とした補綴治療の考察 ME機器活用の真の意味合いを探る．the Quintessence 2006；25(9)：83-104.
24. 中村健太郎．human based occlusion－患者本位の咬合を求めて－第11回 治療介入におけるプロビジョナルレストレーション（後編）．the Quintessence 2008；27(11)：97-108.
25. 中村健太郎，他．顎関節症患者における咀嚼難易度と咬合圧分布－第1報 健常有歯顎者における検討－．補綴誌 1994；38・92回特別号：86.
26. 近藤康史，中村健太郎，他．男女別における咬合力の統計学的検討－咬合力の標準値について－．補綴誌 2011；3・120回特別号：257.
27. 中村健太郎，他．高齢者における欠損歯数状況と咬合力の関係について．補綴誌 2006；50・115回特別号：254.
28. 加藤賢吾，中村健太郎，他．オクルーザーFPD-707の臨床的検討（Ⅱ）－デュアルヒストグラムの咀嚼側の判定について－．補綴誌 2005；49・113回特別号：1951.

第1の謎　なぜ，美しく整った形態が正常咬合と言えるのか？

> 美しく整った形態が
> 必ずしも
> 正常咬合であるとは
> 言えない！

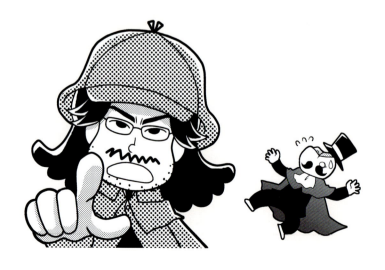

第2の謎

なぜ，下顎頭から正常咬合が求められるのか？

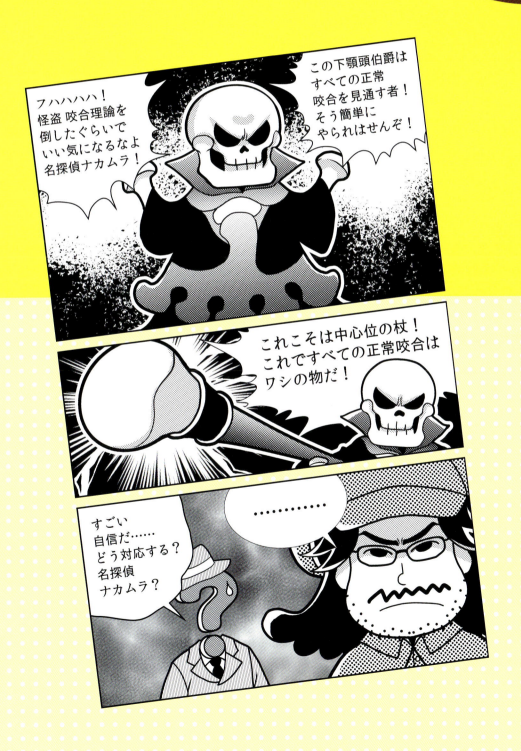

1 中心位の定義を見直せ！

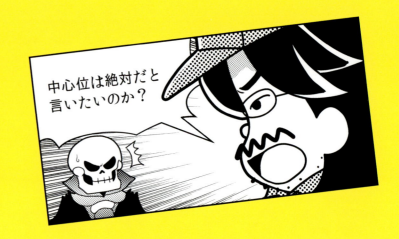

1　中心位の起源を探る！

　中心位の歴史を語るうえで，McCollumとStallardによって創唱されたGnathology（ナソロジー）を確認しておかなければならない．Gnathologyとは，顎を意味するGnathoと生理学physiologyを結びつけた造語である．

　McCollumは，ナソロジーを顎口腔系に関する解剖学，組織学，生理学，病理学を基礎として診査・診断・治療計画に基づいた治療と定義している．それまでの歯科治療では1歯単位の保存修復治療や歯冠補綴治療が主であり，口腔のもつ機能的な役割である咀嚼機能については関心がもたれることがなかった．そこで，顎口腔系を一つに協調させることを目的に，1歯単位から咀嚼器官のすべてを一単位として捉えることを提言した．歯は咀嚼を営むために必要な一器官に過ぎず，歯が咀嚼機能するには咀嚼筋によって上下顎歯列が咬合しなければならない．その咬合を管理することが，歯科治療においてもっとも重要であるとした．

　フルマウスリコンストラクションとは，有歯顎者の顎口腔系を機能的な一つの単位としてとらえ，歯や歯列を補綴装置によって再構築していく治療法である．

　McCollum（1921）[1, *1]は，顆路と調和する補綴装置を作製するうえで，咬合器上に下顎位を精確に再現し，下顎運動を精確に再現するには，上下顎歯列の正しい相対的位置関係を定める基準が必要である考え，下顎窩内の最後方位に位置させるターミナルヒンジアキシス（terminal hinge axis）の存在を実証した．これにより，下顎位が顎関節構造によって規制できることから再現性が高いとし，この下顎の回転軸を咬合器の回転軸と一致させれば，咬合器上に生体における下顎運動の出発点を再現できると考えた．そして，回転軸を一致させたときの下顎位を中心位セントリックリレーション（centric relation）と名付けた．

POINT
中心位は咬合器上に再現するための運動学的手段として，ターミナルヒンジアキシスと関連づけたエポックメイキングな表現に過ぎなかったのである．

名探偵ナカムラの眼

◆中心位は，正常咬合を求めるための基準ではなかった！

2 中心位の変遷を探る！

McCollumらが提唱した中心位は，生理的に許容できる機能的な下顎位ではないとする意見も散見されるが，ナソロジーの教義として咬合の絶対的な基準であり，顎関節と歯，歯列の調和が得られる理想的な下顎位とされてきた．

しかし，Celenza(1973)[2]は，中心位と咬頭嵌合位を一致させた術後2〜12年の32症例を再検証し，30症例において0.02〜0.36mmの差異が認められたと述べている．このことから，McCollumが提唱した中心位は生理的な下顎位ではないとし，前上方位が下顎窩内において下顎頭を保持している解剖的位置関係と生理的組織構造に適応した下顎頭位（下顎窩に対する下顎頭の位置関係）であると改変した．

1985年には，解剖的に生理的に，かつ機能的に適正な下顎頭位として適性顆頭位 optimum condyle position を創唱し，この下顎頭位を顎機能障害やオーラルリハビリテーションにおける咬合治療に用いるべきであるとしたのである．

米国歯科補綴学用語集 GPT-5(1987)[3] では，Celenzaの見解を採用している．その定義は「左右の下顎頭がそれぞれの下顎窩内の前上方部において関節結節の斜面部と対向し，かつ関節円板のもっとも薄い駆血な部分と勘合している上下顎の位置的関係，この位置は歯の接触に依存しない．臨床的には下顎が前上方に向けて誘導されターミナルヒンジアキシスの回りに純粋な回転運動を行う範囲にとどまっているときの位置である」とした．この定義には円板-下顎頭複合体 disk-condyle assembly の概念が加わっており，これまでの機械的な発想から生理的な発想へと変遷したことを高く評価している．

しかし，GPT-5では，中心位という用語は過渡期にある用語でやがて廃れるであろうとも記述されており，さらには定義の末尾には「この用語は不適切用語とすべき」という注釈も付けられている．

POINT

米国歯科補綴学でも，Celenzaが提唱した下顎窩内の前上方位や円板-下顎頭複合体による中心位の定義は，半信半疑だったことは明らかであろう．

保母ら(1979)[4]は，暫定的な中心位にてプロビジョナルレストレーションを作製，リマウントを繰り返すことにより，生理的に許容できる機能的な中心位を試行錯誤するほうが確実であるとしている．また，最初の中心位を信頼するのではなく，あくまでも咬合の治療を進めながら，長い期間をかけて真の中心位を探究するべきであると述べている．

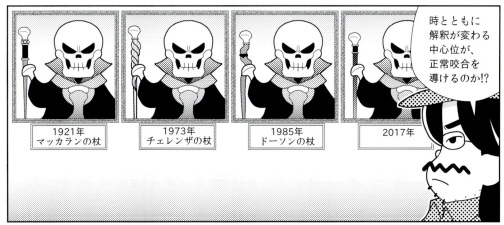

名探偵ナカムラの眼

◆中心位が示す咬合が，正常咬合であるとは限らない！

3 米国歯科補綴学による中心位の定義とは？

米国歯科補綴学用語集GPT-5(1987)[3]では，中心位の定義は「左右の下顎頭が，それぞれの下顎窩内の前上方部において関節結節の斜面部と対向し，かつ関節円板のもっとも薄い駆血な部分と嵌合している上下顎の位置的関係．この位置は歯の接触に依存しない．臨床的には下顎が前上方に向けて誘導されトランスバースホリゾンタルアキシス（transverse horizontal axis）の回りに純粋な回転運動を行う範囲にとどまっているときの位置である」としていた．

しかし，GPT-6(1994)[5]では，

① 下顎頭が下顎窩内で，関節円板のもっとも薄く血管のない部分に対合し，関節結節の斜面と向き合う前上方の位置．（GPT-5）[3]
② 上顎に対して下顎が最後方位をとり，なおかつ下顎側方運動が可能な位置．（GPT-3）[6]
③ 下顎頭が下顎窩内で緊張のない最後方位をとり，そこから無理なく下顎側方運動が可能な顎位．（GPT-1）[7]
④ 一定の垂直的位置関係において側方運動が可能な上顎に対する下顎の最後方位．（Boucher：1953）[8]
⑤ 下顎頭と関節円板が最中央で最上方にあるときの上下顎の関係．円板-下顎頭複合体が下顎窩内の最上方の位置で関節結節の斜面部と対向した位置にあるときの臨床的に決定された下顎の上顎に対する関係．（Ash：1993）[*2]
⑥ 下顎頭が下顎窩内で，最上方で最後方にあるときの顎位．この位置は咀嚼器官の機能不全が存在するときは記録することができない．（Langら：1973）[9]
⑦ 下顎頭を前最上方位置させて臨床的に決定される下顎位．顎関節痛と顎関節内障をともなわない患者において決定される．（Ramfjord：1993）[*2]

と，一気に7つの併記形式となった．

GPT-7(1999)[10]，GPT-8(2005)[11]では，GPT-6と同一であり，米国歯科補綴学にあっても，20年以上中心位の定義は明確にできず，混沌としているのが誰の目にも明らかであろう．

GPT-9(2017)[12]では，「下顎頭が関節結節の後方傾斜に対して前上方の位置で接合し，歯列接触とは無関係の上下顎の位置関係．下顎が回転運動のみに制限されるが，負荷のない生理学的な位置関係であり，患者は開口や側方もしくは前方運動することができる．臨床的に有用で，反復可能な基準位置といえる」と一本化されているが，その根拠は一切示されてはいない．

POINT
最新のGPT-9では，円板-下顎頭複合体 disk-condyle assembly の概念が削除され，生理的な下顎頭位であることが強調されている．

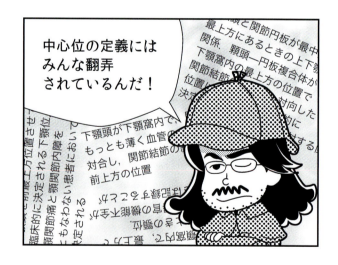

中心位の定義にはみんな翻弄されているんだ！

名探偵ナカムラの眼

◆米国歯科補綴学でも，中心位の定義に翻弄されている！

4 　日本補綴歯科学会が定義する中心位とは？

　その定義は，下顎頭が下顎窩内の任意の位置となるときの顎位とし，歯の接触位置とは無関係で，任意の顎間距離で存在するとされている．歯科補綴学専門用語集初版から第4版[13-16]では，中心位について米国歯科補綴学用語集GPT-6(1994)[5]と同一に7つの定義が併記されているままである．

　また，定義文の最後には「多様なニュアンスを有したものは専門用語として不適当であり，使用を控えるべきとする意見も少なくない．しかし，国内外において古くから多方面で用いられており，また，すべての顎位の原点として極めて重要な用語とも言えるため，適当な代替用語も未確定な現時点で，本用語を削除することは不適当であると判断した」と記されているままである．したがって，日本補綴歯科学会では，14年間，中心位の定義を一切改編していない．

　中心咬合位の定義は，咬頭嵌合位と同義語とし，正常有歯顎者では下顎頭は顆頭安定位にある，あるいは下顎が中心位で咬合したときの顎位であると記載されているが，定義文の最後には「中心位の定義が不明確のため，この意味も多様となる」と記されている．したがって，強いて中心咬合位を語るのであれば，咬頭嵌合位の同義語として取り扱うべきである．

POINT
日本補綴歯科学会では，中心位に対して一定の距離をおいており，専門用語集にも掲載するにも苦渋の選択であることは明白である．

　日本顎関節学会学術用語集[17]では，下顎窩内での下顎頭の位置を基準に定義された顎位であり，歯の接触位置とは無関係なため，任意の顎間距離で存在するとしている．最前上方，最後方，最上方で最後方など，複数の下顎頭の位置の定義が歴史的に変遷しており，現在も特定されていないと記載されている．

名探偵ナカムラの眼

◆日本歯科補綴学会では，中心位を敬遠している！

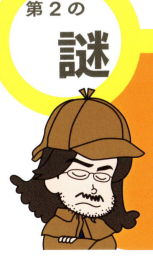

第2の謎を解くカギ

◆中心位の定義に，整合性がとれていない！

◆中心位の定義が，正常咬合の基準とは限らない！

2 中心位による顎間記録を見直せ！

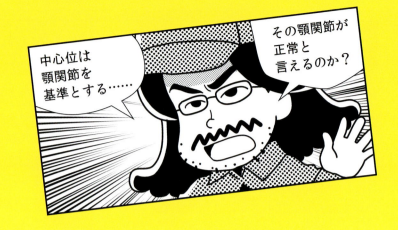

1　顎関節症状がなければ顎関節構造は正常なのか？

　Celenza(1973)[2]は，下顎頭が前上方位にあるときが，顎関節部にとって好都合な状態にあると考えた．関節円板は緻密な結合組織から構成されており，膠原線維束が織り交わってフェルト様の構造を有して，その中央部分は耐圧性に優れ，神経や血管が存在しないことから，下顎窩内で咬合力を受け止めることができる唯一の器官である．前上方位において顎関節に強い咬合力がかかるとき，下顎頭は下顎窩内の前上方の位置におかれ，関節円板の中央部を介して緻密骨の層が特別に厚く形成された関節結節と対向することで強い耐圧力をもつことになることから，前上方位は顎関節が下顎頭を保持している解剖的な位置関係と生理的な組織構造に適応した下顎頭位であると述べている．

　この理論は顎関節構造が正常であり，その条件としては①関節円板の位置異常および形態異常が認められないこと，②下顎頭の変形が認められないことである．

　口腔内および顎口腔系に何らかの障害や咬合の不調和を発現しているにもかかわらず，顎関節に何の異常も認められなければ，顎関節構造は正常なのであろうか．顎関節雑音，顎関節や咀嚼筋の疼痛，顎運動障害の既往がなければ，関節円板や下顎頭は正常なのであろうか．

　Ribeiroら(1997)[18]は，MR撮像により関節円板の転位の有無を調査した結果，顎機能異常症状を呈さない場合でも，転位が34％に認められたと報告している．

　外山ら(1996)[19]は，顎関節症状の既往のない20歳代の健常有歯顎者29名の関節円板ならびに下顎頭をMR撮像にて観察したところ，①②の条件を満たしたのは11名(38％)であったと報告している．

　山本ら(2011)[20]は，顎関節症状の既往のない男女17～41歳の健常有歯顎者34名の関節円板ならびに下顎頭をMR撮像にて観察したところ，①②の条件を満たしたのは5名(14.7％)のみであったと報告している．

POINT
顎関節症状の既往がなく正常有歯顎者であっても顎関節構造が正常でないことが多く，関節円板を介する前上方位に誘導する際には，MR撮像にて顎関節構造を確認するべきである．

名探偵ナカムラの眼

◆顎関節症状の既往がなくとも，顎関節構造が正常とは限らない！

MR撮像による健常有歯顎者の関節円板と下顎頭について
－中心位における検討－

▶目的

中心位の正当性について検討することを目的に，健常有歯顎者の関節円板と下顎頭の形態について中心位の観点から検討した．

▶結果と考察

1．Biconcaveを型する関節円板は18関節26.5％に，関節円板の位置異常が認められない関節は31関節45.6％であった．

2．下顎頭の病的変化を認めない関節は41関節60.3％であった．

3．中心位を定義する形態は11関節16.2％であった．

以上の結果から，健常有歯顎者であっても，中心位の定義する形態を有する被験者は5名14.7％しか認められなかった．したがって，中心位を基準とする場合には，顎機能障害の有無を問わず，顎関節MRI検査にて関節円板の形態，位置および下顎頭の病的変化について確認するべきである．

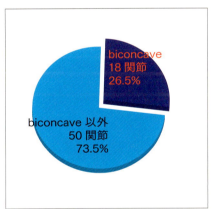

関節円板が正常な形態（biconcave）である顎関節は26.5％であった．

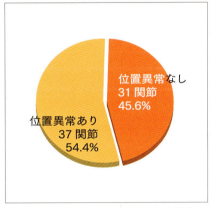

関節円板が正常な位置である顎関節は45.6％であった．

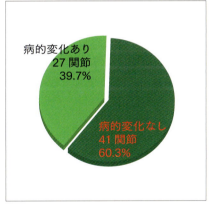

下顎頭に病的な変化が認められない顎関節は60.3％であった．

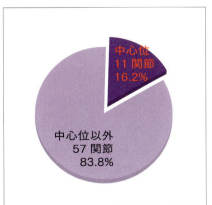

中心位の定義をみたす顎関節は16.2％であった．

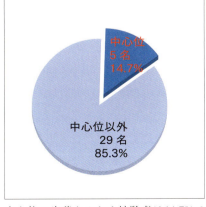

中心位の定義をみたす被験者は14.7％であった．

2　顎機能障害を改善すれば中心位による顎間記録をしてもよいのか？

Dawson(2010)[21]は，顎関節構造が正常でなくとも症状が認められず，機能も正常に営んでいる場合は，適応中心位 adapted centric posture として中心位と同様に誘導してもよいと論じている．ただし，最終的に中心位を決定するには，荷重負荷試験によって誘導した顆頭位を検証しなければならないとしている．荷重負荷試験で検証されていなければ，中心位を決定することはできないと強調している．

関節円板や下顎頭が正常でなくとも，症状が認められなければ，中心位による顎間記録をしてよいのであろうか．むしろ，機能が正常に営んでいるにもかかわらず，中心位に誘導するべきであろうか．

Dawsonが提唱する適応中心位や荷重負荷試験については，最新の米国歯科補綴学用語集GPT-9(2017)[12]ならびに歯科補綴学専門用語集(2015)[16]にはいっさい記載されてはいない．また，日本補綴歯科学会ならびに日本顎関節学会では，適応中心位や中心位における荷重負荷試験に関する考察や検証は一つも見当たらない．

Dyer(1973)[22]，Capp ら(1985)[23, 24]は，顎機能障害が認められる患者の中心位誘導は，スプリントなどを用いて症状を確認してから行わなければならないとしている．Cappらは，顎機能障害者が正常者とは異なる咬合干渉を有することから，中心位誘導の前には顎機能障害の治療を完了しておくことを強調している．

顎機能障害を改善できれば，また症状が消失すれば，中心位誘導してよいのであろうか．

中村(2008)[25]は，顎関節雑音(MRIによる診断：復位性関節円板前方転位)をリポジショニングスプリントにて解消させた症例と，顎関節部疼痛および開口障害(MRIによる診断：非復位性関節円板前方転位)をスタビライゼーションスプリントにて解消させた症例について，術後のMR撮像にて確認したところ，両症例とも結果は『非復位性関節円板前方転位』であり，中心位採得は回避するべきではないかと述べている．

また，中村ら(2010)[26]は，両側性顎機能障害者227名，454関節に対し，MR撮像による関節円板の位置および形態と下顎頭の形態について検討したところ，関節円板を整位させることで，関節円板の位置および形態が正常となる，かつ下顎頭の変形が認められない条件を満たすのは1関節(0.2%)であり，顎機能障害を有する場合は，形態的に中心位に誘導，保持させることは難事であると報告している．

POINT

顎機能障害を解消しても，顎関節症状が消失しても，顎関節は解剖学的に正常に復帰しておらず，むしろ顎口腔系の筋群や顎関節に負荷をかける顎間記録であると言わざるを得ない．Dawsonが提唱する適応中心位や荷重負荷試験が有効であるとした科学的根拠が得られてはいないと言っても過言ではない．

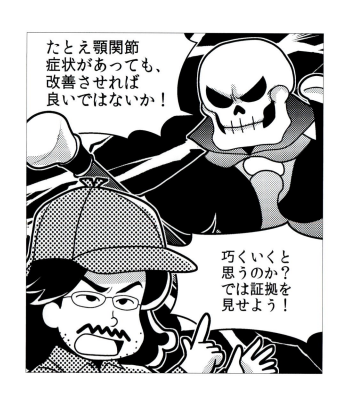

関節円板の整位を目的にリポジショニングスプリントを用いた症例

- **患者**：19歳，女性．
- **初診日**：1999年3月10日．
- **主訴**：カクカク音がする時がある．
- **現症**：普段は音がしないが，あくびとともに音がする．痛みはまったくない．
- **病態診断**：開閉口時，左右側でわずかにクリックを触知し，MRIから『左右側復位性関節円板前方転位』と診断した．
- **設計診断**：リポジショニングスプリントにて関節円板の整位を図る．

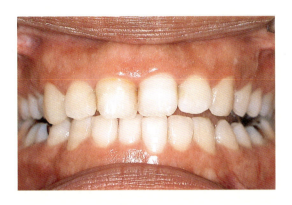

関節円板を整位させる下顎位

下顎位は，関節円板前方転位であることから前方とした．一度開口し，前方偏心位に閉口させた後に，咬頭嵌合位へ滑走させていく際のクリックを触知した位置から約2mm前方にて開閉口させ，クリックが触知しないことを確認し，その下顎位で顎間記録した．

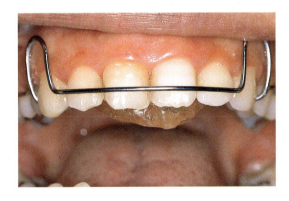

リポジショニングスプリントに付与したフラップ

加熱重合レジンによる上顎型スプリントである．前歯部口蓋側に付与したフラップにより，下顎位を前方に誘導し，保持させた．また，上顎前歯のフレアアウト防止を目的に唇側線を付与した．

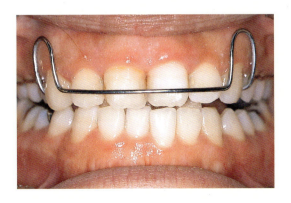

リポジショニングスプリントにより誘導される下顎位

下顎位はほぼ切端位に近く，臼歯部のクリアランス量が著しいことから，フェーズⅠセラピーからフェーズⅡセラピーとする2段階治療ではなく，ウォークバックプロシージャを選択している．フラップのレジンを削合し，徐々に咬頭嵌合位に戻していくことから，スプリントの咬合面は歯列を被覆しない形態とした．

術後のMR撮像：閉口時（咬頭嵌合位） 左側	術後のMR撮像：閉口時（咬頭嵌合位） 右側
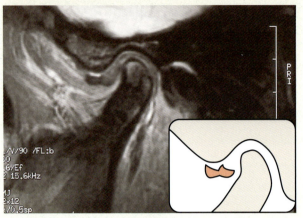	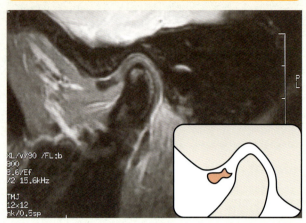

下顎頭を前方に誘導し，関節円板と下顎頭の位置関係を是正したはずであるが，関節円板は前方にあり，二者の位置関係が著しく異なっている．下顎頭が関節窩内で後方に位置している．

術後のMR撮像：開口時（最大開口位） 左側	術後のMR撮像：開口時（最大開口位） 右側
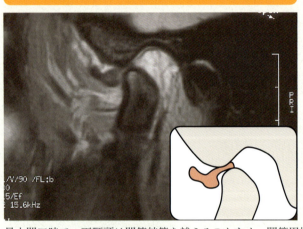	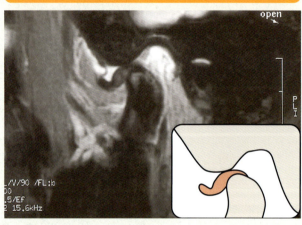

最大開口時で，下顎頭は関節結節を越えることなく，関節円板は前方に押し出されるように変形している．

術後診断：開閉口時，左右側でのクリックは消失している．MRIから『左右側非復位性関節円板前方転位』と診断した．

▶**考察**：『左右側復位性関節円板前方転位』に対して関節円板の整位を図ったが，『左右側非復位性関節円板前方転位』と顎関節構造を悪化させる結果となった．したがって，顎機能障害を解消させても，正常な顎関節に回復してはおらず，中心位の定義（GPT-5）[3]は成立していない．これでは，下顎頭を前上方に誘導することは生理的かつ安全な誘導であるとは言い難いであろう．

顎関節症状の解消を目的にスタビライゼーションスプリントを用いた症例

- ▶ **患者**：30歳，女性．
- ▶ **初診日**：2004年7月20日．
- ▶ **主訴**：両側の耳の前が痛く，口が開けづらい．
- ▶ **現症**：1か月ほど前から，左右側の顎関節部に痛みを感じ，その痛みから口を開けたくない．無痛開口量は30mm，最大開口量は35mmで左側に大きく変位する．
- ▶ **病態診断**：開口時の顎関節部のみの疼痛と，MRIから『左右側非復位性関節円板前方転位』と診断した．
- ▶ **設計診断**：スタビライゼーションスプリントにて顎関節部の安静を図る．

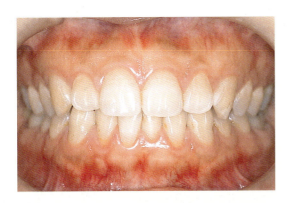

初診時の下顎位

矯正の既往はなく，上顎犬歯の歯軸が左右で異なるものの，上下の正中は合っており，著しい歯列不正は認められない．タッピングにおける咬頭嵌合位の再現性は高く，一見早期接触は確認できなかった．また，偏心咬合位を著しく阻害するような咬頭干渉は確認できなかった．

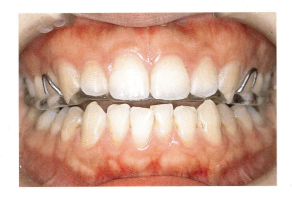

スタビライゼーションスプリント装着時の下顎位

加熱重合レジンによる上顎型スプリントである．咬合器上にて，スプリントの咬合面が可及的にフラットになるよう挙上量を設定した．装着後に，下顎は左側に変位した．

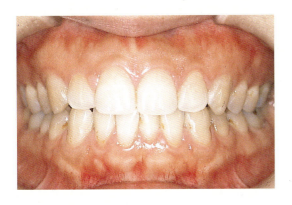

顎関節症状が解消した下顎位

下顎が左側にわずかに偏位しているものの，タッピングにおける咬頭嵌合位の再現性は高く，一見早期接触は確認できなかった．また，偏心咬合位を著しく阻害するような咬頭干渉は確認できなかった．

術後のMR撮像：閉口時（咬頭嵌合位） 左側	術後のMR撮像：閉口時（咬頭嵌合位） 右側
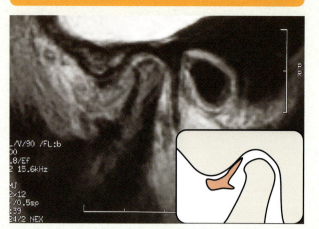	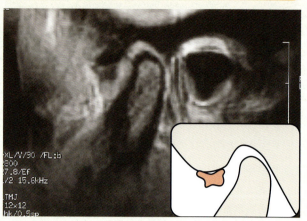
顎関節部を安静にさせたはずであるが，関節円板および下顎頭の変形が認められる．下顎頭が関節窩内で後方に位置している．	

術後のMR撮像：開口時（最大開口位） 左側	術後のMR撮像：開口時（最大開口位） 右側
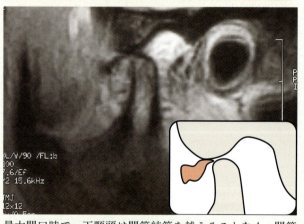	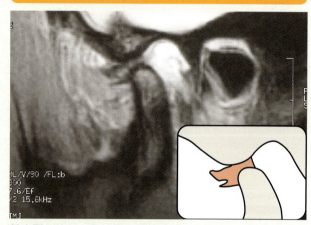
最大開口時で，下顎頭は関節結節を越えることなく，関節円板は前方に押し出されるように変形している．	最大開口時で，下顎頭は関節結節を越えることなく，関節円板は前方に押し出されず，変形もきたしていない

術後診断：開口時の顎関節部の疼痛も消失し，最大開口量が47mm，左側への偏位も解消している．MRIから『左右側非復位性関節円板前方転位』と診断した．

▶ **考察**：『左右側非復位性関節円板前方転位』に対して顎関節部の安静を図ったが，『左右側非復位性関節円板前方転位』で術前と同じ結果となった．したがって，顎機能障害を解消させても，顎関節は快復せず，中心位の定義（GPT-5）は成立していない．これでは，下顎頭を前上方に誘導することは生理的かつ安全な誘導であるとは言い難いであろう．

 名探偵ナカムラの眼

◆顎機能障害の既往があれば，中心位による顎間記録は断念すべきである！

補綴誌 2010；2・119回特別号：101[26] より

MR撮像による顎機能障害の関節円板と下顎頭について
－中心位における検討－

> ▶目的
> 中心位への誘導における正当性を検討することを目的に，両側性顎機能障害者227名，454関節の関節円板と下顎頭の形態について中心位の観点から検討した．
>
> ▶結果と考察
> 1．Biconcave以外を型する関節円板は411関節90.5％に認められ，位置異常は378関節83.3％に認められた．
> 2．下顎頭の病的変化は364関節80.2％に認められた．
> 3．中心位と定義されている形態は0関節0％であった．
> 4．関節円板を整位させることで，中心位と定義されている形態となるのは1関節0.2％であった．
>
> 以上のことから，顎機能障害を有する場合，中心位へ誘導できる形態ではなかった．したがって，顎機能障害者において中心位を基準とする場合，顎関節MRI検査にて関節円板の形態，位置および下顎頭の病的変化について確認するべきである．

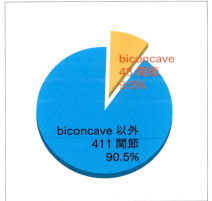

関節円板が正常な形態(biconcave)である顎関節は9.5％であった．

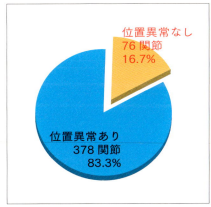

関節円板が正常な位置である顎関節は16.7％であった．

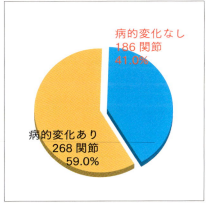

関節円板に病的な変化が認められない顎関節は41.0％であった．

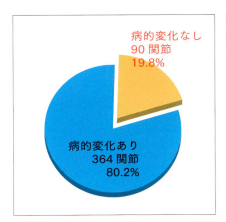

下顎頭に病的な変化が認められない顎関節は19.8％であった．

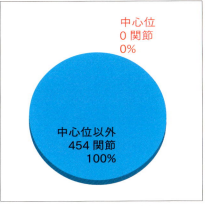

中心位の定義をみたす顎関節は0％であった．

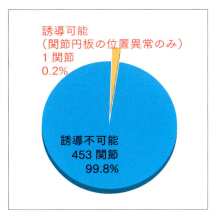

関節円板が整位すれば中心位の定義をみたす顎関節は0.2％であった．

3 術者徒手による中心位誘導は生理的なのか？

Dawson(2010)[21]は，術者が誘導しないで患者自身に閉口させると下顎頭が中心位に完全に位置されると限らないと論じている．その理由として，術者が誘導しない咬頭嵌合位への閉口は習慣性閉口であり，その下顎位は便宜的下顎位として咬合干渉によって生じた筋の不調和に著しく影響されると述べている．それゆえに，術者が生理的下顎位として中心位に誘導しなければならないと強く主張している．

保母ら(1998)[27]は，中心位の定義が前上方位に変遷し，臨床的な採得法も確立したとはいえないが，そのコンセプトの核心は下顎窩内において下顎頭が生理的に適正な位置にあり，下顎が無理なく純粋な蝶番回転を行うことができるときの患者固有の下顎の基本位として，咬頭嵌合位の基準とすべき理想的な下顎位を求めようとする主旨は現在も変わらず，今後も変わることはないと述べている．

GPT-9(2017)[12]では，中心位は前上方位で，下顎が回転運動のみに制限されるが，負荷のない生理学的な位置関係であると定義されている．

術者徒手による前上方位への誘導は，顎関節や顎口腔系にとって生理的なのであろうか．むしろ，ストレスではないだろうか．

Dawson[21]は，下顎頭は，中心位にてトランスバースホリゾンタルアキシスを中心に約20mmの開口量まで自由に回転することが可能であり，下顎窩内に適性に位置すると述べている．

河野(1968)[28, 29]による全運動軸によって，開閉口運動が開始すると同時に，下顎頭は並進運動と回転運動を同時に開始することが実証されており，トランスバースホリゾンタルアキシスにて下顎が無理なく純粋な蝶番回転を行うには，下顎頭の並進運動を抑制しなければならない．このことは，下顎を意図的に後退させなければならず，下顎に無理な力をかけていると言わざるを得ない．

伊藤(1993)[30]は，患者の下顎をそれぞれバイラテラル法，スリーフィンガー法を用いて誘導したときの閉口筋の筋電図波形は，習慣性閉口したときの波形と比べて活動電位量は大きく乱れたことから，両方法とも下顎を前上方へ誘導する際に無理な力を加え，閉口筋の過度な緊張状態を引き起こしていると報告している．

POINT

関節円板を介して前上方位に保持するには，下顎頭の並進運動を抑制しなければならず，無理なくトランスバースホリゾンタルアキシスで純粋な回転運動させることができない．したがって，顎口腔系の筋群や顎関節に負荷をかけている誘導であると言わざるを得ない．

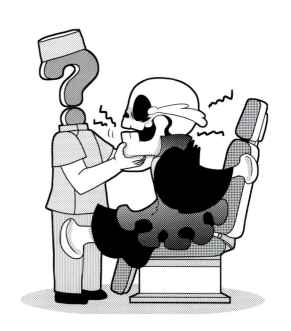

名探偵ナカムラの眼

◆術者徒手による前上方位への誘導は，生理的とは限らない！

4 術者徒手による中心位誘導は的確なのか？

Dawson（2010）[21]は，中心位について外側翼突筋下頭が弛緩して，下顎頭が緻密で硬い関節円板と一緒に関節結節部の骨組織で密着されることから，高精度で正確に再現できると論じている．

Dawsonは，中心位誘導に適切に配置されている円板‐下顎頭複合体を最上方に位置づけるように考案したバイラテラルマニピュレーション（bilateral manipulation technique）が再現性にもっとも優れているとした．バイラテラルマニピュレーションは，一度習得すれば，他のいかなる方法よりも再現性に優れていることは，少なくとも7つの既発表研究論文で確認されている．さらに，3,000名以上の歯科医師による中心位を記録した研究によれば，一貫してもっとも正確であり，再現性も高かったと述べている．

Dawsonは，バイラテラルマニピュレーションに用いることで下顎位の正確さ，円板‐下顎頭複合体の配置および関節面の健全性を簡便に検証できるとし，これにより顎機能障害および咬合治療に際しての下顎位のコントロールが容易となり，ほとんどの症例ではオクルーザルスプリントや筋弛緩剤も必要としないとも論じている．

Dawsonにより提唱されたバイラテラルマニピュレーションであれば，確実に前上方位に誘導されるのであろうか．また，前上方位に誘導できたとする確認方法はあるのであろうか．

中村ら（2013）[31]は，顎機能障害の既往がなく，MR撮像により顎関節構造が正常であることを確認した健常有歯顎者1名にて，12名の術者別のバイラテラルマニピュレーションによる下顎頭変位の再現性についてデジタル式顎運動計測装置を用いて検証したところ，前上方位（前方45±5°範囲内）に変位できたのは24関節中1関節であり，正常な顎関節構造であっても徒手による中心位誘導は難事であると報告している．

これまでに，日本補綴歯科学会および日本顎関節学会では，バイラテラルマニピュレーションの妥当性についての検証は何一つされていない．そればかりか，バイラテラルマニピュレーションの研究についてもまったく見当たらない．

前川（2011）[32]は，バイラテラルマニピュレーションは十分なコンセンサスが得られていないとし，Carlssonがバイラテラルマニピュレーションメソードが他の方法よりも優れているとしたエビデンスは存在しないと明言していると述べている．

POINT

正常な顎関節構造であっても，術者徒手による感覚的な前上方位への下顎の誘導に再現性が乏しいことが，最新のデジタル計測によって明らかとなっている．また，バイラテラルマニピュレーションの正当性は検証されておらず，Dawsonのドグマであると言わざるを得ない．

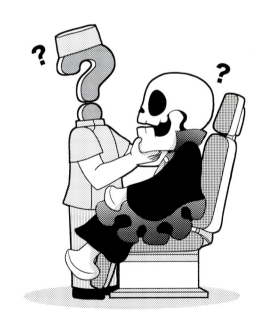

名探偵ナカムラの眼

◆術者徒手による前上方位への誘導は，的確とは言い難い！

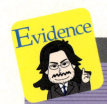

補綴誌 2013；5・122回特別号：139[31] より

術者徒手による下顎頭変位の再現性について
ー 術者の違いによる検討 ー

▶目的

中心位の正当性について検討することを目的に，術者別の術者徒手による健常有歯顎者の下顎頭の変位における再現性について中心位の観点から検討した．

▶方法

被験者は，MR撮像により関節円板の形態および位置異常，下顎頭の変形が認められない男性1名（35歳）である．

実験者は，バイラテラルマニピュレーションを理解している歯科医師男性12名（平均40.3歳）である．

実験装置は，デジタル式顎運動計測装置ARCUSdigma II（KaVo社製）である．実験方法は，各実験者が被験者でバイラテラルマニピュレーションによる中心位誘導を十分に練習し，計測モジュールGuided Centricにて中心位誘導による左右側下顎頭の変位を1回記録した．

分析は，CRT上にて矢状面観における前上方位を前方45±5°方向と設定し，各実験者別，各関節別に変位方向を観察した．

▶結果と考察

1. 前方45±5°方向に変位が認められた下顎頭は，24関節中1関節4.2％であった．
2. 前上方方向に変位が認められた下顎頭は，9関節37.5％であった．
3. 左右側とも前上方方向に変位が観察できた実験者は12名中1名であった．

以上のことから，正常な顎関節であっても，中心位の定義を示す変位は認められなかった．したがって，徒手による中心位への誘導は難事である．

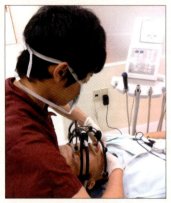

バイラテラルマニピュレーションによる中心位への誘導．計測にはARCUSdigma II（KaVo社製）を用いている．

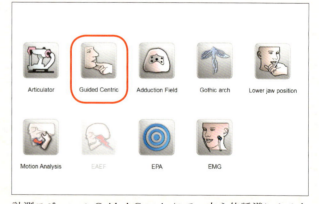

計測モジュール Guided Centric にて，中心位誘導による左右側下顎頭の変位を1回記録する．

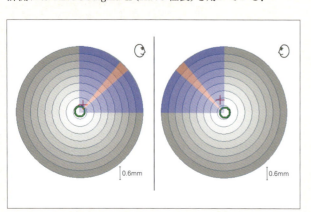

CRT上にて矢状面観における前上方位を前方45±5°方向と設定し，各実験者別，各関節別に変位方向を観察する．

12名の歯科医師（A～L）による実験結果

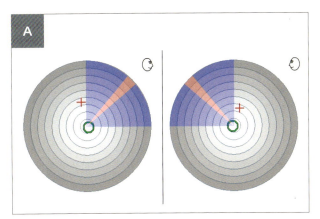

歯科医師経験年数24年．左右側とも前方位・上方位の範囲から外れている．

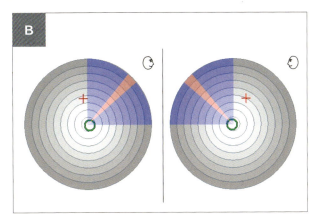

歯科医師経験年数25年．左右側とも前方位・上方位の範囲から外れている．

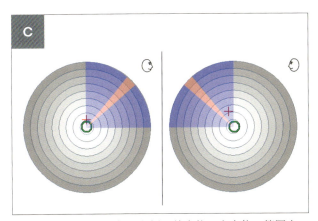

歯科医師経験年数22年．左側は前方位・上方位の範囲内であるが，右側は前方位から外れている．

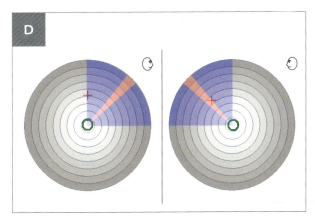

歯科医師経験年数21年．左側は前上方位に位置しているが，右側は前方位から外れている．

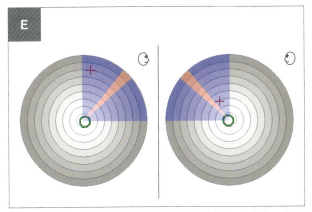

歯科医師経験年数14年．左右側とも前方位・上方位の範囲には収まっているが，その移動距離に左右差が認められる．

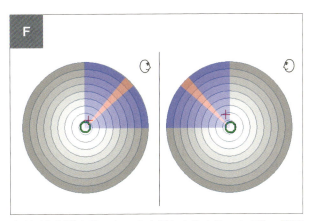

歯科医師経験年数14年．左右側とも前方位・上方位の範囲には収まっているが，その移動距離が少ない．

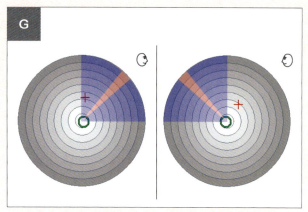

歯科医師経験年数13年．右側は前方位・上方位の範囲内であるが，左側は前方位・上方位から外れている．

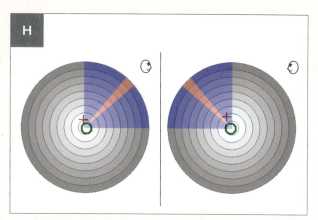

歯科医師経験年数13年．左右側とも前方位・上方位の範囲には収まっているが，その移動距離が少ない．

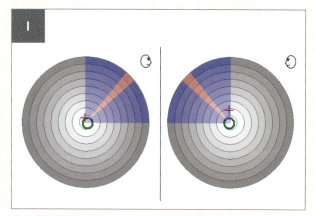

歯科医師経験年数12年．左右側とも前方位から外れている．

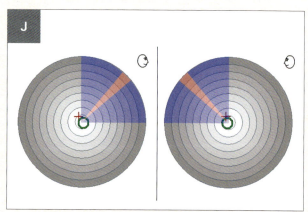

歯科医師経験年数10年．右側は前方位・上方位の範囲に収まっておらず，左右とも移動距離も少ない．

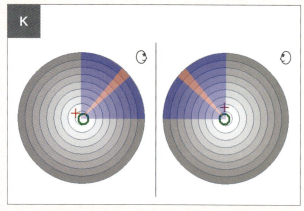

歯科医師経験年数9年．右側は前方位・上方位の範囲に収まっておらず，左側は前方位から外れている．

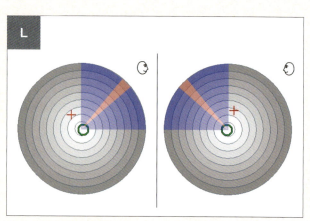

歯科医師経験年数9年．左右側とも前方位・上方位の範囲から外れている．

第2の謎を解くカギ

◆術者徒手による中心位誘導は
　非生理的であり
　正常な顎関節構造であっても
　再現性に乏しい！

◆バイラテラルマニピュレーションが
　的確であるとしたエビデンスは存在せず
　十分なコンセンサスも得られていない！

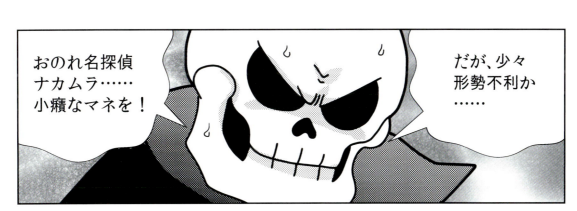

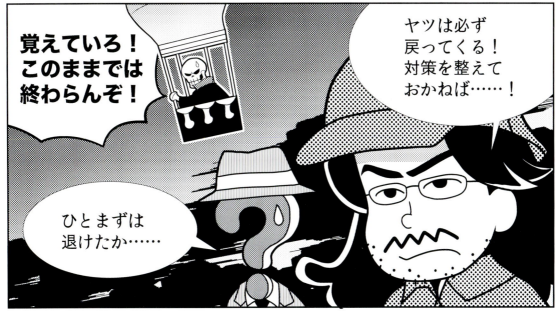

3 顆頭安定位が新たな基準となるのか？

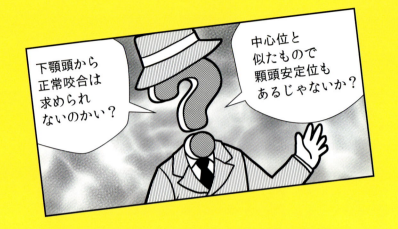

1 顆頭安定位は中心位と同義語なのか？

Dawson(2010)[21]は，便宜的下顎位とした咬頭嵌合位 CO(centric occlusion)は，生理的下顎位である中心位 CR(centric relation)によって誘導しなければならないと述べている．

GPT-5～9(1987[3]，1994[5]，1999[10]，2005[11]，2017[12])では，中心位は歯の接触に依存しない，あるいは歯列接触とは無関係の上下顎の位置関係と長期にわたって定義されており，咬合接触が影響を及ぼさない中心位は，咬合再構成の指標の一つとして存在する意義があるとしている．

しかし，最近，中心位から顆頭安定位あるいは CR から SCP(stabile condylar position)へ名称を変更しているのが散見される．顎関節構造が正常でなくとも，生体が許容し適応できる下顎頭位として顆頭安定位(または生理的顆頭安定位)と呼び，生理的な下顎頭位として妥当性を強調したい狙いがあるのだろうか．

関節円板の中央狭窄部を介して前上方位に誘導するのが中心位であるが，関節円板の位置や形態異常など顎関節構造が正常でない症例も少なくないことがわかってきた．中心位の定義に幅をもたせることを目的に，関節円板について不問としたのではないだろうか．まさに，それが GPT-9(2017)[12]の定義ではないだろうか．Dawson(2010)[21]は適応中心位を生理的な中心位と表現したが，日本では生理的な下顎頭位として顆頭安定位を当てはめたのではないだろうか．

顆頭安静位を提唱した大石(1967)[33]は，咬頭嵌合位において，下顎頭は下顎窩内で緊張することなく安定した位置に存在していたと報告し，長谷川(1997)[34]は，咬頭嵌合位において下顎頭は緊張することなく安定した位置に，筋は機能に対して協調した状態にある．このときの下顎窩内での下顎頭の位置を明確に表現したのが顆頭安定位であると述べている．

POINT
咬頭嵌合位による下顎窩内の下顎頭の位置関係である顆頭安定位は，咬頭嵌合位とは無関係の上下顎の位置関係である中心位と相容れることはできない．

名探偵ナカムラの眼
◆顆頭安定位は，中心位とは相容れない！

2 顆頭安定位とは？

大石(1967)[33]は，死後数時間以内に摘出した新鮮死体の顎関節部を観察し，下顎頭が下顎窩内で無理なくもっとも安定する位置の存在を明らかにした．下顎枝を微力で上方に押したときに下顎頭が一定の位置に陥入して0.2〜0.3mm以内で安定しており，その位置以外では下顎頭は安定しないことが観察されたことから，これを顆頭安定位と名づけた．さらに，顆頭安定位と顎位の関係を検討したところ，咬頭嵌合位が明確かつ固定が可能である場合，下顎頭が顆頭安定位にほぼ一致していることが観察されたと報告している．

川畑(1971)[35]は，前後的に0.3mm，上下的に0.1mm程度の自由度があるものの，下顎頭が顆頭安定位に一致していることを，また咬頭嵌合位が不明確な者や無歯顎者ではその自由度が大きくなると報告している．

石原ら(1967)[36]は，咬頭嵌合位は顆頭安定位で構成すべきであり，中心位に咬頭嵌合位を設定することに明確に反論している．また，最新の米国における中心位の定義が変遷し[12]，顆頭安定位に非常に類似しているが，長谷川(1997)[34]は咬頭嵌合位を失った顎口腔系にあっては顆頭安定位を臨床的に確実に決定する方法はないと明確に述べている．

歯科補綴学専門用語集[16]では，正常歯列者の咬頭嵌合位では下顎頭は顆頭安定位にあるとしている．また，stabile condylar position ではなく stabilized condylar position と表記されている．

POINT

顆頭安定位は，正常な機能を営んでいる顎口腔系において，咬頭嵌合位によって位置づけられる下顎頭位であり，下顎を誘導して得られる位置ではない．したがって，顆頭安定位は，正常な機能を営んでいる顎口腔系の咬頭嵌合位によって表された下顎頭位なのである．

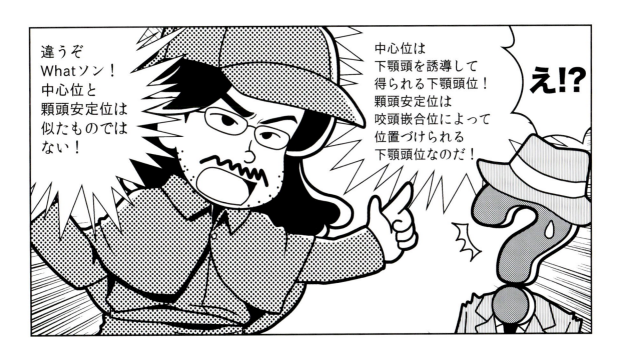

名探偵ナカムラの眼

◆顆頭安定位は，術者が誘導するものではない！

3　下顎窩は不変なのか？

　顆頭位は，咬合再構成に際して頭蓋あるいは下顎窩に対する下顎頭の位置として重要視されている．それゆえに，下顎窩および関節結節と下顎頭との間に存在する空隙を顎関節隙（骨関節隙，関節空隙，関節間腔）と呼び，エックス線写真による画像診断に往々にして応用されている．

　顎関節隙の分析には，線分析法と面分析法が代表的であるが，いずれも下顎窩に対する下顎頭の前後的評価であり，上下的評価はなされていないのが現状である．また，顎関節隙による下顎位の位置評価の基準は，顎機能障害を有さない正常有歯顎者の咬頭嵌合位における下顎頭が下顎窩のほぼ中央に位置するとしているが，下顎頭や下顎窩の変形などの骨変化が認められる場合の評価基準が明らかではない．宮本（1997）[37]は，顎関節隙を応用した下顎位の評価は限界があると指摘している．下顎窩の位置は不変なのであろうか．

　下顎窩は頭蓋骨の側頭骨に位置し，側頭骨は蝶形骨とは蝶頭頂縫合で，頬骨とは側頭頬骨縫合で，頭頂骨とは鱗状縫合で，後頭骨とは後頭乳突縫合で連結している[38]．

　頭部関節には，顎関節のような可動関節と頭蓋骨のような不動関節があり，不動関節とは縫合連結を意味する．外部応力によって，不動関節を支点に頭蓋骨が歪形を容易に生じさせることがある．側頭骨には強大な筋力を有する咬筋と胸鎖乳突筋が付着しており，いずれかの筋活動によっては側頭骨が下方に牽引され，頭蓋骨の歪形を生じさせる．また，咬筋は頬骨にも付着しており，頬骨も下方に牽引され，しばしば眼瞼下垂を生じさせることもある．外耳道も頭蓋骨の側頭骨に位置していることから，外耳道や耳珠が下方に位置することとなる．

　したがって，咬筋および胸鎖乳突筋の過度な筋活動によって側頭骨および頬骨が下方に牽引され，頭蓋骨に歪形が生じ，下顎窩は下方に変位していると考えるのが妥当であろう．

　頭蓋骨の歪形が生じ，外耳道および耳珠が下方に位置し，顔貌の非左右対称性が認められる症例を目にすることも多い．この所見は，無歯顎者のみならず，有歯顎者にも見られ，下方に位置する側の顎機能障害を訴える患者も少なくない．下顎窩が下方に位置することで，下顎頭の位置が正しくとも顎関節に負担がかかっているかもしれない．あるいは，下顎頭が下方に無理に押し下げられているかもしれない．

　顎関節から正常咬合を求めることを目的に，中心位をはじめ，下顎頭位（下顎窩に対する下顎頭の位置関係）によって位置づけされる下顎位を咬合の評価基準としてきた．

　しかし，関節窩が正常な位置にあってこそ，顎関節エックス線撮影による下顎頭位や骨関節隙による下顎頭位が評価判定できるのではないだろうか．

　下顎窩は頭蓋骨に位置し，頭蓋骨に対して下顎骨の相対的な位置関係が重要であるとした見解が，下顎窩は不変であるとする誤解を生み出したのではないだろうか．

POINT
頭蓋骨の歪形が生じることにより，下顎窩の位置は下方に変位させられている．

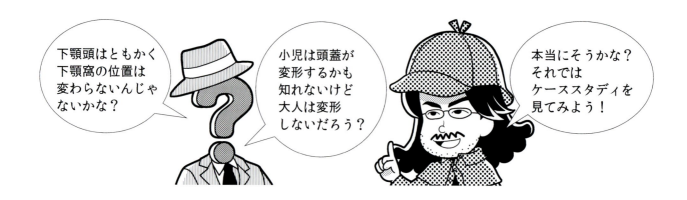

頭蓋骨の歪形を解消した症例

- **患者**：58歳，男性．
- **主訴**：上顎左側臼歯部ブリッジと下顎義歯のグラグラするため食事ができない．
- **現症**：疼痛はなかったが，下顎の義歯が安定せず，食事しにくかった．3か月ほど前から上顎左右臼歯部ブリッジが動揺しはじめ，1か月ほど前に左側臼歯部ブリッジが自然脱落した．
- **既往歴**：1年ほど前に，下顎左右臼歯部の動揺を主訴に他院を受診したところ，重度の歯周疾患から $\overline{8|}$ 以外保存不可能と診断され，抜歯後に $\overline{8|}$ を支台歯とするリムーバブルパーシャルデンチャーを装着した．義歯調整を繰り返し，義歯による疼痛は解消したものの，咀嚼は困難であった．6か月ほど前に，$\overline{8|}$ の動揺を主訴に同医院を受診し，保存不可能と診断され，抜歯した．治癒を待って義歯新製となっていたが，その後は通院していない．

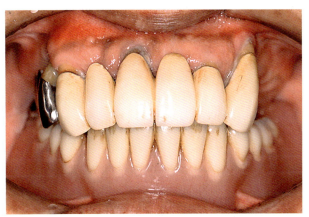

初診時．口腔内正面観．

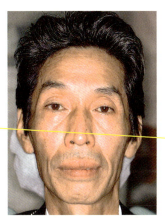

初診時．顔貌正面観．耳介および外耳道の高さに左右差が認められる．

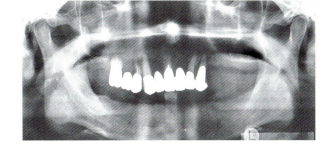

初診時．パノラマエックス線写真．上顎残存歯部の歯槽骨の吸収が著しいが，下顎欠損部の歯槽骨の吸収は特段認められない．

- **病態診断**：右側臼歯部ブリッジと前歯部ブリッジが動揺し，左側臼歯部の欠損と下顎義歯の不安定による咀嚼障害および非機能的な力による頭蓋骨の歪形と診断した．
- **設計診断**：コンプリートデンチャーによるオーラルリハビリテーションにて，咀嚼障害と頭蓋骨の歪形を解消する．CBTD（Central Bearing Tracing Device）機構を付与したトリートメントデンチャー（上顎：リンガライズド人工歯，下顎：オクルーザルテーブル，咬合関係：左右10点のセントラルベアリングポイント）を用いて，咬頭嵌合位と咀嚼運動終末位を一致させ，かつ両側性咬合平衡を付与する．咀嚼を円滑にし，咀嚼時における義歯床の安定を図ることで，咬筋の筋活動を正常に回復させ，その結果として頭蓋骨の歪形が解消する．

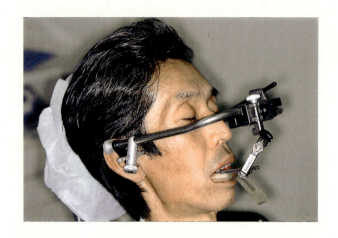

CBTD機構を有効にし，両側性咬合平衡を付与するには，咬合平面をカンペル平面に合わせる必要がある．そのため，カンペル平面が計測できるイヤーピースタイプのフェイスボウとカンペル平面を再現できる咬合器を用いなければならない．

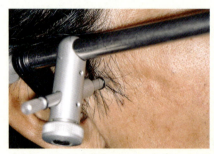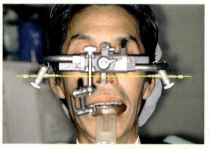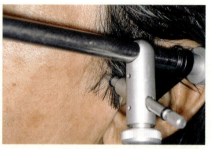

左側の耳珠(外耳道)が下方に位置していることから，後方基準点が外耳道とするフェイスボウトランスファでは咬合平面が左下方に傾斜する．そのため，カンペル平面を示す後方基準点となる耳珠にもっとも近く，頭蓋骨の影響を受けないランドマークとして下顎頭部を指標とし，リードバック法による顔面計測にてフェイスボウの後方基準点と合わせる．

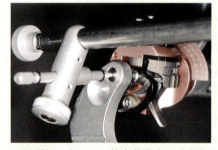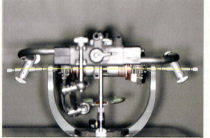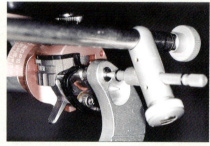

下顎頭部に合わせた後方基準点を咬合器上に再現することで，本来の咬合平面を表示することができる．この咬合平面を基準に，トリートメントデンチャーの顎間関係を設定する．

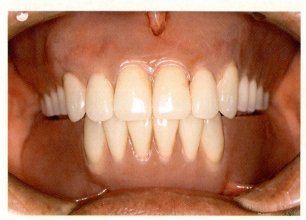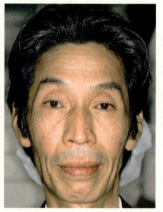

トリートメントデンチャー装着時．残存歯を抜歯し，装着した．義歯床内面の適合および10点のセントラルベアリングポイントには問題がなく修正や調整を必要としなかった．

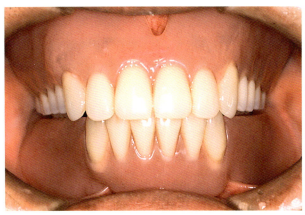 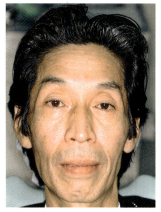

装着2週間後．顎間関係に変位が認められるが，義歯床内面の適合および10点のセントラルベアリングポイントには問題がなく調整を必要としなかった．

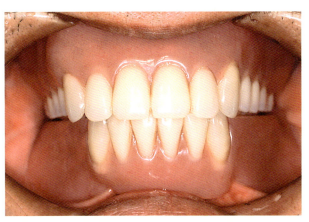 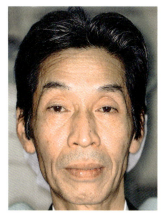

装着3か月後．顎間関係にさらに変位が認められるが，義歯床内面の適合および10点のセントラルベアリングポイントには問題がなく調整を必要としなかった．

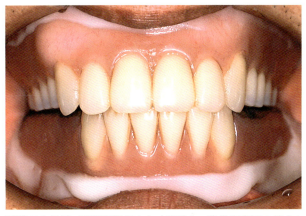 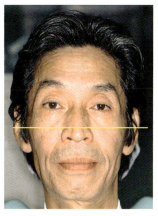

装着7か月後．顎間関係が大きく変位し，義歯床内面の適合には問題がないものの，10点のセントラルベアリングポイントを失っている．両側性咬合平衡を回復させることを目的に，義歯床内面に裏層材を貼付し，10点のセントラルベアリングポイントにて咬合関係を維持させた．左右側の耳珠（外耳道）の高さが回復してきていることから，頭蓋骨の歪形が解消しつつあると判断した．

左右側の耳珠（外耳道）の高さが回復したことから，通法に従ってフェイスボウトランスファを行う．イヤーピースタイプのフェイスボウを正面から観察すると，カンペル平面とほぼ平行であることがわかる．これで，左右側いずれかの鼻翼下縁と両側の耳珠上縁によって形成されるカンペル平面を，咬合器に精確に再現することができる．

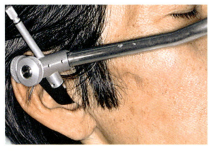 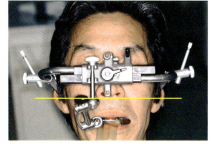

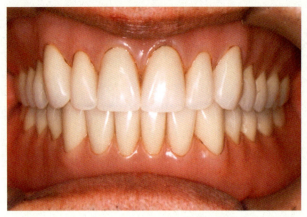 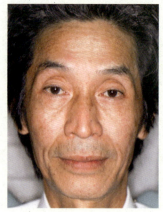

ディフィニティブレストレーション装着1年後．咀嚼障害も頭蓋骨の歪形もまったく再発していない．

> ▶**考察**：咀嚼時における咬筋の過度な筋活動によって側頭骨および頬骨が下方に牽引され，頭蓋骨に歪形が生じ，外耳道，耳珠および眼瞼が下方に位置し，顔貌の非左右対称性が認められた．咀嚼時における咬筋の筋活動に正常に戻すことで，下方に牽引されていた側頭骨および頬骨を整位させ，頭蓋骨の歪形を解消した．

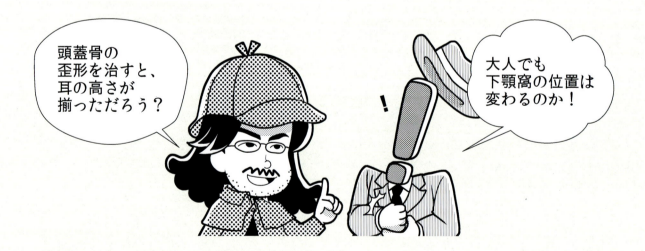

名探偵ナカムラの眼

◆下顎窩は，不変とは限らない！

第2の謎を解くカギ

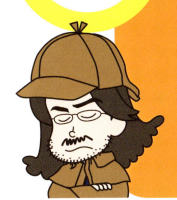

- ◆顆頭安定位は，中心位と同義語ではない！

- ◆下顎窩は不変ではなく，顆頭安定位から正常咬合は導き出せない！

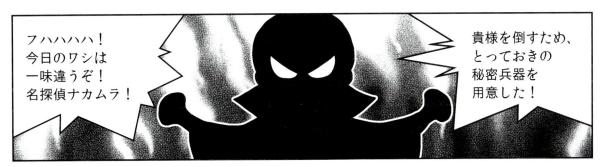

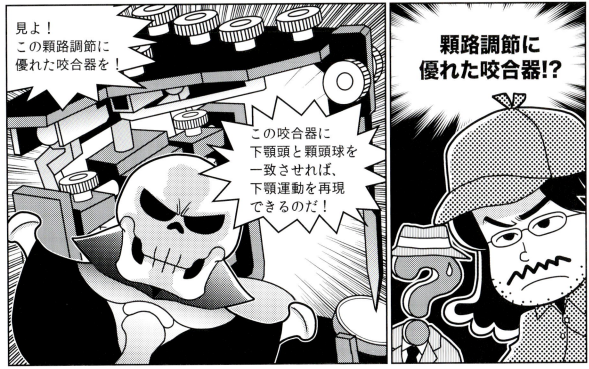

4 下顎運動は下顎頭に制御されているのか？

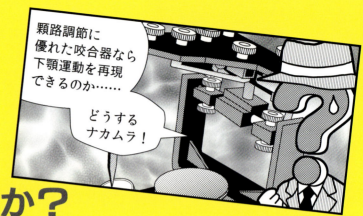

1 下顎運動は何のための運動なのか？

鈴木（1984）[40]は，顎位は上下顎の空間的位置関係を示し，上顎に対する下顎の位置を下顎位，下顎に対する上顎の位置を相補下顎位とした．また，顎運動は上顎と下顎の相対的な運動の総称であり，下顎運動と相補下顎運動に分けるとしている．

上顎を基準とした下顎運動は，下顎骨が左右の顎関節部で頭蓋と連結して，左右の顎関節が連動することから，生体の関節のなかでも特異的な運動を示す．代表的な運動は開閉口運動であり，左右の下顎頭が関節円板を介して関節結節後斜面に沿って並進すると同時に回転する運動である．下顎運動は，各筋の走行方向や起始停止の位置によってそれぞれの目的に応じて調整されている．

鈴木（1997）[41]は，下顎運動とは基準とした上顎に対する歯列，下顎頭を含む下顎全体の相対的な運動であり，空口時に意図的な運動をする『基本的下顎運動』と，生理的な運動である『機能的下顎運動』とに2つに分類されると述べている．

『基本的下顎運動』とは，上下顎の咬合面・舌面形態（アンテリアガイダンス）あるいは顎関節の解剖学的形態（ポステリアガイダンス／コンダイラーガイダンス）によって規定される前方，後方，側方滑走運動および下顎限界運動と，習慣性開閉口運動，タッピング運動であり，すべて意識的，意図的に行う運動である．

『機能的下顎運動』とは，咀嚼・発語・嚥下・呼吸といった生理的な運動であり，咀嚼・嚥下・呼吸は生命維持のために，発語は社会生活のために必要不可欠な運動であり，すべてが運動中枢によって支配され，無意識的に行われる運動である．また，『機能的下顎運動』は『基本的下顎運動』を複雑かつ微細に組み合わせた運動である．したがって，『基本的下顎運動』では『機能的下顎運動』を観察，評価することができない．

POINT
日常生活における下顎運動は，咀嚼・発語・嚥下・呼吸という生理的な運動を司る『機能的下顎運動』が基本であり，『基本的下顎運動』では『機能的下顎運動』を推し量ることはできない．

名探偵ナカムラの眼

◆下顎運動は，咀嚼・発語・嚥下・呼吸のための運動である！

2 下顎運動は顎関節が主導しているのか？

山下(1973)[42]は，咬合面形態は下顎運動と密接な関係にあり，咀嚼の効率と歯の保護を目的に下顎運動と協調させるとし，その考え方を2つにまとめている．

①下顎運動は顎関節の解剖的形態がその主導をにぎり，それに神経-筋機構が協調するもので，咬合面形態はポステリアガイダンス（下顎運動を顎関節の形態学的要因によって規定する要素）と一致させるべきだとする考え方である．

②咀嚼は咀嚼筋群と歯によって営まれるもので，顎関節と歯で営まれるものではないとした概念に基づいて，下顎運動は顎関節が主導ではなく，神経-筋機構が咀嚼運動を主導し，顎関節の形態は付属的なものであり，咬合面形態はポステリアガイダンスと一致させる必要はないとする考え方である．

この2つの考え方については，下顎運動は顎関節が主導なのか，神経-筋機構が主導なのかの違いであり，下顎運動は顎関節だけでなく，はたまた神経-筋機構だけでなく，歯（歯列）・顎関節・神経-筋機構・中枢神経系が互いに関連し合って営まれるもので，このうちいずれかが欠けても正常に機能を営むことができないと結論づけている．

咀嚼時の下顎運動路は咬合面形態と密接な関係があることは明らかである．では，咀嚼運動と下顎頭の運動はどのような関係であろうか．

古くはHildebrand(1931)[43]が，それ以来Hickeyら(1963)[44]，Messerman(1969)[45]，Goodsonら(1975)[46]が咀嚼運動時の下顎頭について報告しているが，結果は明らかとはなっておらず，最近でもそのような報告はまったく見当たらない．長谷川(1988)[47]は，咀嚼時の下顎頭が関節窩内でどのような運動を示すかは興味深いところであると述べている．

近藤ら(2012[48]，2013[49])や山本ら(2014[50]，2015[51])は，超高速MR撮像法にて，健常有歯顎者および顎機能異常者の咀嚼時における下顎頭を動態観察したところ，咀嚼側と非咀嚼側において，関節窩内で下顎頭はわずかな回転運動と並進運動を示し，その移動量もきわめて少ないことを明らかにしている．

このことから，咀嚼をはじめ，発語，嚥下，呼吸における下顎運動では，開口量が比較的小さく，下顎頭が関節結節を乗り越えず，関節窩内でもほとんど運動していない．また，咀嚼側と非咀嚼側を比較しても下顎頭の運動に差がなく，作業側と非作業側にみられる運動とは異なると述べており，下顎の側方運動は主として非作業側の外側翼突筋と作業側の側頭筋後部の筋活動によって起こることから，咀嚼運動では側方滑走運動とは異なる筋活動が起こっているとと考えるのが自然であろう．

下顎運動は，顎関節の解剖学的形態，咀嚼筋の活動状態，咬合面形態，咬合接触様式など，すべてが複雑に絡み合って営まれる運動であり，意識的に行う『基本的下顎運動』であっても，下顎頭が主導しているとは考えにくい．まして，無意識的に行われる『機能的下顎運動』でも下顎頭が主導しているとは考えられない．

POINT

下顎運動は，顎関節・咀嚼筋・咬合面形態・咬合様式など相互的に関連し合うことで営まれる運動であり，下顎頭だけが主導しているわけではない．

名探偵ナカムラの眼

◆下顎運動は，顎関節が主導しているわけではない！

3 　下顎運動は咬合器に再現できるのか？

　下顎運動ことに側方滑走運動は，咀嚼運動，咀嚼運動路と関連が深いことから，さまざまな下顎運動のなかでもっとも注目され，さらには補綴装置の咬合面形態にも強く影響を及ぼすため，古くから関心が高かった．側方滑走運動を咬合器に精確にシミュレーションし，適切な咬合面形態を付与することを目的に，さまざまな咬合理論が考案され，それを具現するためにさまざまな咬合器が開発されてきた．

　下顎運動の研究の多くは，側方滑走運動を計測し，そこから運動様式を導き出して咬合器への再現を図り，合理的な咬合面形態を創り出す下顎運動理論であり，これは側方運動理論と言っても過言ではない．

　なかでも，ナソロジー学派は，下顎運動は顎関節の解剖学的形態がその主導を握り，それに神経-筋機構が協調するもので，咬合面形態・舌面形態は顎関節部の機能的形態と一致させるべきとし，顆路型咬合器に下顎頭の運動を再現して，そのうえで補綴装置を作製しなければならないとした．

　McCollum(1921)[1, *1]は，顆路と調和する補綴装置を作製するうえで，咬合器上に下顎位を精確に再現し，下顎運動を精確に再現するには，上下顎歯列の正しい相対的位置関係を定める基準軸としてターミナルヒンジアキシスを提唱した．顆頭間軸(下顎頭の回転軸)を顆頭球軸(咬合器の回転軸)と一致させ，咬合器上に生体における下顎運動の出発点(中心位)を再現するとした．ナソロジカルインスツルメント(全調節性ナソロジカル咬合器)と呼ばれるナソスコープ(McCollum：1934)，ナソレータ(Granger：1955)や Gnathological computer と称されたスチュアート(Stuart：1955)といった全調節性咬合器と，ナソグラフ(McCollum：1929)，ステュアートパントグラフ(Stuart：1955)といった下顎運動口外法測定装置を開発している．

　Guichet は，全調節性咬合器であるデナ－D5A (1974)／NewSE(1979)と半調節性咬合器であるデナ－Mark II (1975)を開発した．補綴装置の咬頭干渉の防止を目的とする過補償再現の理論に基づいて，Lundeen ら(1973)[52]が考案したイミディエートサイドシフト機構を応用した顆路型咬合器である．

　中心位の定義が変転したことから，顆頭間軸がターミナルヒンジアキシスからトランスバースホリゾンタルアキシスへ変更となった．しかし，保母ら(1998)[27]が述べるようにトランスバースホリゾンタルアキシスを臨床的に実測する方法は示されず，これまで顆路型咬合器では，新たな顆頭間軸を正確に再現するには至ってはいない．

　真柳(1970)[53]，中野(1976)[54]，栗山(1979)[55]は，咬頭嵌合位からの平衡側側方顆路にはイミディエートサイドシフトが認められなかったと報告している．栗本は中心位からの平衡側側方顆路はその経路において彎曲が大きいと報告している．したがって，咬頭嵌合位を咬合器上に再現するのであれば，イミディエートサイドシフト機構は不要となり，イミディエートサイドシフト機構を活用するのであれば，中心位を咬合器上に再現しなければならない．

　また，顆路型咬合器の顆路の再現性を高めるほど，咬合面での側方滑走運動路の再現性も高くなることが明らかとなっている．その再現性に大きく影響を及ぼすのが顆頭間距離であり，長谷川(1988)[47]は，側方滑走運動理論には顆頭間距離可変半調節性咬合器がもっとも有効であると述べている．しかし現在，顆頭間距離可変半調節性咬合器が存在せず，顆頭間距離を臨床的に実測する方法も示されていない．

POINT
前上方位に変更した中心位(顆頭間軸)と顆頭球軸を一致させる方法，顆頭間距離を咬合器上に再現する方法も存在しないので，側方運動を咬合器に正確に再現することは不可能である．

名探偵ナカムラの眼

◆咬合器には，下顎運動は正確に再現できない！

第2の謎を解くカギ

◆機能的下顎運動や基本的下顎運動は，下顎頭だけが制御しているわけではない！

◆下顎頭からの側方運動は，咬合器に正確には再現できない！

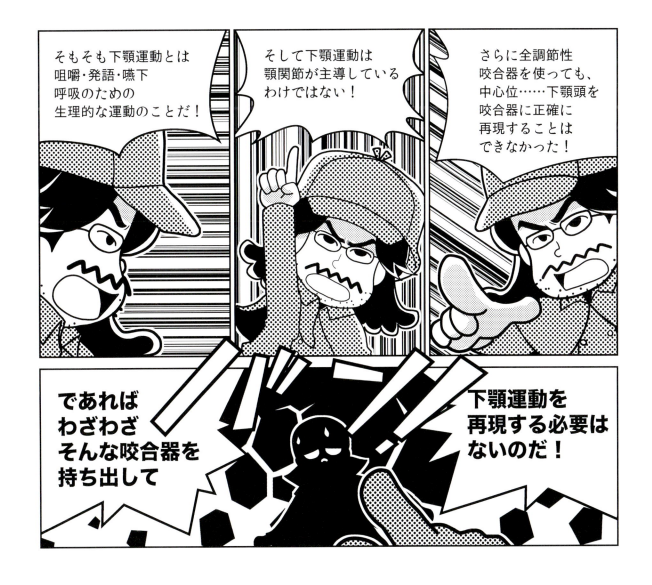

5 顎関節のメカニズムを見直せ！

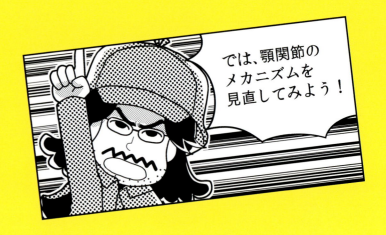

1 開閉口運動を再考せよ！

　開閉口運動とは，限界運動路範囲内でさまざまな運動路において下顎を開口する運動と閉口する運動の一対とした運動である．習慣性開閉口運動とは，食物を含まない空口時に無理なく自然に下顎を開閉口する運動である．

　その習慣性開閉口運動において，開口障害を生じることがある．西川（1997）[56]は，習慣性開閉口運動における開口量は，顎関節の障害を評価するうえで重要な項目の一つであると述べている．基準を40mmとする根拠は示されてはいないが，一般的には最大開口量が40mm未満を「開口制限あり」としている．また，最大開口位のおける側方偏位も片側性開口障害と見なされていることも多い．これは，開閉口運動時の下顎頭の運動制限が原因であるとされていることにほかならない．下顎頭の運動制限が最大開口量に影響を及ぼしているのであろうか．

　福島（1971）[57]は，切歯点からみた習慣性開閉口運動は，前頭面において左右的な運動路範囲の広がりが少なく，矢状面においては開口量が増加するにつれて前後的に広がる運動路となる．開口量が少ない運動路では開口路は閉口路の前方に存在し，開口量が増加すると開口路と閉口路が交差し，その後開口路が閉口路の後方に存在する．また，開口路より閉口路が安定した運動路であると報告している．これは，開口時の下顎頭が並進運動と回転運動することを証明しており，河野（1968）[28, 29]が述べたように，開口初期においても下顎頭が純粋な回転運動ではないことがわかる．

　また，福島は，下顎頭からみた習慣性開閉口運動では，下顎頭の運動を並進要素と回転要素を分けた場合，開口時は同期しているが，閉口時の咬頭嵌合位付近では同期せず，移動要素が少なくなるにつれて回転要素が多くなると報告している．

　習慣性開閉口運動は咬頭嵌合位からの自然な開閉口運動であり，開口路と閉口路は異なった運動路を描くものの，再現性には優れている．これは，下顎頭の作動だけでなく，顎口腔領域のさまざまな器官によって調節されていることを意味している．

POINT
開閉口運動は，顎関節だけが制御しているのでなく，顎口腔系の筋や顎口腔領域のさまざまな器官が機能している．

名探偵ナカムラの眼
◆開閉口運動は，下顎頭だけが制御しているのではない！

2 開口障害は関節円板が原因か？

開口障害の病因は，一般的に下顎頭の運動制限による開口制限とし，顎関節内障と診断される．顎関節内障とは，関節円板の位置や形態異常によって引き起こされる顎関節の機能障害と定義される．

McCarty（1980）[58]は，非復位性関節円板前方転位は，開口時では下顎頭が関節円板を前方に圧迫するのみで開口できず，後部組織を過剰に伸展して損傷を惹起させる．最終的には，変形性顎関節症に移行すると述べている．藍（1999）[59]は，前方転位した関節円板が形態変化して塊状になると，開口時には下顎頭は関節円板の下方には移動できず，塊状の関節円板が障害となり前方に移動できない．開口運動が不可能となり，ロッキングと呼ばれる運動制約が生じる．重度の場合，蝶番運動のみの開閉口運動となると述べている．これらの見解は，関節円板の位置異常が病因であるとしている．

Ireland（1953）[60]は，クリッキングから間欠的ロッキングへ，さらには永久的ロッキングへと症状が重篤化するとし，その要因は前方に変位した関節円板であると唱えた．Farrar（1971）[61]は関節円板前方転位に関する概念を提唱し，関節円板が復位するときはレシプロカルクリック，復位しないときはロッキング（クローズドロック）が発生すると唱えた．

それ以来，開口障害は，Farrar の概念図が示すように，関節円板の位置異常や形態異常によって下顎頭の運動を抑制または阻害するとした構造的不良が原因であるとされている．それゆえに，開口障害に対する代表的な治療として，関節円板の位置異常（前方転位）を整位させるリポジショニングスプリントが多用されている．

開口障害は，関節円板の非復位性前方転位が原因なのであろうか．Moloney ら（1986）[62]や Westesson ら（1988）[63]は，一定期間装着しても使用を中止すれば，高率で転位が再発すると述べている．Sato ら（1998）[64]は，クローズドロックの1年経過観察において下顎頭は優位に可動し，開口量が増加したと報告している．Kurita ら（1998）[65]は，骨変形をともなわないクローズドロックの2.5年経過観察の88％において，骨変形をともなうクローズドロックの2.5年経過観察の53％において開口量が増加したと報告している．Kalaykova ら（2010）[66]は，間欠的クローズドロックはクローズドロックに移行することはほとんどないと述べている．

したがって，関節円板の整位をさせなくとも，時間経過とともに自然に開口量が増加する，また時間経過によって重篤化していないことについては，Ireland や Farrar の仮説では十分に説明することができない．

POINT

開閉口運動は神経-筋機構による生理的な運動であり，関節円板や下顎頭に付着する外側翼突筋の活動によって下顎頭が動いている．Farrar が示した概念図は，下顎窩，下顎頭そして関節円板しか表現されてはいない．顎関節にも全身の関節と同様に関節包，滑液，筋，関節靱帯，さらには血管，神経も存在しているにもかかわらず，すべてを除外していることが最大の要因であろう．この概念図は，機械的咬合論を示していると言っても過言ではない．

■ Farrar の概念図

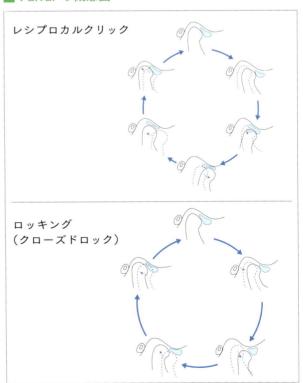

レシプロカルクリック

ロッキング（クローズドロック）

外側翼突筋は，そのほとんどが上頭と下頭の2頭筋からなり，これまでは上頭が関節円板を，下頭が下顎頭を前方に牽引し，開口時には上頭と下頭が協調活動すると考えられてきた．

大石(1967)[33]は，関節円板への付着は，下顎頭の付着部より内側でその範囲は狭く，その筋層は薄く約1mm程度で，全体の筋層の最上部だけであり，上頭と下頭の明確な分離は不可能であると述べている．石橋(1966)[67]は，関節円板は下顎頭とはその内外側で強固に結合しており，運動時に関節円板は下顎頭と同調した活動をしていると推論している．藍(1999)[59]は，関節円板と下顎頭が別個に運動することには強い疑問を唱えている．

それゆえに，上頭と下頭の不協調が，関節円板と下顎頭の位置関係の異常（顎関節内障）を惹起させる原因ではないかという見解も少なくない．開口時に，関節円板が前方に移動する時期と下顎頭が前方に移動する時期にずれが生じ，下顎頭が関節円板を圧迫することで位置異常が誘発されると推察されている．

しかし，近年では，上頭と下頭とが相反する活動をしていることが報告されている[68-71]．また，McNamara(1973)[72]は，下頭は下顎頭を前下内方に牽引するのに対し，上頭は下顎の後方，上方，閉口運動に関与していると述べている．Woodら(1986)[73]は，上頭が閉口時に下顎頭の後退を規制し，関節結節に下顎頭を固定させる活動をしていると述べている．

したがって，上頭と下頭は協調活動しておらず，開口時には関節円板と下顎頭の位置的平衡が保持させているとは限らない．

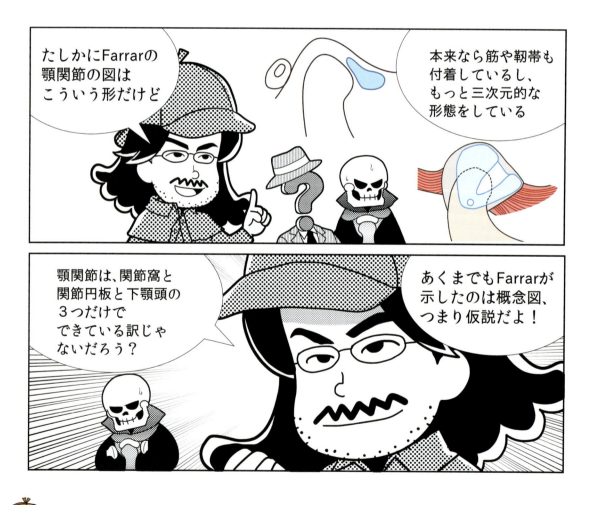

 名探偵ナカムラの眼

◆ Farrarが示した概念図は，仮説に過ぎない！

3 外側翼突筋の働きを探る！

　外側翼突筋の上頭は，蝶形骨大翼側頭下稜が起始であり，顎関節の関節円板および関節包が停止である．下頭は，翼状突起外側板外面が起始であり，下顎骨関節突起の頸部に存在する翼突筋窩が停止である．

　しかし，外側翼突筋の上頭と下頭は活動する時期が相反しており，上頭は閉口相と咬合相に，下頭は開口相に活動する．吉田ら(1991)[74]は，上頭は閉口時，咬合時に，下頭は開口時に活動し，咀嚼時の関節円板と下顎頭の協調活動に重要な役割を果たしていると述べている．

　日比野ら(1992)[75]は，上関節腔で分離して解剖用屍体から取り出した，一塊となった関節包・関節円板・下顎頭・外側翼突筋・後方靱帯を立体構造として観察したところ，関節円板は下顎頭と外側極，内側極で靱帯様結合組織によって強固に接合しており，関節円板は外側極，内側極を支点に後方に円滑に回転運動すること，関節円板は下顎頭に対してもっとも前方に位置すると報告している．また，後方回転により広がっていた後方靱帯はアコーディオンカーテンのように折りたたまれて，しわが形成され，前方回転では関節円板の後方肥厚部が下顎頭の頭頂部に位置したところで，関節円板の回転運動は停止し，それ以上前方に回転や移動せず，関節包と下顎頭を前方に牽引していくことも観察できたとも報告している(表1)．

　関節円板は，2つの側副靱帯(関節靱帯)によって下顎頭と結合しており，この側副靱帯は伸張しない．関節円板の内側と下顎頭の内側極が結合する内側側副靱帯と関節円板の外側と下顎頭の外側極が結合する外側側副靱帯で強固に結合している．

　この事実から，関節円板は下顎頭の外側極と内側極に強固に付着しており，関節円板を含む関節包が下顎頭から剥離，あるいは側副靱帯が病的に伸展しない限り，関節円板が容易に前方転位することは不可能であることがわかる．また，関節円板はスムーズに後方回転運動を示して，関節円板の後方に接続する円板二層部(円板後部結合組織：バイラミナゾーン)が関節円板を後方に牽引することはなく，関節円板を整位させる機構は存在しない．

■表1　関節円板と外側翼突筋を含む顎関節構造の肉眼的解剖所見

外側翼突筋上頭は，関節円板の前方肥厚部に付着している．

関節円板を後方に動かすと，ほとんど抵抗なく後方回転運動する．

関節円板は側副靱帯によって下顎頭と外側極，内側極に付着し，そこを支点に後方回転運動する．

下頭を前方に牽引していても，関節円板は非常に容易に後方回転運動する．

下頭は，関節円板の後方回転運動に影響を及ぼさない．

後方回転運動時に，後方靱帯は折り重なり，しわを形成する．

上頭を前方に牽引すると，関節円板は回転運動し，下顎頭に対して最前方位で固定する．

前方回転運動時に，後方靱帯は折り重なりがなくなり，しわが消失する．

さらに上頭を前方に牽引すると，関節包と下顎頭を前方に牽引する．

したがって，Farrarが創唱したレシプロカルクリックならびにクローズドロックの概念は，顎関節構造のメカニズムには合致せず，違和感を覚えると言っても過言ではない．

Farrar(1972)[76]によって前方転位した関節円板を整位させる前方整位型スプリント（リポジショニングスプリント）が紹介されたが，スプリントの使用を中止すると高率で前方転位が再発すること[62, 63]，またスプリントを徐々に削合して関節円板と下顎頭を適正位に復位（ウォークバックプロシージャ）しても高率で前方転位が再発する[77]ことがわかっている．矢谷(2012)[78]は，顎関節内障患者の臨床症状のすべてが関節円板に起因しているとは限らないと指摘している．

日比野ら[75]は，外側翼突筋下頭は下顎頭だけでなく関節包と下顎頭を前方に牽引し，下顎窩内より前方に移動させる働きが，上頭は関節包に含まれた関節円板を下顎頭に対して最前上方に固定し，下顎頭を安定した位置に保持する働きがあると述べている．

開口運動時には上頭は働かず，関節円板を含む関節包が後方回転して，関節結節を乗り越える際に関節包表面や関節結節が損傷しないようスムーズな運動を援護している．閉口運動時には上頭が働いて関節包が前方回転して，関節円板の後方肥厚部が下顎窩の薄骨である中心窩に位置することで，咬合力によって下顎窩や関節包，下顎頭が損傷しないように保全している．さらには，上頭によって下顎頭を下顎窩内の最前上方に安定させ，下顎頭位を一定に保持させていると考えられる．

POINT
外側翼突筋上頭は，開口時には活動しないことで，関節包が後方回転して顎関節を保全している．閉口時ならびに咬合時に活動し，下顎窩内での下顎頭の位置を確保する働きがある．外側翼突筋下頭は，開口時に活動し，下顎頭を前下方に牽引する働きがある．

■ 下顎頭を中心とした顎関節構造の図示

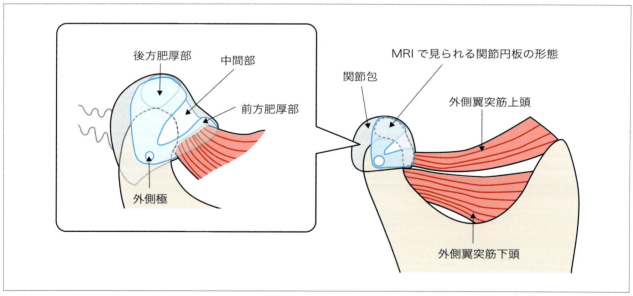

下顎頭を中心とした顎関節構造の図示．関節円板は，MR画像でみられるように下顎頭から独立しているのではなく，下顎頭を包む関節包の一部として存在する．円板にある外側極と内側極によって下顎頭と関節包を固定しながら回転の軸となり，前方肥厚部は外側翼突筋上頭と付着し，後方肥厚部は咬合時に関節窩を保護する役目を担っている．

名探偵ナカムラの眼

◆外側翼突筋が，顎関節の運動を制御している！

4　外側翼突筋上頭の働きを探る！

　上頭と下頭は活動する時期が相違し，上頭は閉口相と咬合相に，下頭は開口相に活動することが明らかとなった．

　日比野（1990）[79]は，閉口運動時では，上頭は咬筋や側頭筋と同期した筋活動を示し，咬頭嵌合位付近の開口量約10mmより筋活動が始まり，開口量の減少とともに増加する傾向を示したが，咬筋や側頭筋には認められなかった．噛みしめ時では，上頭は軽度噛みしめ時において急激に増加し，その後噛みしめ強度が増大しても一定の筋活動を示した．下頭は咬頭嵌合位に近づくにつれて筋活動が消失したと報告している．

　吉田（1992）[80]は，上頭は咀嚼時の下顎頭の動きと密接な関係があり，関節円板と下顎頭の位置と速度の調節，関節結節後斜面との位置，咀嚼力の作用方向を調節するなど，円滑な咀嚼運動に対して重要な役割を果たしている．上頭は下顎頭の動きに対応して二相性の機能があり，第一相としては，閉口相にて下顎頭の復位中に，関節円板と下顎頭の位置の確保とその速度を調整する機能が，第二相としては，咀嚼側での咀嚼力の増加に対応して，その作用する方向を関節結節に誘導し，関節円板と下顎頭を固定させる機能がかね備わっている．また，これらの機能は下頭の補助的働きから完遂されると述べている．

　上頭には筋紡錘が存在し，閉口筋に備わる伸張反射機構が備わっていることから，上頭は関節円板を介して下顎窩内における下顎頭の位置を関節結節後斜面に誘導し，その位置に保持する機能を十分に発揮する．また，閉口筋のなかで外側翼突筋だけが水平方向への筋の付着であり，左右側の筋走行から考えると，閉口時および咬合時の咬頭嵌合位への誘導は前後的，左右的に高精度で正確に発揮することがわかるであろう．長谷川（1988）[47]は，咀嚼運動は運動量の大きい切歯点部で観察することが多いなか，下顎頭部での観察は未だ定かではなく，咀嚼時の下顎頭が関節窩内でどのような運動を示すかは興味深いところであると述べている．

　近藤ら（2012[48]，2013[49]）は，超高速MR撮像法にて，健常有歯顎者群と顎機能異常者群のガム咀嚼時における関節円板と下顎頭を動態観察したところ，両群とも関節円板はおおむね不動であり，下顎頭はわずかな回転運動と並進運動を繰り返していた．咀嚼側，非咀嚼側における関節円板と下顎頭に差異が認められなかったと報告している．山本ら（2014）[50]は，超高速MR撮像法にて，健常有歯顎者と顎機能異常者のカマボコ咀嚼，嚥下時における関節円板と下顎頭を動態観察したところ，両者ともガム咀嚼時と同様に関節円板はおおむね不動であり，下顎頭はわずかな回転運動と並進運動を繰り返し，咀嚼側，非咀嚼側の差異は認められなかったと報告している．また，山本ら（2015）[51]は，健常有歯顎者と顎機能異常者における食品咀嚼から嚥下に至るまでの下顎頭の移動距離を計測し，両者とも左右側咀嚼側での移動距離は小さく，咬頭嵌合位での下顎頭の位置とほとんど変わらなかったと報告している．この事実は日比野らの報告を実証する一つとなろう．

POINT

外側翼突筋上頭は，咀嚼時および咬合時に，咬筋と側頭筋と同調した活動をすることで，下顎を咬頭嵌合位に誘導し，その咬合位を保持するポジショナーのような働きを担っている．このときの前上方位となる下顎頭位が，顆頭安定位ではないだろうか．

　このことから，バイラテラルマニピュレーションによる最前上方への誘導は，咬筋，側頭筋および外側翼突筋上頭が担っており，意図的に術者が誘導する必要はないことがわかるであろう．

名探偵ナカムラの眼

◆外側翼突筋上頭が，咬頭嵌合位を誘導し，保持している！

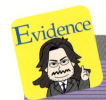

咀嚼運動時における関節円板と下顎頭の動態観察
- 健常有歯顎者について -

補綴誌 2012；4・121回特別号：88[48] より

▶目的

関節円板や下顎頭の動画的，連動的に観察が可能である超高速MR撮像法を用い，健常有歯顎者の咀嚼運動時および習慣性開閉口運動時における関節円板ならびに下顎頭を観察した．

▶結果と考察

1. 咀嚼運動時および習慣性開閉口運動時における関節円板と下顎頭の動的観察が容易であった．
2. 咀嚼運動時の関節円板の位置は，安静時とほぼ同じ位置にあり，習慣性開閉口運動時とは異なっていた．
3. 咀嚼運動時の関節頭の動きは，関節結節を乗り越えることなく，関節窩内に常時位置しており，習慣性開閉口運動時とは異なっていた．

以上のことから，健常有歯顎者の咀嚼運動時における関節円板と下顎頭の動きは，習慣性開閉口運動時とまったく異なっていた．

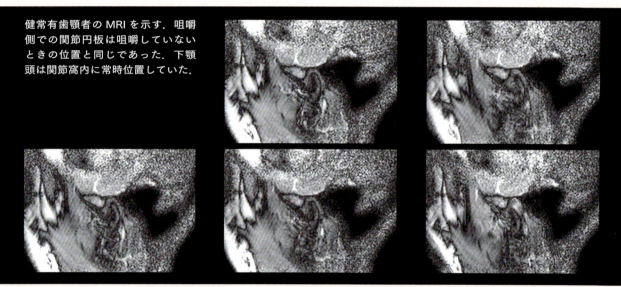

健常有歯顎者のMRIを示す．咀嚼側での関節円板は咀嚼していないときの位置と同じであった．下顎頭は関節窩内に常時位置していた．

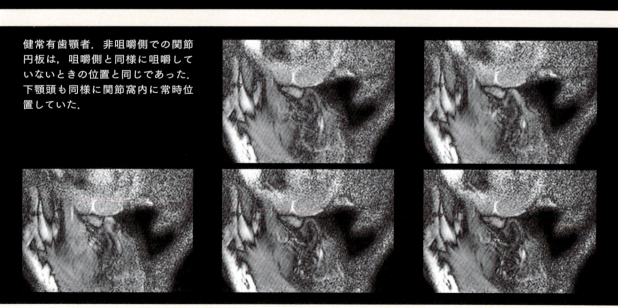

健常有歯顎者．非咀嚼側での関節円板は，咀嚼側と同様に咀嚼していないときの位置と同じであった．下顎頭も同様に関節窩内に常時位置していた．

咀嚼運動時における関節円板と下顎頭の動態観察
-顎機能異常者について-

▶目的
　超高速MR撮像法にて、顎機能異常者の咀嚼運動時および習慣性開閉口運動時における関節円板と下顎頭の動態を観察した．

▶結果と考察
1. 咀嚼運動時の関節円板の位置は、安静時とほぼ同じ位置にあり、習慣性開閉口運動時とは異なっていた．
2. 咀嚼運動時の関節頭の動きは、関節結節を乗り越えることなく、関節窩内に常時位置しており、習慣性開閉口運動時とは異なっていた．

　以上のことから、顎機能異常者の咀嚼運動時の関節円板と下顎頭の動きは、習慣性開閉口運動時と異なっていた．また、顎機能異常者でも咀嚼運動時の関節円板と下顎頭は、健常有歯顎者と同様な動態を示した．

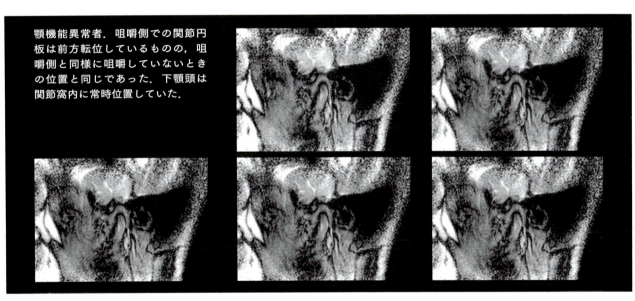

顎機能異常者．咀嚼側での関節円板は前方転位しているものの、咀嚼側と同様に咀嚼していないときの位置と同じであった．下顎頭は関節窩内に常時位置していた．

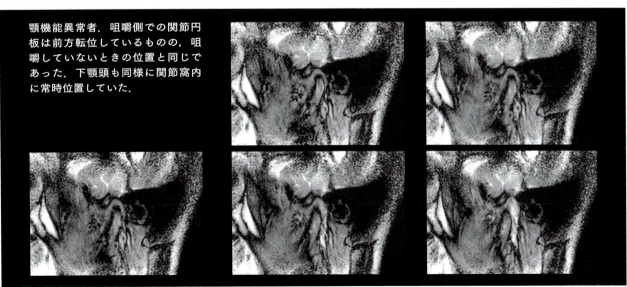

顎機能異常者．咀嚼側での関節円板は前方転位しているものの、咀嚼していないときの位置と同じであった．下顎頭も同様に関節窩内に常時位置していた．

超高速MRIを用いた食品咀嚼・嚥下運動における顎関節部の動態観察

▶ **目的**
超高速MRI撮像法にて，健常有歯顎者および顎機能異常者における食品咀嚼から嚥下にいたるまでの顎関節部の動態を観察した．

▶ **結果と考察**
1. 咀嚼から嚥下にいたるまでの関節円板の位置は，安静時とほぼ同じ位置にあり，習慣性開閉口運動時のような並進は認めなかった．
2. 咀嚼から嚥下にいたるまでの関節頭の動きは，関節結節を乗り越えることなく，関節窩内に常時位置しており，習慣性開閉口運動時と異なっていた．

以上のことから，健常有歯顎者および顎機能異常者ともに，習慣性開閉口運動時とは異なって微小な移動範囲であり，咀嚼・嚥下運動に顎関節は大きく機能しなかった．

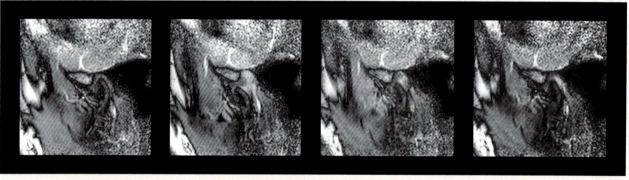

健常有歯顎者（左側顎関節）のMRIを示す．左から閉口時，最大開口時，咀嚼時（咀嚼側），咀嚼時（非咀嚼側）を示す．咀嚼時（咀嚼側），咀嚼時（非咀嚼側）における関節円板と下顎頭は移動せず，下顎頭は関節窩内に止まっていた．両者とも閉口時とほぼ同位置であった．

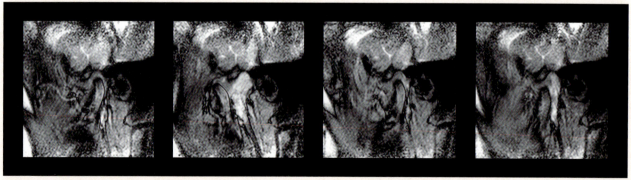

顎機能異常者（左側顎関節）のMRIを示す．左から閉口時，最大開口時，咀嚼時（咀嚼側），咀嚼時（非咀嚼側）を示す．咀嚼時（咀嚼側），咀嚼時（非咀嚼側）における関節円板と下顎頭は移動せず，下顎頭は関節窩内に止まっていた．両者とも閉口時とほぼ同位置であった．

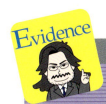

超高速MRIを用いた咀嚼運動時の下顎頭の変位量

補綴誌 2015；7・124回特別号：143[51] より

▶**目的**

超高速MR撮像法にて，健常有歯顎者および顎機能異常者における食品咀嚼から嚥下にいたるまでの下顎頭の移動距離を計測した．

▶**結果と考察**

1. 両被験者ともに，閉口時と開口時では左右側顎関節に有意差が認められた．右咀嚼時では左側顎関節に有意差が認められた．
2. 両被験者ともに，最大開口時よりも咀嚼側での下顎頭の移動距離に有意差が認められた．

以上のことから，健常有歯顎者および顎機能障害者ともに，左右側咀嚼側での移動距離は小さく，閉口時とほとんど変わらなかった．

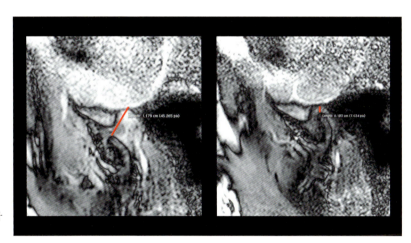

左図：最大開口時，右図：咀嚼時における計測部位を示す．

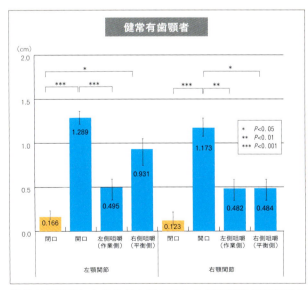

健常有歯顎者における最大開口時および咀嚼時の下顎頭の移動距離と有意差を示す．有意差は認めるが，咀嚼側，非咀嚼側とも，開口時と比較して移動距離が小さく，閉口時とほとんど変位がみられなかった．

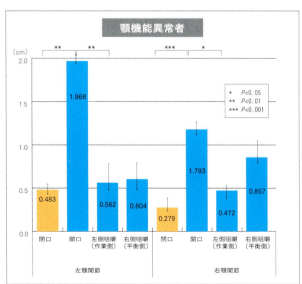

顎機能異常者における最大開口時および咀嚼時の下顎頭の移動距離と有意差を示す．有意差は認めるが，咀嚼側，非咀嚼側とも，開口時と比較して移動距離が小さく，閉口時とほとんど変位がみられなかった．

5　外側翼突筋上頭の働きを補助する機構はあるのか？

　外側翼突筋上頭と関節円板が正常に機能することで，咬頭嵌合位ならびに顆頭安定位が確保されている．しかし，上頭は下頭と比較しても筋束は薄く少なく，何らかの筋機能異常を惹起しかねない．そのため，外側翼突筋上頭の働きを補助して，上頭だけに過剰な負担がかからない機構が備わっている．

　側頭筋は，咬筋とともに筋束も多い筋であり，下顎骨を常時保持することから，筋紡錘を多く有する抗重力筋である．河野ら（1982[81]，1997[82]）は，さまざまな下顎位における咬みしめ時の筋活動を記録すると，側頭筋の前部と後部は下顎位に対応して特徴的な活動様相を示し，下顎位を一定に制御する「ポジショナー」としての機能があると述べている．佐藤（1994）[83]も，側頭筋が下顎位を保持する「ポジショナー」としての機能を果たしていると報告している．また，日比野（1990）[79]は，閉口時の外側翼突筋上頭と側頭筋は協調活動していると報告している．

　外側靭帯（顎関節靭帯）は，関節包の外側に存在し，外層と内層の2層からなり線維束は厚く，下顎頭の外側および後方への異常変位を防止する働きがある．外層は，線維束が多く，関節結節から下顎頸に付着し，開口運動を制限する働きがある．内層は，線維束が細く，関節結節から関節円板の外側面に付着し，下顎頭と関節円板の後方への変位を制限する働きがある[38]．

　茎突下顎靭帯は，蝶形骨の茎突突起から下顎角および下顎枝の後縁に付着し，前方運動の規制を補助する働きがある[38]．

　蝶下顎靭帯は，蝶形骨の蝶形骨棘から下顎小舌に付着し，開閉口時に張力を一定に保つことで，前後的および左右的な運動規制を補助する働きがある[38]．

　したがって，開口相および閉口相において，外側翼突筋上頭に対応して下頭，側頭筋，外側靭帯，茎突下顎靭帯，蝶下顎靭帯が連動的に，かつ協調的に機能することによって，開閉口運動をスムーズに反復させ，その運動路を安定させている．また，上頭が最適に機能することによって，閉口路が開口路より安定した運動路を描く．その閉口路は高精度で運動路の終末位である咬頭嵌合位へ到達する．下顎運動は神経‐筋機構が主導であり，顎関節が主導ではなく，その形態は付属的なものであると考えるべきであろう．

POINT
下顎頭位を術者本位で変位させることは，外側翼突筋上頭をはじめ，下頭，側頭筋，外側靭帯，茎突下顎靭帯，蝶下顎靭帯の働きを阻害すると言っても過言ではない．

■ 下顎頭を中心とした顎関節構造の図示

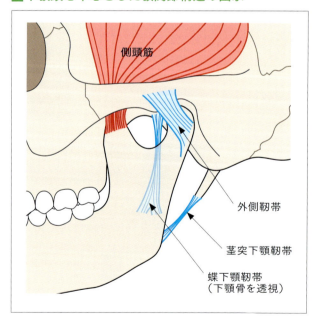

名探偵ナカムラの眼

◆外側翼突筋上頭の働きを補助する機構が存在する！

第2の謎　なぜ，下顎頭から正常咬合が求められるのか？

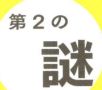

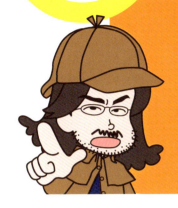

◆下顎運動は，
　神経－筋機構が制御している！

◆下顎運動は，
　顎関節が制御しているのではない！

参考文献

1. McCollum BB, Stuart CE. In: A Research Report. California：Scientific Press, 1955.
2. Celenza FV. The centric position：replacement and character. J Prosthet Dent 1973；30：591-598.
3. The Academy of Prosthodontics. Glossary of prosthodontic terms, 5th edition. J Prosthet Dent 1987.
4. 保母須弥也・編．咬合学事典縮刷版．東京：書林，1979．
5. The Academy of Prosthodontics. Glossary of prosthodontic terms, 6th edition. J Prosthet Dent 1994.
6. The Academy of Prosthodontics. Glossary of prosthodontic terms, 3th edition. J Prosthet Dent 1968.
7. The Academy of Prosthodontics. Glossary of prosthodontic terms, 1th edition. J Prosthet Dent 1956.
8. Boucher CO. Occlusion in prosthodontics. J Prosthet Dent 1953；3：633-656.
9. Lang BR, Kelsey CC. International prosthodontic workshop on complete denture occlusion. Ann Arbor：The University of Michigan School of Dentistry, 1973.
10. The Academy of Prosthodontics. Glossary of prosthodontic terms, 7th edition. J Prosthet Dent 1999.
11. The Academy of Prosthodontics. Glossary of prosthodontic terms, 8th edition. J Prosthet Dent 2005.
12. The Academy of Prosthodontics. Glossary of prosthodontic terms, 9th edition. J Poisthet Dent 2017.
13. 日本補綴歯科学会・編．歯科補綴学専門用語集．東京：医歯薬出版，2001．
14. 日本補綴歯科学会・編．歯科補綴学専門用語集 第2版．東京：医歯薬出版，2004．
15. 日本補綴歯科学会・編．歯科補綴学専門用語集 第3版．東京：医歯薬出版，2009．
16. 日本補綴歯科学会・編．歯科補綴学専門用語集 第4版．東京：医歯薬出版，2015．
17. 日本顎関節学会・編．日本顎関節学会学術用語集 第1版．東京：クインテッセンス出版，2017．
18. Ribeiro RF, Tallents RH, Katzberg RW, Murphy WC, Moss ME, Magalhaes AC, Tavano O. The prevalence of disc displacement in symptomatic and arymptomatic volunteers aged 6 to 25 years. J Orofac Pain. 1997；11(1)：37-47.
19. 外山正彦，湯浅秀道，他．顎関節症状を伴わない健常有歯顎者における顎関節円板の位置ならびに骨形態について．愛院大歯誌 1996；34(4)：772．
20. 山本司将，中村健太郎，他．MR撮像による健常有歯顎者の関節円板と下顎頭について－中心位における検討－．補綴誌 2011；3・120回特別号：182．
21. Dawson PE・著．小出馨・監訳．Dawsonファンクショナル・オクルージョン．東京：クインテッセンス出版，2010．
22. Dyer EH. Importance of a stable maxillomandibular relation. J Prosthet Dent 1973；30(3)：241-251.
23. Capp NJ, Clayton JA. A technique for evaluation of centric relation teeth contacts. Part Ⅰ：During normal temporomandibular joint function. J Prosthet Dent 1985；54(4)：569-574.
24. Capp NJ, Clayton JA. A technique for evaluation of centric relation teeth contacts. Part Ⅱ：Following use of an occlusal splint for treatment of temporomandibular joint dysfunction. J Prosthet Dent 1985；54(5)：697-705.
25. 中村健太郎．human based occlusion －患者本位の咬合を求めて－ 第3回 いわゆる「中心位」の考え方とは？．the Quintessence 2008；27(3)：103-111．
26. 中村健太郎，他．MR撮像による顎機能障害者の関節円板と下顎頭について－中心位における検討－．補綴誌 2010；2・119回特別号：101．
27. 保母須弥也，高山寿夫，波多野泰夫．新編咬合学事典．東京：クインテッセンス出版，1998．
28. 河野正司．下顎の矢状面内運動に対応する顆頭運動の研究．第1報 断層X線規格写真による観察．補綴誌 1968；2：337-349．

29. 河野正司．下顎の矢状面内運動に対応する顆頭運動の研究．第2報 マルチフラッシュ装置による矢状面運動軸の解析．補綴誌 1968；12：350-380．
30. 伊藤秀文．筋電図を用いたリーフ・ゲージ法の分析．顎咬合誌 1993；314：47-51．
31. 中村健太郎，他．術者徒手による下顎頭変位の再現性について－術者の違いによる検討－．補綴誌 2013；5・122回特別号：139．
32. 前川賢治．咬合に関するドグマ－治療的咬合(Therapeutic Occlusion)を現時点ではどのようにとらえるか－．補綴誌 2011；3：322-328．
33. 大石忠雄．下顎運動の立場からみた顎関節構造の研究．補綴誌 1967；11：197-220．
34. 長谷川成男．顆頭安定位．In：長谷川成男，坂東永一・編．臨床咬合学事典．東京：医歯薬出版，1997；292．
35. 川畑博昭．矢状面における各種顆頭位の研究．特に顆頭安定位について．補綴誌 1971；15：403-429．
36. 石原寿郎，藍稔．咬合に関する見解の種々相1．下顎位について．歯界展望 1967；30(6)：809-819．
37. 宮本諭．骨関節隙．In：長谷川成男，坂東永一・編．臨床咬合学事典．東京：医歯薬出版，1997；65-66．
38. Norton NS．ネッター頭頸部・口腔顎顔面の臨床解剖学アトラス 第1版．東京：医歯薬出版，2012．
39. 中村健太郎．総義歯臨床からの逆襲！超高齢社会のいま，総義歯臨床を再考する－第1報－．the Quintessence 2010；29(11)：31-57．
40. 鈴木温．顎位，顎運動の表現方法について．下顎運動機能と EMG 論文集 1984；3：127-134．
41. 鈴木温．下顎運動．In：長谷川成男，坂東永一・編．臨床咬合学事典．東京：医歯薬出版，1997；161-162．
42. 山下敦．咬合面形態について．In：医歯薬出版・編．歯科展望別冊／咬合を考える．東京：医歯薬出版，1973；222-234．
43. Hildebrand GY. Studies in the masticatory movements of human lower jaw. Scand Arch Physis 1931；Suppl 61：1-190.
44. Hickey JC, Allison ML, Woelfel JB, et al. Mandibular movements in three dimensions. J Prosthet Dent 1963；13：72-92.
45. Messerman T. Investigation of functional mandibular movements. Dent Clin North Am 1969；13：629.
46. Goodson JM, Johansen E. Analysis of human mandibular movement. Monogr Oral Sci 1975；5：1-80.
47. 長谷川成男．咬合学序説－機能的咬合面形態を求めて－．東京：医歯薬出版，1988．
48. 近藤康史，中村健太郎，他．咀嚼運動時における関節円板と下顎頭の動態観察－健常有歯顎者について－．補綴誌 2012；4・121回特別号：88．
49. 近藤康史，中村健太郎，他．咀嚼運動時における関節円板と下顎頭の動態観察－顎機能異常者について－．補綴誌 2013；5・122回特別号：310．
50. 山本司将，中村健太郎，他．超高速 MRI を用いた食品咀嚼・嚥下運動における顎関節部の動態観察．補綴誌 2014；6・123回特別号：117．
51. 山本司将，中村健太郎，他．超高速 MRI を用いた咀嚼運動時の下顎頭の変位量．補綴誌 2015；7・124回特別号：143．
52. Lundeen HC, Wirth CG. Condylar movement patterns engraved in plastic blocks. J Prosthet Dent 1973；30：866-875.
53. 真柳昭紘．側方滑走運動における顆頭運動に関する研究．補綴誌 1970；14：158-182．
54. 中野雅徳．側方滑走運動における顆路と歯牙路に関する研究．補綴誌 1976；19：647-665．
55. 栗山寛．歯牙指導要素が平衡側顆路に及ぼす影響について．補綴誌 1979；23：126-147．
56. 西川啓介．基本的顎運動．In：長谷川成男，坂東永一・編．臨床咬合学事典．東京：医歯薬出版，1997；173-174．
57. 福島俊士．習慣性開閉口運動時における顆頭運動の研究．補綴誌 1971；115：267-290．
58. McCarty W. Diagnosis and treatments of internal derangements of the articular disc and mandibular condyle. In：Sorberg WK, Clark GT・eds. Temporomandibular joint problems. Chicago：Quintessence, 1980；145-168.
59. 藍稔．顎機能異常と咬合．東京：医歯薬出版，1999．
60. Ireland VE. The problem of "the clicking jaw". J Prosthet Dent 1953；3(2)：200-212.
61. Farrar WB. Diagnosis and treatment of anterior dislocation of the articular disc. NY J Dent 1971；41：348-351.
62. Moloney F, Howard JA. Internal derangements of temporomandibular joint. III. Anterior repositioning splint therapy. Aust Dent J 1986；31：30-39.
63. Westesson PL, Lundh H. Temporomandibular joint disk displacement: arthrographic and tomographic follow-up after 6 months' treatment with disk-repositioning onlays. Oral Surg Oral Med Oral Pathol 1988；66(3)：271-278.
64. Sato S, Takahashi K, Kawamura H, Motegi K. The natural course of nonreducing disk displacement of the temporomandibular joint: changes in condylar mobility and radiographic alterations at one-year follow up. Int J Oral Maxillofac Surg 1998；27(3)：173-177.
65. Kurita K, Westesson PL, Yuasa H, Toyama M, Machida J, Ogi N. Natural course of untreated symptomatic temporomandibular joint disc displacement without reduction. J Dent Res 1998；77(2)：361-365.
66. Kalaykova S, Lobbezoo F, Naeije M. Two-year natural course of anterior disc displacement with reduction. J Orofac Pain 2010；24(4)：373-378.
67. 石橋克禮．ヒト顎関節の支配神経に関する研究．第1報 肉眼解剖学的研究．第2報 神経組織学的研究．歯基礎誌 1966；8：46-70．
68. Gibbs CH, Mahan PE, Wilkinson TM, Mauderli A. EMG activity of the superior belly of the lateral pterygoid muscle in relation to other jaw muscles. J Prosthet Dent 1984；51(5)：691-702.
69. Hiraba K, Hibino K, Hiranuma K, Negoro T. EMG activities of two heads of the human lateral pterygoid muscle in relation to mandibular condyle movement and biting force. J Neurophysiol 2000；83(4)：2120-2137.
70. Phanachet I, Whittle T, Wanigaratne K, Murray GM. Functional properties of single motor units in inferior head of human lateral pterygoid muscle: task relations and thresholds. J Neurophysiol 2001；86(5)：2204-2218.
71. 平場勝成．ヒト外側翼突筋上頭・下頭の関節頭並びに関節円板の運動に対する機能的役割．顎機能誌 2003；9：141-151．
72. McNamara JA Jr.. The independent functions of the two heads of the lateral pterygoid muscle. Am J Anat 1973；138(2)：197-205.
73. Wood WW, Takada K, Hannam AG. The electromyographic activity of the inferior part of the human lateral pterygoid muscle during clenching and chewing. Arch Oral Biol 1986；31(4)：245-253.
74. 吉田和也，他．ヒト外側翼突筋上頭の筋電図．2．顆頭運動と筋活動との関係．補綴誌 1991；35・85回特別号：123．
75. 日比野和人，平場勝成，平沼謙二．ヒト外側翼突筋上頭・下頭の機能的相違について．1．各種基本運動時の活動様式並びに解剖学的考察．補綴誌 1992；36：314-327．
76. Farrar WB. Differentiation of temporomandibular joint dysfunction to simplify treatment. J Prosthet Dent 1972；28：629-636.
77. Okeson JP. Long-term treatment of disk-interference disorders of the temporomandibular joint with anterior repositioning occlusal splints. J Prosthet Dent 1988；60：611-616.
78. 矢谷博文．補綴歯科領域における顎関節症治療法の歴史的変遷．補綴誌 2012；4：229-245．
79. 日比野和人．外側翼突筋上頭の基本特性ならびに開口量・咬合力との関係．補綴誌 1990；34：545-558．
80. 吉田和也．顆頭運動からみた咀嚼時の外側翼突筋上頭の筋電図学的研究．補綴誌 1992；36：340-350．
81. 河野正司，坂東永一，田中伐平，他．咀嚼筋の筋活動を指標とした咬合位の推定．補綴誌 1982；26：1271-1286．
82. 河野正司．側頭筋．In：長谷川成男，坂東永一・編．臨床咬合学事典．東京：医歯薬出版，1997：71-72．
83. 佐藤斉．咬みしめ負荷における下顎位の安定状態の違いが咀嚼筋活動に及ぼす影響．補綴誌 1994；38：788-798．

＊1．文献1より．In 1921, McCollum discovered the first positive method of locating the hinge axis と示されている．
＊2．文献11より．Ash：1993, Ramfjord：1993ともに Personal communication, July 1993と示されている．

第2の謎 なぜ，下顎頭から正常咬合が求められるのか？

下顎頭から
正常咬合を求めるのは
至難の業である！

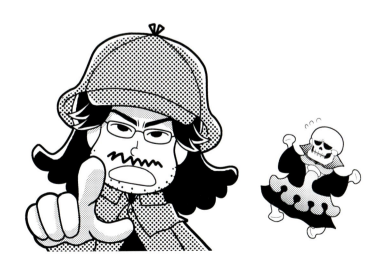

名探偵ナカムラのよもやま話

今はもう，調節性咬合器はお払い箱なのか？

　昨今の調節性咬合器は，上弓に顆路指導部を，下弓に顆頭球を備えたアルコン型咬合器が主流である．アルコンとは，咬合器（articulator）と顆頭球（Condyle）を縮めた造語である．このタイプの咬合器では，フォッサボックスを関節窩に，顆頭球を下顎頭に見立てている．この構造が，下顎頭と顆頭球を合わせれば，咬合器上に顎関節による下顎運動（ポステリアガイダンス）が再現できるとした考え方に拍車をかけたのであろう．残念ながら，下顎頭と顆頭球とは合致することなく，今では矢状顆路角，側方顆路角およびイミディエートサイドシフト量などの顆路調節は無用となってしまった．では，調節性咬合器はお払い箱なのであろうか．

　その答えは"No"である．上顎歯列を基準とした，任意の下顎歯列の前方滑走の動き（アンテリアガイダンス）を調節性咬合器上に再現し，現状の舌面形態を次なる補綴装置の舌面形態に反映させる手法が採られている．顆路部を顎関節部とは見立てず，単に下弓を支える後方の2点であり，前方の1点と合わせて滑走させる下顎模型の位置を保持している．とはいえ，滑走のスタートとなる咬頭嵌合位を保持する上弓と下弓の位置関係は高精度に正確でなければならない．一言で言うと，上弓と下弓の再現性に数μm単位の性能がある調節性咬合器を使用するほかない．上弓と下弓の位置関係を補正するキャリブレーションを付属する調節性咬合器は，その再現性に優れている証しである．

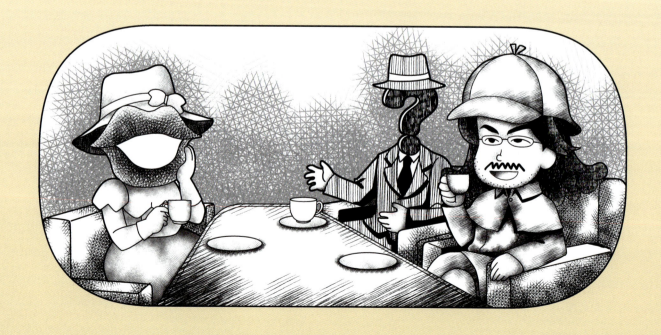

第3の謎

なぜ，ヒトには咬合が不可欠なのか？

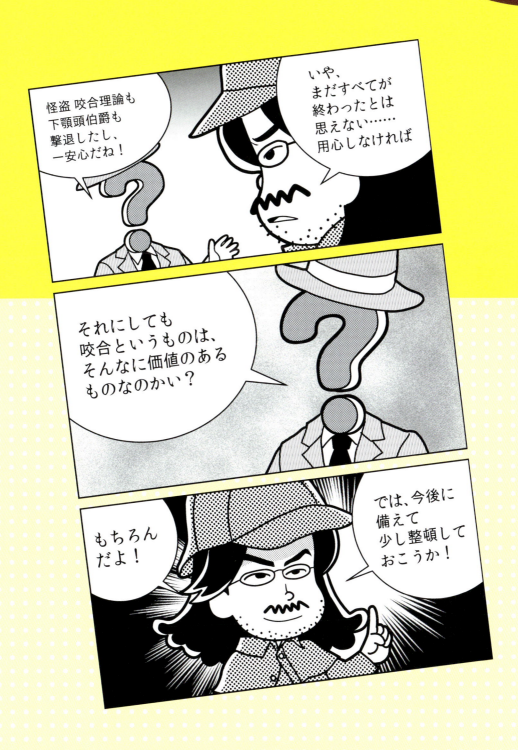

1 咬合は何のために備わっているのか？

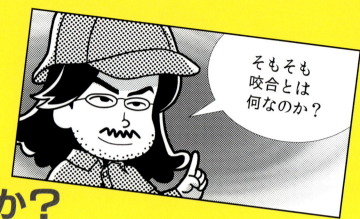

そもそも咬合とは何なのか？

1　咬合を考え直そう！

　咬合の先人たちによって，さまざまな咬合理論が提唱されてきた．その多くの咬合理論は，歯列や顎関節など顎口腔系を一つの単位として捉え，その調和を図ることを目的に，術者が咬合を与えることを明言している．その一つに，中心位咬合があるのは言うまでもない．これらの咬合理論には，正しい咬合へ導くための手段が「数学的な答え」のように示されており，いまでも正常咬合へ導くものとして言い広められている．

　近年は，オクルーザルスプリントを用いて「下顎位を模索する」，プロビジョナルレストレーションの調整を繰り返して「プロビをつめる」，ディフィニティブレストレーションの作製時に「犬歯ガイドを付与する」などにより「咬合の安定を図る」といった咬合理論が一般的とされており，多くの臨床家が実践し，良好な結果が得られると言われている．

　その反面，補綴装置の破損や疾病の再発など往々にして予後不良な結果を招いている事実も否めない．それらを予防することを目的に，ナイトガードやプロテクションスプリントを装着させることも甚だ疑問が残る．

　「プロビでつめた」はずの咬合面形態は反映されず，次なる形態は歯科技工士に一任されている．これは咬合を再構成するうえで，咬合のゴールが見えない，見えていない証であり，「咬合の安定を図る」といった言葉だけが一人歩きしていると言っても過言ではない．

　その背景として，「下顎位を模索する」，「犬歯ガイドを付与する」，「プロビをつめる」および「咬合の安定を図る」では，咀嚼機能の回復が議論の対象となっていないことにある．これまで，咬合再構成やフルマウスリコンストラクションでは，咀嚼機能の回復は問題視されていなかったのである．

POINT
咬合の回復の主な目的は咀嚼機能の回復であり，咀嚼機能の回復ができてこそ，咬合を回復したと言えるのではないだろうか．

名探偵ナカムラの眼

◆咬合は，咀嚼を営むために備わっている！

2　咀嚼を見直そう！

　咀嚼とは，顎口腔系が食物を咬断，粉砕，臼磨し，唾液と混合後，食塊形成を行い嚥下開始に至るまでの一連の過程である．

　咀嚼の生理的必要性としては[1],
①食物を嚥下しやすく調整する
②食物を臼磨粉砕して消化吸収過程を補助する
③咀嚼によって食物中の異物や有害物を発見し，これらが消化管に入らないよう消化管を保護する
④口腔の衛生を保持する
⑤顎口腔系の血流を促進して代謝を高め，顎口腔系の生理的発育を推進する
⑥味覚を十分に刺激して食物を味わい，唾液や消化液の分泌を反射的に促進する

である[1]．

　また，咀嚼には口腔内や顎口腔系を構成する組織や器官のほとんどが関連している．歯，歯周組織，顎関節を含む顎骨や頭蓋骨，顔面や頭頸部の筋，口唇，口蓋，舌，唾液腺が，口腔内の求心性感覚をもとに中枢神経系，遠心性刺激によって精密かつ高感度にコントロールされており，口腔諸構造の機能が十分に強調し合って，正常な咀嚼機能が成立するのである．したがって，顎口腔系や口腔内の組織や器官の一つでも異常が生じると，咀嚼がもつ意義が損なわれ，咀嚼障害を惹起することになる．

　市岡ら(1970)[2]は，咀嚼の意義には生理的意義とともに，心理的あるいは精神的意義をも考慮しなければならないと指摘している．

　小林(2011)[3]や那須(2012)[4]は，咀嚼・咬合は健康長寿に影響を及ぼし，池邉(2012)[5]は，咀嚼・咬合と健康長寿のレビューにおいて，以下の項目を結論づけている．
①歯数は，健康長寿と関連している
②その関連因子は，口腔機能低下による栄養摂取の変化が考えられる
③歯の喪失にともない，野菜の摂取不足となる
④無歯顎や多数歯欠損では，義歯を使用しないと余命が短くなる可能性がある
⑤義歯の質や口腔機能は，健康長寿と関連するエビデンスがほとんどない

　さらにはこれまでの健康寄与に関する調査や研究は，残存歯数や義歯の使用の有無によるものがほとんどであった．しかし，残存歯数や義歯の使用の有無が咬合や咀嚼という機能を評価する要因としては不十分であるとして，エビデンスを確立するためにも妥当性や信頼性があり，かつ高齢者にも簡便で安全な咀嚼機能評価が必要であると述べている．

POINT

咀嚼は生活するうえで最重要であり，これらの動作は「食事を楽しむ」といった楽しい心情と密接に関係している．咀嚼が何らかの原因で障害されれば，これによって生じた苦悩や心配はけっして軽くはなく，その精神的意義はきわめて大きいであろう．

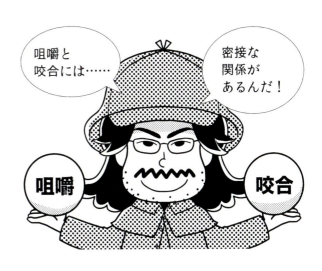

名探偵ナカムラの眼

◆咀嚼の低下は，患者のQOLや健康寿命に影響を与えかねない！

3 補綴歯科治療の目的とは？

クラウンブリッジ補綴学(2014)[6]では，補綴歯科治療の目的が次のように記載されている．歯質の崩壊や歯の喪失が起こると，前歯では食物の咬断が，臼歯では食物の粉砕が障害されて咀嚼能力が低下する．前歯部の歯質の崩壊や喪失は著しい外観不良を招くだけでなく，構音不良を生じさせることにもなる．補綴歯科治療の第一の目的は，補綴装置を装着することにより歯質の崩壊した歯や喪失した歯の形態を回復あるいは改善し，低下した咀嚼機能を向上させ，傷害された外観を回復することにある．

歯質の崩壊や歯の喪失が放置されると，歯周病に罹患した対合歯の挺出や隣接歯の傾斜や移動が生じ，その結果として食片圧入や咬合性外傷が惹起され，う蝕や歯周病のリスクが助長されることになる．第二の目的は，歯列や咬合状態の乱れを未然に予防し，う蝕や歯周病の発生や進行のリスクを減らすことにある．

急激な歯列や咬合の乱れは，顎運動の円滑性に悪影響を及ぼし，場合によっては顎関節や咀嚼筋に障害が生じることがある．第三の目的は，歯列や咬合状態の乱れを未然に予防し，顎口腔系の形態や機能を健全な状態に保全することにある．

補綴歯科治療は，歯の形態や機能の回復だけにとどまらず，顎口腔系および口腔内の保全にも重要な役目を担っている．咬合の回復が，顎口腔系の機能回復と維持をふたたび獲得することになる．

『咀嚼障害・咬合異常1 歯科補綴』(2017)[7]では次のように記載されている．身体に何らかの障害をこうむると，日常生活に支障をきたすことになる．ふたたび日常生活を取り戻すには，治療的訓練リハビリテーションを要する．補綴歯科治療は，見た目の自然観を回復させ，口腔機能の改善や維持させることで，患者の健康を保ち，QOLの維持や向上に寄与する医療であることから，広義でのリハビリテーションである．

POINT
補綴歯科治療によるオーラルリハビリテーションが咀嚼機能を回復，維持させ，健全な食生活が営まれることで，健康の維持増進につながる．

■顎機能障害と咀嚼障害が主訴である症例（the Quintessence 2008；27(9)：101-111 より）[8]

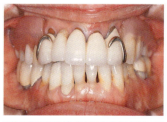
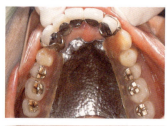
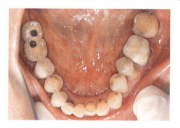
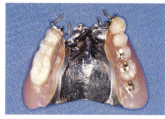
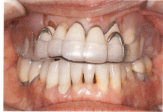

右側顎関節部の疼痛に加え，開口障害や咀嚼障害を併発し，日常生活が困難となっている．インプラント治療も含めた咬合再構成を繰り返すが，残存歯の喪失が止まらない．現在は2つの金属床義歯を使い分け，さらにはスプリント治療を受けるが，症状は悪化してきている．これでは，補綴歯科治療の目的をまったく果たしていない．

名探偵ナカムラの眼

◆補綴歯科治療の第一目的は，咀嚼の回復と維持である！

第3の謎 なぜ，ヒトには咬合が不可欠なのか？

第3の謎を解くカギ

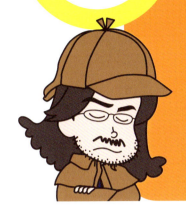

◆咬合は，咀嚼を営むために備わっている！

◆咬合を回復する補綴歯科治療の目的は，咀嚼機能の回復である！

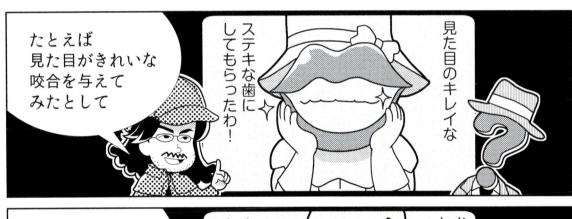

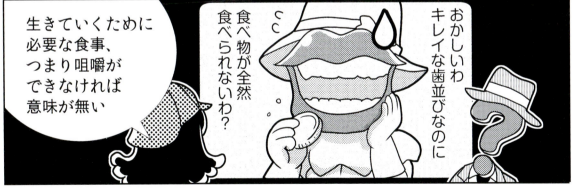

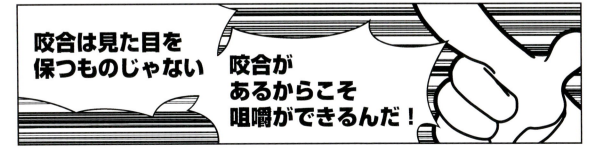

2 咀嚼機能と咬合の関連は？

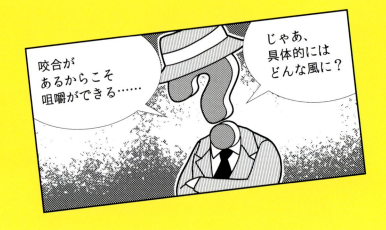

1 咬合接触を確認しよう！

　咬合接触とは，閉口時に生ずる対合する歯の接触である．その主な接触は，真の咬合接触と呼ばれる「咬合接触点」である．中野(1992)[9]は，顎口腔系が円滑に機能を営む要件として，①咬頭嵌合位の位置，②咬頭嵌合位での咬合接触の安定性，③滑走運動を誘導する部位，④滑走運動を誘導する方向，⑤咬合平面・歯列の位置や滑らかさ，の5要素を提唱している．その頻度の多さや咬頭嵌合位の保持，咬合力の支持などの役目から，咬頭嵌合位での咬合接触が要件の最初に挙げられるのも当然であろう．

　側方滑走運動は2種類に大別され，藍ら(1975)[10]は20代ではカスピッドプロテクテッドオクルージョン(14.6％)は少なく，グループファンクションオクルージョン(56.3％)が多く見られたと報告しており，側方滑走運動時の上顎大臼歯では咬合接触は少なく34.1％に見られたに過ぎない．また，前方滑走運動時の大臼歯での咬合接触は，咬合彎曲が強いことやオーバーバイト量が小さくない限りきわめて稀なことである．したがって，大臼歯の約65％は咬頭嵌合位のみでの咬合接触であり，大臼歯での咬合接触が咬頭嵌合位の必然的な前提であることは間違いないであろう．その証左としてKayser(1981)[11]が唱えた大臼歯を必要としない短縮歯列(SDA：Shortened Dental Arch)について，馬場ら(2007)[12]がSDA患者の口腔関連QOLは臼歯部咬合支持の喪失により低下することが明らかであり，その傾向は第一大臼歯の咬合支持を失った場合に顕著であったと指摘している．

POINT
天然歯を模倣して咬合面形態や歯冠形態を形作っても形態だけの模倣であり，咀嚼機能までは模倣できるとは限らない．的確な補綴歯科治療によって咬合接触を回復させることで，咀嚼機能が回復するのである．

名探偵ナカムラの眼

◆大臼歯の咬合接触は，咬頭嵌合位では必然である！

2　咀嚼運動を理解しよう！

　咀嚼運動は，一般的に前頭面からみた咀嚼運動経路を観察することが多い．咬頭嵌合位付近での運動路が咀嚼側範囲内となる，いわゆる肉食動物にみられるような咀嚼運動経路を示すものと，運動路が非咀嚼側範囲まで及ぶ草食動物にみられるような咀嚼運動経路を示すものに大別され，それぞれ，咬断運動を示すチョッピングタイプ（食物を嚙み切る型）と臼磨運動を示すグラインディングタイプ（食物を磨りつぶす型）と呼ばれている[13]．

　それゆえに，チョッピングタイプを欧米人型の咀嚼運動経路と，グラインディングタイプを東洋人型の咀嚼運動経路と区別し，食文化の違いから日本人はグラインディングタイプであるべきといった見解が示されている．しかし，咀嚼運動経路の違いが食文化の違いに現れるとするならば，日本人は欧米食を美味しく食べられず，欧米人は日本食が美味しく食べられないことになる．これでは，日本食を楽しみに訪日外国人が増加していることや和食がユネスコ無形文化遺産に登録されたことなどの整合性がもてない．では，咀嚼運動をどのように理解するべきであろうか．

　咀嚼運動は，食物を切り裂く動作（咬断），細かく嚙み砕く動作（粉砕），磨りつぶす動作（臼磨）に区別されている．これらの動作の組み合わせは，食物の性状や大きさ，料理方法，個人差などによって異なる．一般的に，硬い食物は軟らかい食物と比べて咀嚼運動経路は大きくなり，咬合力も強大となる．また，硬い食物では，グラインディングタイプの出現率も高くなることが明らかとなっている[14]．食物の硬さの違いが咀嚼運動経路の形や大きさに影響を及ぼし，硬い食品になるほどに，その運動路は縦に大きく横に広がりばらつくような様相を呈する．

　西尾ら（1986）[15]は，80名の被験者（20歳代）において，チョッピングタイプの咀嚼運動経路を示すグループ（15名）ではカスピッドプロテクテッドオクルージョン（83％）が多く，グラインディングタイプを示すグループ（10名）ではグループファンクショ

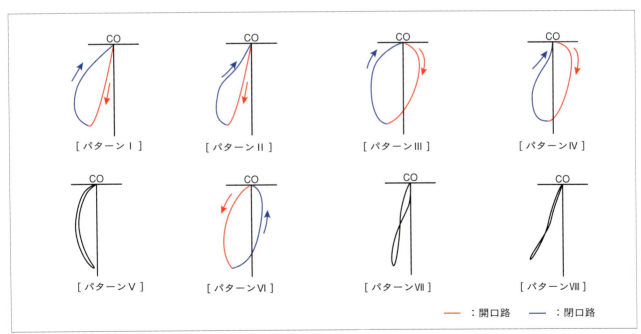

《パターンⅠ》咬頭嵌合位から作業側へ開口し，その後咬頭嵌合位へ閉口して咬頭嵌合位付近の閉口路が直線あるいはconvexを呈するもの．《パターンⅡ》咬頭嵌合位から作業側に開口し，その後咬頭嵌合位へ閉口するが，咬頭嵌合位付近の閉口路がconcaveを呈するもの．《パターンⅢ》咬頭嵌合位から非作業側へ開口後に作業側へ，その後咬頭嵌合位へ閉口するが，咬頭嵌合位付近の閉口路が直線あるいはconvexを呈するもの．《パターンⅣ》咬頭嵌合位から非作業側へ開口後に作業側へ，その後咬頭嵌合位へ閉口するが，咬頭嵌合位付近の閉口路がconcaveを呈するもの．《パターンⅤ》咬頭嵌合位から作業側へconvexを呈して開口し，その後開口路に準じて閉口するもの．《パターンⅥ》開口路が閉口路より作業側にあり，通常とは逆パターンを呈するもの．《パターンⅦ》開閉口路が交差するもの．《パターンⅧ》開閉口路が線状であるもの（P190を参照）．

ンオクルージョン（75%）が多かったと報告している．しかし，80名すべての被験者がチョッピングタイプやグラインディングタイプに区別できず，それ以外の55名はそのどちらにも判定しがたい中間的な咀嚼運動経路や，咬合異常に由来すると考えられる異質な咀嚼運動経路を示したと述べている．

秋山ら（1991）[16]は，78名の健常者（平均23.7歳）におけるガム咀嚼時の前頭面での切歯点の咀嚼運動経路パターンを観察したところ，チョッピングタイプで咬頭嵌合位付近の閉口路がconvexを呈するパターンⅠ，チョッピングタイプで咬頭嵌合位付近の閉口路がconcaveを呈するパターンⅡ，グラインディングタイプで咬頭嵌合位付近の閉口路がconvexを呈するパターンⅢ，グラインディングタイプで咬頭嵌合位付近の閉口路がconcaveを呈するパターンⅣ，咀嚼側へconvexに開口し，開口路に準じて閉口路を呈するパターンⅤ，開口路が閉口路より咀嚼側に呈するパターンⅥ，開閉口路が交叉を呈するパターンⅦ，開閉口路が線状を呈するパターンⅧの8パターンに分類している．主咀嚼側での咀嚼運動経路パターンは，パターンⅠがもっとも多く，次いでパターンⅢで，非主咀嚼側での咀嚼運動経路パターンは，パターンⅠがもっとも多く，次いでパターンⅢ，Ⅱで，自由咀嚼における咀嚼運動経路パターンは，パターンⅠがもっとも多く，次いでパターンⅢであった．健常者の咀嚼運動経路パターンは，パターンⅠ，Ⅲが代表的なパターンであると報告している．雲野ら（2005）[17]は，65名の健常者（平均25.8歳）におけるグミゼリー咀嚼時の咀嚼運動経路を観察したところ，パターンⅠからパターンⅧの8パターンに分類でき，発現率はパターンⅠが48.5%でもっとも高く，次いでパターンⅢは23.1%と，秋山らの報告と一致していたと報告している．

したがって，日本人の健常者であっても，咀嚼運動経路がグラインディングタイプであるとは限らず，一概に臼磨運動を示すグラインディングタイプが正常な咀嚼運動であるとは言えない．

POINT
咀嚼運動は食物の性状，咬合様式，咀嚼側などが複雑に関わり合っており，その咀嚼運動経路の形だけで咀嚼運動を評価することは無理があると言わざるを得ない．

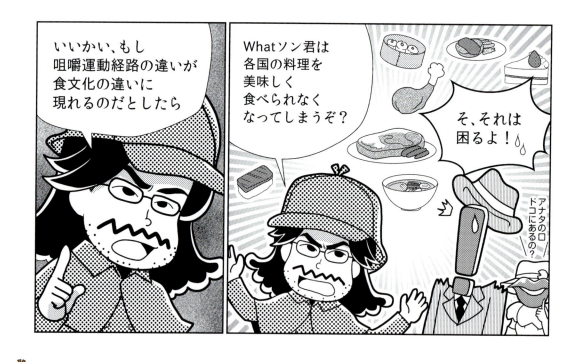

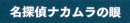

◆健常者の咀嚼運動であっても，定形型があるとは限らない！

3 臼磨運動を見極めよう！

　臼磨運動は，草食動物で著明にみられ，肉食動物ではまったくみられない．その結果，草食動物の咬合面形態は平坦型を，肉食動物は尖頭型を呈する[13]．

　尖頭型を有するヒトは，側方旋回運動する咀嚼運動閉口路において咬頭嵌合位手前から咬合接触滑走させ，咬頭嵌合位を通過して，開口路において咬合接触滑走させながら開口し，食物を磨り潰していると考えられている．そのため，空口時の側方滑走運動時の咬合接触は咀嚼運動と密接な関係にあり，側方滑走運動を咀嚼運動と協調させることで円滑に咀嚼できるとされている[18]．

　しかし，臼磨運動の定義はなく，最近の歯科補綴学でもほとんど論じられていない．では，臼磨運動をどのように理解するべきであろうか．

　Zsigmondy(1912)[19]は，前頭面における咀嚼運動経路を開口相，閉口相，咬合相に分類することを唱えた（咀嚼第Ⅲ相説）．Gysi(1929)[20]は，そのまま咬頭嵌合位に戻るのではなく，閉口相における側方位で咬合接触が生じ，咬合接触滑走が起こるとした，いわゆる臼磨運動のモデルを唱えた（咀嚼第Ⅳ相説）．中沢(1939)[21]は，線維性食品などの咀嚼時には開口相において咬頭嵌合位から反対側への咬合接触滑走によって側方旋回運動が広がり，臼磨運動は増強されると唱えた（咀嚼第Ⅴ相説）．

　Hildebrand(1931)[22]は，咬耗によって生じる臼歯部の咬合小面，咬頭傾斜が咀嚼運動経路に無関係であることを指摘し，古川(1944)[23]もHildebrandと同様の結果を報告している．Jankelsonら(1952)[24]は，常に食物が上下顎歯列間に介在することから，咬合接触はいっさい発現しないとしたが，その後には咀嚼運動路の終末において咬頭嵌合位付近で咬合接触があると改定している．

　藍(1962)[25]は，咬頭嵌合位付近での咀嚼運動経路と空口時の側方滑走運動径路とが0.7mm以下ときわめて近接しているとし，咀嚼運動は咬合小面の傾斜度に影響を受けると述べている．大久保ら(1992)[26]は咀嚼運動経路が側方滑走運動経路とは少し異なる経路であったと報告している．三好(2002)[27]や服部(2013)[28]は，咀嚼第Ⅳ相であっても咬合接触滑走は認められず，近接しながら通過すると述べている．

　中村ら(2015)[29]は，咀嚼障害を有さない被験者では食品性状（食品の硬さ）の違いにかかわらず，咀嚼運動路の終末位は咀嚼開始から咀嚼終了まで毎回咬頭嵌合位に到達していたことを報告している．冨田ら(2015)[30]は，患者80名（20〜68歳），左右160側の水平面からみた咀嚼運動経路と側方滑走運動経路を観察したところ，同一軌跡はわずか11側（6.9%）にしか認められなかったと報告している．

　以上のことから，第Ⅳ相と第Ⅴ相ではきわめて近接した接触関係で咬合接触滑走はせず，第Ⅲ相（咬頭嵌合位）で咬合接触する咀嚼運動が，咀嚼後期において，粉砕された食物を磨りつぶす動作（例：碾き臼）として臼磨運動に該当すると考えるのが妥当であろう．

　咬合接触には，真の咬合接触である「咬合接触点」ときわめて近接した接触関係にある「咬合近接域」の2種類の咬合接触関係が存在し，その組み合わせが咬合面形態を形作っていると考えると理解しやすいのではないだろうか．

POINT

きわめて近接した接触関係にある部位「咬合近接域」が，臼磨運動に大きな役割を果たしていると考察できよう．

名探偵ナカムラの眼

◆臼磨運動は，概して咬合接触滑走をしない！

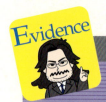

水平面観における咀嚼運動路・側方滑走運動路の軌跡

補綴誌 2015；7・124回特別号：267[30] より

> ▶目的
> 前頭面上では，咬頭嵌合位付近の咀嚼運動路が側方滑走運動路と重なってみえるため，滑走運動が咀嚼運動に影響を及ぼすと言われている．80名（左右160側）の水平面における咀嚼運動路と側方滑走運動路の関係を調査した．
>
> ▶結果と考察
> 1．重なる軌跡を示したのは，11側（6.9％）であった．
> 2．前方位に位置する側方滑走運動路（M型）は121側（75.6％）で，うち重なる軌跡は8側（5.0％）であった．
> 3．後方位の位置する側方滑走運動路（D型）は39側（24.4％）で，うち重なる軌跡は3側（1.9％）であった．
> 以上の結果から，咀嚼運動時に歯によって規定される滑走運動路と同じ軌跡をたどる症例は少数であることがわかった．

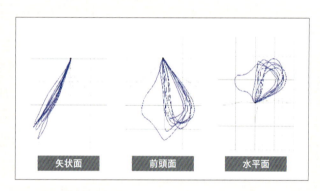

デジタル式顎運動計測装置（ARUCSdigma Ⅱ，KaVo 社製）にて計測したデータを総合プログラム（KaVo integrated Desktop，KaVo 社製）にて示す．

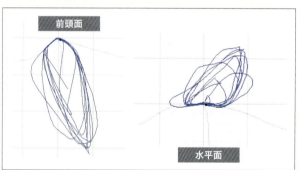

グレー色の軌跡が滑走運動路を示す．ブルー色の軌跡が咀嚼運動路を示す．左咀嚼において前頭面だけでなく，水平面でも重なる軌跡が認められる．前方位に位置する滑走運動路でも重なる軌跡が存在している．

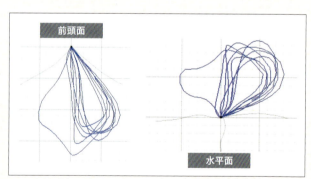

左咀嚼において前頭面だけでなく，水平面でも重ならない軌跡が認められる．後方位に位置する滑走運動路でも重ならない軌跡が存在している．

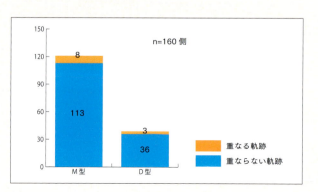

M型，D型での重なる軌跡の割合．どちらにも重なる軌跡が少数であることがわかる．

4 歯の機能を再考しよう！

ヒトの歯は，噛み切ること(剪断)，噛み砕くこと(粉砕)，磨りつぶすこと(臼磨)の働きを担っている．歯の形は存在する部位や機能によって異なり，切歯・犬歯・小臼歯・大臼歯の4つの歯種に区別される．これを異形歯性(heterodonty)という[13]．長い進化のなかで，この異形歯性を獲得したことはヒトの機能に適する形態や大きさに都合よく分化したことを意味する．

歯は，進化にともなって形態や構造を変化させるが，その速度は他の器官と比較してゆるやかでありしかも規則的である．発育は顎骨の内部で起こり，萌出前には完了することから，発生過程中に外界からの影響をほとんど受けない．したがって，遺伝子の影響を強く受け，環境に対して独立性を保っている[31]．日本人では第三大臼歯は上下顎とももっとも退化傾向が強く，将来消失するであろうと考えられているが，中原(2003)[32]はすべての第三大臼歯の萌出率が1％になるのは約8500年後に，完全に消失するのは少なくとも10000年後になると述べている．ヒトの歯は，生命維持のために咀嚼機能を担っている大切な器官であり，人類の長い年月のなかでも大きな変化を示さないことがわかるであろう．

チョッピングタイプを欧米人型の咀嚼運動経路と，グラインディングタイプを東洋人型の咀嚼運動経路と区別し，食文化の違いから日本人はグラインディングタイプであるべきといった見解がみられる．これをもとに，最近の欧米化した食生活で顎顔面口腔に歪みが生じるとした説やグラインディングタイプの咀嚼運動路が日本人の正常咬合であるとした説などが散見される．果たして，日本人(モンゴロイド人種：黄色人種)の食生活に適した特有の咬合が存在するのであろうか．

また，ヒトの顔貌にもそれぞれ特徴があるように各歯の形態や大きさにも個人差がある．Hanihara(1967)[33]は，上顎中切歯100歯を観察したところ，大きさ，歯冠幅径比，色調などの特徴には相当な差異がみられたと述べている．術者が理想的とする形態や大きさを付与する前歯審美修復では，本当に咀嚼は回復しているのであろうか．

POINT

ヒトの咀嚼に適した進化とは，歯の種類(歯種)とその排列順序である．その形態や大きさには著しく個人差はあるが，切歯・犬歯・小臼歯・大臼歯の4つの歯種に区別され，その排列順序も中切歯・側切歯・犬歯・第一小臼歯・第二小臼歯・第一大臼歯・第二大臼歯である．そして，咀嚼時に各歯がそれぞれ咬合することで，その機能が発揮される．

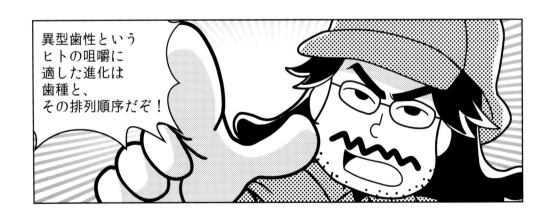

名探偵ナカムラの眼

◆ヒトの歯は，ヒトの咀嚼に適する歯種と排列順序に進化している！

（1）切歯

　切歯は，食物を嚙み切る（剪断）機能を備えている．これを咬断という．発語や表情にも重要な役割を担っており，言葉を話す，表情を表すというコミュニケーションとしての機能を担っている．下顎切歯は，上顎切歯と相まって以下の役割を果たしている[34]．
①食物を捕食し，ハサミのように嚙み切る
②明確に発音する
③口唇を支え，審美的外観を保つ一助となる
④下顎切歯の切縁を上顎切歯の舌側面に合わせることで，閉口時において咬頭嵌合位直前に下顎を後方に誘導する

　すべての歯冠の形態には，4つの側面と，前歯は食物を嚙み切る切縁，臼歯は咀嚼する咬合面の5つの歯面を有するが，犬歯は咀嚼に直接関与しないため，5つ目の歯面を有さない．

　切歯の特徴に，上顎中切歯では唇側面の近遠心縁に発達した隆線があり，隆線の間が深く陥凹する切歯を複シャベル型切歯といい，上顎切歯では舌側面の近遠心辺縁隆線の発達し，舌側面窩が深い切歯をシャベル型切歯という．シャベル型切歯や複シャベル型切歯の出現頻度には人種差が認められ，いずれの特徴も日本人を含むモンゴロイド人種（黄色人種）に高く，コーカソイド人種（白色人種）やニグロイド人種（黒色人種）では低い[35]．したがって，日本人のシャベル型切歯は嚙み切りやすい特徴を有し，かぶりつく箸の日本食文化と合致する．また，欧米人は主にナイフとフォークの食生活であり，エチケットとして食物にかぶりつかないのも合致することはたいへん興味深い話であろう．

　切歯で咬断する咬合位を咬断位という．咬断は咬断位から咬頭嵌合位に到達する際に，下顎切歯の唇側切縁面と上顎切歯の切縁結節舌側面から舌側面隆線がハサミのように合わさり，食物を嚙み切る行為である．中切歯の歯根膜は機械的刺激の感受性がもっとも高く[36]，さらに唇側歯根膜の歯冠側1/2では根尖側と同様に神経束が集中し[37]，唇側に対して直交0.5〜0.6g程度の加重であっても感知でき[38]，咬合力をコントロールする機構を備えており，咬断によって上顎切歯に咬合性外傷が惹起しないようになっている．

　長年の咬断によって，下顎切歯の唇側切縁斜面と上顎切歯の切縁結節舌側面に咬合小面がみられるようになる．

POINT

切歯の補綴歯科治療では，下顎切歯の唇側切縁面と上顎切歯の切縁結節舌側面から舌側面隆線にかけて，ハサミの関係（咬断）が成り立つようにオーバーバイトおよびオーバージェットを歯軸に合わせて調整あるいは設定する必要がある．

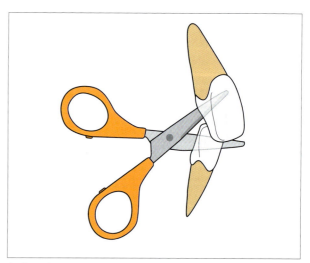

切歯で咬断する咬合位を咬断位といい，咬断は習慣性咬断位から咬頭嵌合位に到達する際に，下顎切歯の唇側切縁面が上顎切歯の切縁結節舌側面から舌側面隆線とハサミのように合わさり，食物を嚙み切る行為である．

名探偵ナカムラの眼

◆切歯は，咬断を担っている！

(2) 犬歯

　犬歯は，安静時では口角に位置し，切歯と臼歯の隅角部に存在していることから隅角歯とも呼ばれる．また，歯冠切縁の中央部が三角錐状に突出して尖頭を形成していることから尖頭歯(カスピッド)とも呼ばれることもある．犬歯は，以下の役割を果たしている[34]．
① 口唇と顔面の筋肉を支える
② 食物を切り裂いたり，突き刺したりする
③ 犬歯誘導により，臼歯部を側方力から保護する

　犬歯の特徴に，もっとも全長が長く，歯冠は隣接歯よりも高位に突出し，歯根も他歯と比べて深く顎骨に埋入していることが挙げられる．この事実をもとに，臼歯を離開させる犬歯誘導咬合(カスピッドプロテクテッドオクルージョン)が理想的な咬合様式とされている[39]．

　犬歯誘導咬合は，D'Amico(1958)[40]が，すべての症例において上顎犬歯が下顎運動を誘導し，臼歯部が咬頭嵌合位に達するまで犬歯以外は接触しないと提唱したが，のちに垂直的な咀嚼運動経路で，下顎運動が上顎犬歯の舌面形態に調和する症例のみ適応であると改定している．

　藍ら(1975)[10]は，144名の天然歯を有する顎機能正常者(20歳代)の側方咬合位での咬合接触を観察し，犬歯誘導咬合の比率(14.6%)が少なく，グループファンクションオクルージョンの比率(56.3%)が多いことを報告している．西尾(1988)[41]は，グループファンクションオクルージョンを有する被験者を犬歯誘導咬合に変更したところ，咀嚼運動経路はグラインディングタイプからチョッピングタイプに変化したが，原状回復するとグラインディングタイプに復帰した．また，犬歯誘導咬合を有する被験者を，グループファンクションオクルージョンに変更したところ，側方運動展開角が増加するとチョッピングタイプからグラインディングタイプに変化したと報告している．

　また，江田(1982)[42]は，犬歯誘導咬合で平均4.0mm，グループファンクションオクルージョンで平均2.2mmと垂直被蓋量に有意な差があったと報告している．この差は，下顎犬歯尖頭の位置に起因するもので，上顎犬歯尖頭の位置には関係がないと述べている．

　上顎犬歯の舌側面は，切歯のようにシャベル型ではなく，尖頭から棘突起までストレートな形態を呈する．また，上顎犬歯の尖頭舌側面に菱形の咬合小面が，下顎犬歯の尖頭とその両側の切縁隆線に咬合小面が見られることが多い．

　したがって，犬歯誘導咬合は，側方滑走運動において臼歯を離開させるのではなく，咬頭嵌合位付近の閉口路がconvexを呈する咀嚼運動を誘導している咬合様式であると考えたほうが妥当であろう．

POINT

犬歯は，臼歯部を側方力から保護するではなく，下顎犬歯の位置による被蓋関係と上顎犬歯の舌側面によって咀嚼運動路の経路をコントロールしていると考えられる．

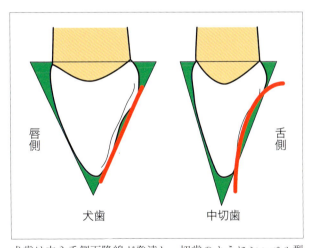

犬歯は中心舌側面隆線が発達し，切歯のようにシャベル型を呈さない．上顎犬歯の咬合小面は切縁隆線と舌側面の境であり，中心舌側面隆線にはみられないことから，犬歯ガイドによる側方滑走運動は考えにくい．

名探偵ナカムラの眼

◆犬歯は，咀嚼運動路の制御を担っていると考えられる！

（3）小臼歯

　小臼歯は，隣接する犬歯と大きく異なり，頬側と舌側の咬頭によって固有咬合面を形成する．舌側咬頭は犬歯の基底結節が発達したと考えられており，犬歯と小臼歯の違いは量的であり，質的な差はない（相同）．舌側咬頭の発達が悪い下顎小臼歯は，犬歯に類似している（犬歯化）．小西（1988）[43]は，形態形成の成り立ちはまったく異なり，第二小臼歯は臼歯化しているのに対し，第一小臼歯は切断形であると述べている．小臼歯は，以下の役割を果たしている[34]．

①食物を噛み砕く
②顔面の咬合高径（鼻から顎までの範囲）を保持する
③犬歯が食片を切るのを補助する
④全小臼歯で口角と頬を支え，下垂するのを防ぐ

　小臼歯の特徴に，隣接面からみると，上顎では歯冠軸と歯根軸が一直線であるが，下顎では歯冠軸が歯頸部にて歯根軸より舌側に大きく傾斜している．下顎頬側咬頭外斜面は広く，頬側咬頭は上顎中心溝に嵌合しやすくなり，咬合に適応した形態となっている．上顎第一小臼歯の近心辺縁隆線部には，辺縁溝（横副溝）と頬側副溝で囲まれた介在結節（辺縁結節）と呼ばれる小さい結節が存在する．この介在結節は近心辺縁隆線の一部が独立して一つの結節になったと見なすべきもので，近心部での頻度が高い．上顎第二小臼歯では，介在結節は遠心部での頻度が高い．また，上顎第一，第二小臼歯の舌側咬頭頂はともに近心傾斜しており，下顎第一小臼歯の頬側咬頭頂は，第二小臼歯と比べて鋭く高い．

　支持咬頭（supporting cusp）である上顎第一，第二小臼歯の舌側咬頭頂と下顎第一，第二小臼歯の頬側咬頭頂は，それぞれ対合する近遠心の辺縁隆線中央部との咬合支持により，前後的に咬頭嵌合位を保持している．上顎第一，第二小臼歯の舌側咬頭頂が近心傾斜することで，歯の大きさの違いによる前後的な咬合支持を補正している．また，鋭く尖った下顎第一小臼歯の頬側咬頭頂は，上顎第一小臼歯の介在結節と咬合支持し，咬合支持域を確保している．著しい介在結節の発達が逆彎曲徴を生み出していると考えられる．さらには，咬合力が強い下顎第一大臼歯の近心頬側咬頭頂に対合する上顎第二小臼歯遠心部に介在結節が存在していることも興味深いであろう．

　したがって，Mohlら（1988）[44]が述べるように形態形成の成り立ちが異なる小臼歯の支持咬頭4咬頭が，それぞれ対合する辺縁隆線中央部に，さらには支持咬頭の近遠心の咬頭隆線部が相対する辺縁隆線に咬合支持を確保することで，前後的に咬頭嵌合位を保持する機能を担っていると考えられる．

POINT

小臼歯は，上下4歯の支持咬頭が機能することで，咬頭嵌合位を前後的に保持している．

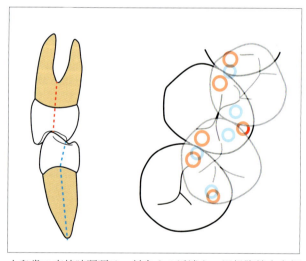

小臼歯の支持咬頭頂は，対向する近遠心の辺縁隆線中央部に咬合している．上顎の舌側咬頭頂が近心傾斜し，下顎の歯冠部歯軸が舌側傾斜することで，上下の歯の大きさを補正し，前後的な咬合支持を保っている．

名探偵ナカムラの眼

◆小臼歯は，前後的な咬頭嵌合位の保持を担っている！

（4）大臼歯

大臼歯は，多咬頭歯であり，咬頭が増すことによって咬合面の面積は拡大する．粉砕や臼磨の能力は咀嚼時に接触する面積と比例することから，大臼歯の咀嚼能力は高い．第一大臼歯が欠如するだけで咀嚼能力の約20％が損なわれる[13]．大臼歯は，以下の機能を果たしている[34]．

① 食物の咀嚼（噛んで磨り潰す）に大きな役割を果たす
② 顔面の咬合高径（鼻から顎までの範囲）を保持する
③ 歯列弓の連続性を保つことにより，他歯の正常な配置を保持する
④ 頬を支えることにより頬が下垂するのを防ぎ，容貌を維持する

大臼歯の特徴に，頬側面からみると，上顎では歯冠は歯根中央に位置し，根幹が長く，下顎では歯冠が歯根の遠心側に傾斜し，根幹が短くなっている．

隣接面からみると，上顎では歯冠は歯根中央に位置するが，下顎は歯根の舌側に傾斜している．咀嚼運動路の閉口路を考慮すれば，下顎大臼歯が咬頭嵌合位に到達する際に，上顎大臼歯と均衡に接触する形態となっていることが理解できよう．

1）第一大臼歯

第一大臼歯の特徴に，上下顎で解剖学的形態が大きく異なることが挙げられる．上顎が4咬頭に対して下顎が5咬頭であり，それにともなって咬合面概形も異なる．歯根数も上顎が3根と下顎が2根であり，それにともなって歯根形態も異なっている．しかし，上顎の咬頭数は4咬頭（97％），3咬頭（3％），歯根数は3根（100％）である．下顎の咬頭数は5咬頭（100％），歯根数は2根（80％），3根（20％），1根（0％）であり，第一大臼歯の歯冠および歯根の形態はきわめて規則性が保たれている[45]．

第一大臼歯の歯胚形成は胎生3.5～4か月ともっとも早く形成され[46]，加えて一生歯性（加生歯）であることから萌出位置が顎骨の発達などの後天的な影響をほとんど受けず，先天的に咬合関係が決定していると言っても過言ではない．

第一大臼歯の咬頭は，食物を破砕，粉砕する機能咬頭と機能咬頭を被覆して頬粘膜や舌を保護し，食物を咬合面に保持する非機能咬頭に大別される．機能咬頭は上顎では舌側咬頭，下顎では頬側咬頭であり，非機能咬頭は上顎では対向する頬側咬頭，下顎では舌側咬頭である．上下に相対する機能咬頭と非機能咬頭が相互的に機能することで咀嚼が可能となる．ナイフとフォークの関係に例えるなら，機能咬頭はナイフ，非機能咬頭はフォークであり，双方がうまく機能してこそ食物が粉砕される．それゆえ，非機能咬頭は食物を咬合面に押さえ込むために，機能咬頭に比べて咬頭が鋭い形態となっている[47]．

長谷川（1988）[48]は，上顎第一大臼歯の機能咬頭を削除すると，被験者の感想は噛みにくいと訴え，歯の変位様相が2パターンを示し，咀嚼が不安定になることを明らかとしている．また，非機能咬頭を削除すると，歯の変位様相が著しくなり，側方への変位量が大きいことから，非機能咬頭は歯の側方への変位量を制限する機能があることが示されている．機能咬頭と非機能咬頭とも削除すると，不安定な偏位経路を示し，変位様相の不安定さは咬頭嵌合位の安定の問題とともに，咬頭そのものの存在の重要性が強調されたと述べている．

POINT

食物を破砕，粉砕する機能咬頭と機能咬頭を被覆して頬粘膜や舌を保護し，食物を咬合面に保持する非機能咬頭を有する第一大臼歯は，上下顎とも咬合面形態は定型であり，先天的に咬合関係も確定しており，咀嚼機能の中心を担っている証左であろう．

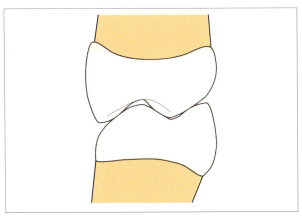

一生歯性である第一大臼歯だからこその咬合関係である．

2）第二大臼歯

　第二大臼歯の特徴に，上顎は全長・冠長・冠幅・冠厚・根長のすべての項目において第一大臼歯より短く，咬頭数は4咬頭（90%），3咬頭（10%）と3咬頭傾向がみられ，そのほとんどが遠心舌側咬頭の消失である．歯根数は3根（64%），2根（20%），1根（16%）であった．下顎は全長・冠長・冠厚・根長の項目において第一大臼歯より短いが，冠幅だけはわずかに長い．咬頭数は5咬頭（3.8%），4咬頭（96.2%）とそのほとんどに4咬頭傾向がみられ，遠心咬頭が消失している．歯根数は3根（0%），2根（70%），1根（30%）であった．第二大臼歯は第一大臼歯に比べて小さく，咬頭数や歯根数も減少傾向にある[45]．とくに，歯根数の減少が著しく，それにともなって歯根膜の表面積の減少もみられる．

　第二大臼歯の歯胚形成は生後8.5〜9か月ともっとも遅く形成されるが[46]，成長期前の形成であり，一生歯性（加生歯）でもあることから，萌出位置が顎骨の発達などの後天的な影響を受けず，先天的に咬合関係が決定していると言っても過言ではない．

　しかし，形態が酷似している大臼歯同士であるものの，歯胚形成時期や萌出時期が初期と末期であることから，第二大臼歯は第一大臼歯とは別種の役割を担っていると考えたほうが自然ではないだろうか．

　Steinhardt（1951）[49]は，大臼歯部と小臼歯部に確固たる咬合接触が存在していれば，咬合高径は維持され，顎口腔系は生体静力学的に平衡が保たれるとし，咬合支持域と名付けた．咬合支持域を確保することで，歯周組織，咀嚼筋，顎関節にかかる負荷を最小とし，顎口腔系を安定な状態に保ち，咀嚼などの顎機能を回復，維持すると述べている．Eichner（1955）[50]は，咬合支持域を左右側の大臼歯群と小臼歯群の4部位に区分し，欠損様式に応じた3クラスに分類している．そのなかで，咬合支持域での確実な咬合接触が，咬頭嵌合位の保持，安定性に影響を及ぼすことから，第二大臼歯が咬合支持域にとってきわめて重要であると述べている．

　また，側方旋回運動する咀嚼運動では，食品の性状（テクスチャープロファイル）によっては咀嚼運動経路が横に拡がり，さらには経路の安定性を失うことがある．第二大臼歯では，支持咬頭となる上顎近心舌側咬頭および下顎遠心頰側咬頭が，中心窩に嵌合し，咬合支持を得ている．このとき，上顎では下顎遠心頰側咬頭が嵌合する際に，遠心頰側咬頭内斜面と近心舌側咬頭内斜面が左右的なガイドとして機能している．下顎では上顎近心舌側咬頭が嵌合する際に，遠心舌側咬頭内斜面と中心咬合面隆線，遠心頰側咬頭内斜面が左右的なガイドとして機能している．したがって，第二大臼歯が左右的にばらつく咀嚼運動路においても，犬歯とともに終末位を咬頭嵌合位に誘導していると考えられるであろう．

POINT
第二大臼歯は，支持咬頭頂が辺縁隆線中央部との咬合接触だけでなく，支持咬頭が中央窩に嵌合することで，咬合支持の確保と，犬歯とともに咬頭嵌合位を左右的に保持している．

　第二大臼歯も，第一大臼歯とともに食物の粉砕，臼磨を営んでいる．

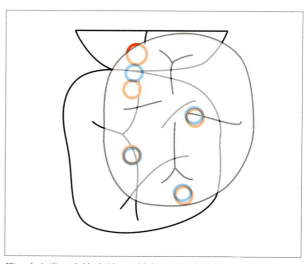

第二大臼歯の支持咬頭は，対向する中央窩に嵌合している．一生歯性である第二大臼歯にとって必然的かつ不変的な咬合関係であり，左右的な咬合支持を保っている．

名探偵ナカムラの眼

◆第二大臼歯は，左右的な咬頭嵌合位の保持を担っている！

第3の謎を解くカギ

◆ 歯種とその咬合関係は，咀嚼を営むために備わっている！

◆ グラインディングタイプの咀嚼運動路が，日本人に最適とは限らない！

◆ 咬合接触滑走している臼磨運動は，ほとんどみられない！

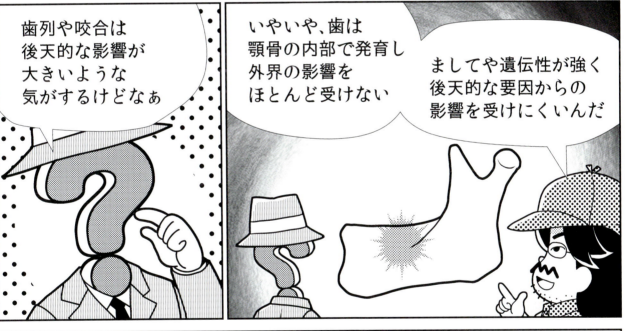

- 歯列や咬合は後天的な影響が大きいような気がするけどなぁ
- いやいや、歯は顎骨の内部で発育し外界の影響をほとんど受けない
- ましてや遺伝性が強く後天的な要因からの影響を受けにくいんだ

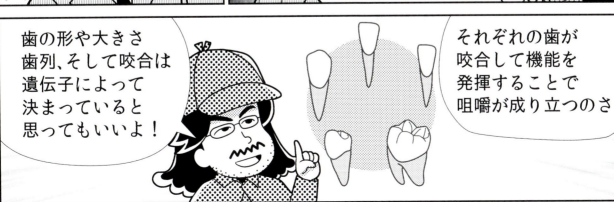

- 歯の形や大きさ歯列、そして咬合は遺伝子によって決まっていると思ってもいいよ！
- それぞれの歯が咬合して機能を発揮することで咀嚼が成り立つのさ

参考文献

1. 河村洋二郎．歯科学生のための口腔生理学．京都：永末書店，1973．
2. 市岡正道，斉藤忠義，河村洋二郎，覚道幸男，坂田三弥．最新歯学生理学．東京：医歯薬出版，1970；413-433．
3. 小林義典．咬合・咀嚼が創る健康長寿．補綴誌 2011；3：189-219．
4. 那須郁夫．咀嚼能力の向上は健康余命を延伸する．補綴誌 2012；4：380-387．
5. 池邉一典．咬合・咀嚼は健康長寿にどのように貢献しているのか－文献レビューを中心に－．補綴誌 2012；4：388-396．
6. 矢谷博文，三浦宏之，細川隆司，小川匠．クラウンブリッジ補綴学 第5版．東京：医歯薬出版，2014．
7. 全国歯科衛生士教育協議会・監修．最新歯科衛生士教本 咀嚼障害・咬合異常1 歯科補綴．東京：医歯薬出版，2017．
8. 中村健太郎．human based occlusion －患者本位の咬合を求めて－．第9回 診査・診断！(後編)．the Quintessence 2008；27(9)：101-111．
9. 中野雅徳．咬合接触関係．In：藍稔，他・編．口腔診断学．東京：デンタルダイヤモンド社，1992；354-364．
10. 藍稔，他．顎口腔系の形態，機能に関する臨床的調査．第2報 咬合について．補綴誌 1975；19(3)：385-390．
11. Kayser AF. Shortened dental arches and oral function. J Oral Rehabil 1981；8：457-462.
12. 馬場一美，五十嵐順正．SDA患者における臼歯咬合支持の喪失と口腔関連 QoL との関係．補綴誌 2007；51：717-725．
13. 前田健康．基礎から学ぶ歯の解剖．東京：医歯薬出版，2015．
14. 平場勝成．咀嚼リズム．In：長谷川成男，坂東永一・編．臨床咬合学事典．東京：医歯薬出版，1997；104-105．
15. 西尾公一，他．咀嚼運動に関する臨床的研究－咬合様式との関連について－．補綴誌 1986；30：806-816．
16. 秋山仁志，志賀博，小林義典．咀嚼運動の機能的分析－正常者における前頭面でみた切歯点の経路のパターン－．補綴誌 1991；35：609-621．
17. 雲野美香，志賀博，小林義典．グミゼリー咀嚼時の運動経路のパターンと咀嚼能率との関係．補綴誌 2005；49：65-73．
18. 加藤佳奈子，他．咀嚼運動経路と側方限界滑走運動経路の一致性について．補綴誌 1998；42：369-373．
19. Zsigmondy O. Uber die Bewegungen des Unterkiefers beim Kauakt. Osterr Z Stomat 1912；10：175.
20. Gysi A. Handbuch der Zahnheilkunde. IV. Berlin：Urban und Schwarzenbergm, 1929：1-171.
21. 中沢勇．下顎運動の補綴学的研究．有歯顎の運動．口病誌 1939；13(2)：81-98．
22. Hildebrand GY. Studies in the Masticatory Movement of the Human Lower Jaw. Scand Arch Physio 1931；Suppl 61.
23. 古川清博．咀嚼時に於ける上下運動について．歯科学雑誌 1944；1(3)：147-155．
24. Jankelson B, Hoffman GM, Hendron JA Jr. The physiology of the stomatognathic system. J Am Dent Assoc 1952；46(4)：375-386.
25. 藍稔．切歯点部における咀嚼運動の分析．補綴誌 1962；6(2)：141-177．
26. 大久保由紀子，板東永一．昨日運動時の咬合接触とクリアランス．補綴誌 1992；36：746-760．
27. 三好礼子．内外および近遠心方向から6分類した臼歯部咬合小面の咀嚼運動時の咬合接触．補綴誌 2002；46：203-212．
28. 服部佳功．咬合の形態と口腔機能の調和．補綴誌 2013；5：14-18．
29. 中村健太郎，他．ARCUSdigma Ⅱ による咀嚼終末位の評価．補綴誌 2015；7・124回特別号：142．
30. 冨田真一，中村健太郎，他．水平面観における咀嚼運動路・側方滑走運動路の軌跡．補綴誌 2015；7・124回特別号：267．
31. 近藤信太郎，中村雅典，松野昌展．歯の解剖学 第2版．東京：わかば出版，2017．
32. 中原泉．歯の人類学．東京：医歯薬出版，2003．
33. Hanihara K. Racial characteristics in the dentition. J Dent Res 1967；46：923-926.
34. 前田健康・監修．ウォールフェルの歯科解剖学図鑑 最新第8版．東京：ガイアブックス，2014．
35. 近藤信太郎，中村雅典，松野昌展・編著，影山幾男，吉村建，野中直子・著．歯の解剖学 第2版．東京：わかば出版，2016．
36. Kawamura Y, et al. A study on topgnosis of human tooth. J Osaka Univ Dent 1967；7：1-5.
37. Ten Cate AR・著．川崎堅三，他・訳．Ten Cate 口腔組織学 第5版．東京：医歯薬出版，2001．
38. 杉村忠敬・編．口腔生理学概説－生体の仕組みと働き－．東京：学研書院，2007．
39. 保母須弥也・編．新編咬合学事典．東京：クインテッセンス出版，1998．
40. D'Amico A. The canine teeth, Normal functional relation of the natural teeth of man. J South Calif Dent Assoc 1958；26：1-7.
41. 西尾公一．咀嚼運動における咬合様式の機能的意義に関する臨床的研究．阪大歯学誌 1998；33(1)：267-300．
42. 江田博幸．矢状面における上下顎犬歯尖頭および臼歯各咬頭頂の位置関係について－3次元座標測定器による研究－．歯学 1982；70：36-56．
43. 小西道雄．日本人の下顎小臼歯の形態学的研究．東北大歯誌 1988；7：129．
44. Mohl ND, Zarb GA, Carlsson GE, Rugh JD. A Textbook of Occlusion. Chicago：Quintessence, 1988.
45. 藤田恒太郎・原著．歯の解剖学 第22版．東京：金原出版，2012．
46. Schour I, Massler M. Studies in tooth development：the growth pattern of human teeth. J Am Dent Ass 1940；27：1778-1793, 1918-1931.
47. 三浦宏之．非機能咬頭．In：長谷川成男，坂東永一・編．臨床咬合学事典．東京：医歯薬出版，1997；40-41．
48. 長谷川成男．咬合学序説－機能的咬合面形態を求めて－．東京：医歯薬出版，1988．
49. Steinhardt G. Masticatory pressure and its significance in the construction of premolar denture. Zahnarztl Welt Zahnarztl Reform Zwr 1951；6：291-294.
50. Eichner K. Uber eine Gruppeneinteilung der Luckengebisse fur die Prothetik. Dtsch Zahnarztl Z10 1955：1831-1834.

第3の謎　なぜ，ヒトには咬合が不可欠なのか？

歯種とその咬合はヒトの咀嚼器官として不可欠なのである！

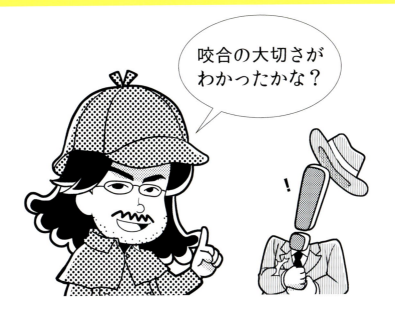

咬合の大切さがわかったかな？

> 名探偵ナカムラのよもやま話

ヒトの歯は肉食系か，それとも草食系か？

　歯の主な働きは，食物を捕まえて逃がさない働きと，捕まえた食物を嚙み切り，嚙み砕き，すりつぶす働きである．ほ乳類における歯冠形態，下顎骨や顎関節の形態，下顎の運動様式，咀嚼筋の作用は食性によく適応し，動物種に固有となっている．

　咀嚼の他にも，歯はさまざまな二次的機能がある．オスの犬歯は，性的ディスプレイあるいは闘争用，護身用の二次性徴を有している．肉食性ほ乳類では，発達した犬歯が下顎の側方運動を制限するため，臼磨運動の障害となり，臼磨運動はしない．草食性ほ乳類では，草などの食物の咀嚼に不可欠な「横の臼磨運動」の障害になるため，犬歯が発達しない代わりに，オスには角が発達していることが多い．

　言語が発達し，二次性徴を必要としないヒトでは，犬歯は小さく被蓋が浅くなり，「縦の臼磨運動」に適応している．これが，ヒト特有の側方旋回運動の始まりである．

　草などの食物は，肉に比べて消化吸収が悪く，歯で十分に粉砕しないと栄養吸収ができない．草食性ほ乳類では，いったん食物を口腔内や反芻胃に貯蔵し，臼磨運動の時間を確保したり，ウシなどのように複胃を持つものもいる．肉食性ほ乳類では，肉は消化吸収が良いため，ハサミのように肉を切断し，飲み込める大きさになったら早い段階で嚥下する．

　雑種であるヒトは，肉食系，草食系の両食性に適応している独自な咀嚼器官が発達し，それに見合った歯種とその形態，咬合を兼ね備えることになる．

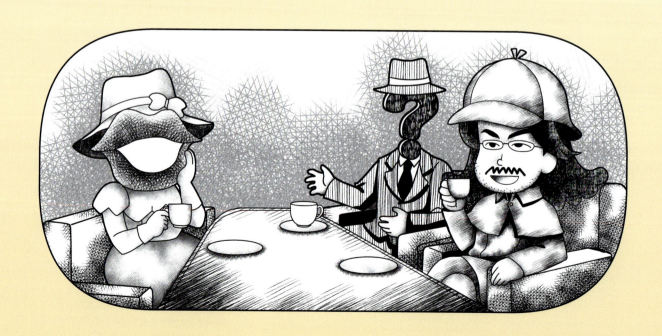

第4の謎

咬合や咀嚼の診断で何に注目するべきなのか？

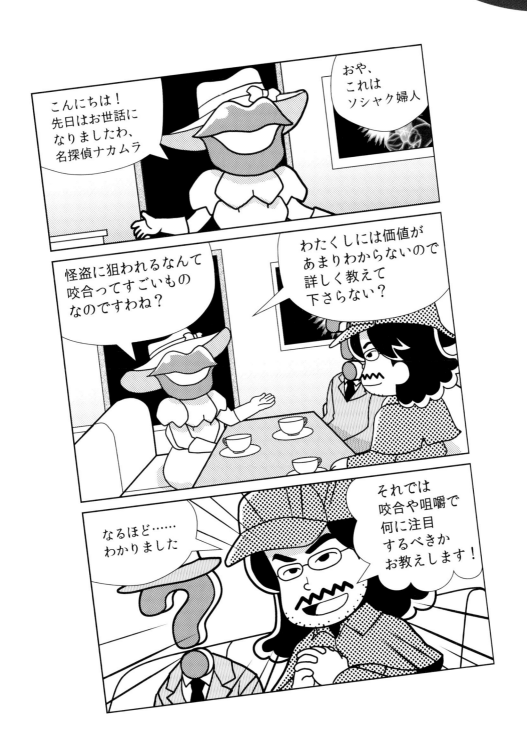

1 咬合の診断を見直す！

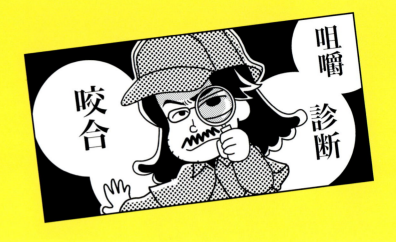

1 咬合の診断とは？

　咬合の診断には，咬合異常の存在とその状態を診断することが求められる．咬合異常とは上下顎の歯の静的・動的な位置関係が正常でなくなった状態であり，「対合関係，咬合位，咬合接触，下顎運動，咬合を構成する要素」の異常を包含している．では，咬合の診断は，何から着手するべきであろうか．

　下顎位は上顎に対する下顎の三次元的位置関係であり，咬頭嵌合位は上下顎歯列の嵌合によって位置づけられる．咬頭嵌合位が正常な顎口腔系では，咀嚼筋や顎関節は形態的・生理的・機能的に安定した状態にあり，咬頭嵌合位が異常な顎口腔系では，関連筋群や顎関節の正常な機能に対して悪影響を与える可能性があると言える．

　中野(2011)[1]は，顎口腔系が円滑な機能を営むためには，顎口腔系を構成する各要素間の調和と咬合に関する5つの要件が満たされなければならないとし，最初に「咬頭嵌合位が適切な位置にある」と挙げている．河野(1997)[2]は，顎口腔機能の円滑な遂行を維持するためには，顎口腔系を構成する顎骨，顎関節，頭頸部の神経系，歯，歯周組織，舌・頬粘膜といった軟組織などの各器官間の調和が必要であるとし，そのための咬合の要件に「咬頭嵌合位が適正な顎位であること」を最初に論じている．『咬合異常の診療ガイドライン』(2002)[3]では，診断の基準となる正常な咬合接触状態として最初に「咬頭嵌合位が顆頭安定位にあること」と列記されている．

　したがって，咬合の診断には，まず咬頭嵌合位を診断しなければならない．しかし，咬頭嵌合位は「上下顎の歯列がもっとも多くの部位で接触し，安定した状態にあるときの顎位」とだけ定義され，診断に必要な要件は記載されていない．そこで，咬頭嵌合位を診断するにあたり，「咬合位の異常」を広義の咬合異常として，「咬合接触の異常」を狭義の咬合異常として診断することを助言する．

POINT

咬頭嵌合位はもっとも重要な顎位であり，咬合の診断には咬頭嵌合位を診断することが必須である．正常に機能を営んでいる顎口腔系にあっては，咬頭嵌合位は正常な顎位にあり，その顎位を保持するための咬合支持が存在する．咬頭嵌合位を診断するうえで，「咬合位の異常」と「咬合接触の異常」を診断することが肝要である．

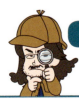

名探偵ナカムラの眼

◆咬合の診断は，まず咬頭嵌合位を診断する！

2 咬合支持域とは何か？

　咬合支持の存在が，正常な咬頭嵌合位の要件には求められる．咬合支持[4]とは，上下顎の歯が咬合接触することにより咬頭嵌合位を保持する作用を指す．咬合支持域[4]とは，咬頭嵌合位を保持するための左右側小臼歯部，大臼歯部における咬合接触である．

　Steinhardt(1951)[5]は，大臼歯部と小臼歯部に確固たる咬合接触が存在していれば，咬合高径は維持され，顎口腔系は生体静力学的に平衡が保たれるとし，咬合支持域と名付けた．咬合支持域を確保することで，歯周組織，咀嚼筋，顎関節にかかる負荷を最小とし，顎口腔系を安定な状態に保ち，咀嚼などの顎機能を回復，維持すると述べている．

　Eichner(1955)[6]は，咬合支持域を左右側の大臼歯群と小臼歯群の4部位に区分し，咬合支持域の欠損様式により細分化している．

◆ A群：咬合支持域が4か所すべてに存在する
　A1：上下顎に欠損が存在しない
　A2：片側歯列に欠損が存在する
　A3：上下顎歯列に欠損が存在する
◆ B群：咬合支持域が部分的あるいは4か所すべて存在しないが，前歯部の咬合接触が認められる
　B1：咬合支持域が3か所存在する
　B2：咬合支持域が2か所存在する
　B3：咬合支持域が1か所存在する
　B4：咬合支持域は存在しないが，前歯部の咬合接触が認められる
　（これはEichnerの原著には含まれていない）
◆ C群：咬合支持域がまったく存在しない
　C1：上下顎には残存歯が存在するも，咬合接触が認められない
　C2：片顎が無歯顎である
　C3：上下顎が無歯顎である

POINT

咬合支持は咬頭嵌合位の再現性に大きな影響を及ぼすことから，咬合支持域を分類し，咬合高径も含めた咬合支持の平衡が保持されているかを診断する．

　Reither(1967)[7]は，歯の変位などから支持域の再現性には差異が存在すると指摘しており，支持域の数と安定性について論じている．原田ら(1987)[8]は，Eichnerの分類には咬頭嵌合の状態をも含めた見直しが必要であると述べている．咬合支持の平衡性は，歯周組織など総合的に診断する必要があろう．

■ Eichnerによる欠損様式における咬合支持の分類

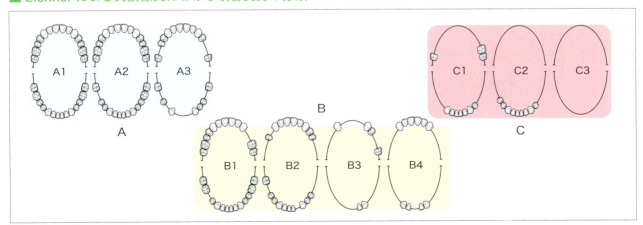

名探偵ナカムラの眼

◆ Eichnerの分類にて，咬合支持の平衡を診断する！

3 咬合接触の異常を診断するには？

咬合接触の異常[3]とは，上下顎の歯が接触する際あるいは接触した状態で下顎を滑走運動させる際に惹起する咬合の不調和を指す．Mohlら(1993)[9]は，機能的不正咬合は咬合干渉の概念に対するもう一つの用語であるとしている．『咬合異常の診療ガイドライン』では，咬合接触の異常を早期接触，咬頭干渉および無接触に分類している．

（1）早期接触

早期接触[4]とは，閉口によって上下顎の咬合接触状態が得られる前に，1歯ないし数歯が早期に咬合接触する現象であり，咬合干渉の一つである．

早期接触を惹起する原因には，咬合面形態の不良，咬合平面の異常ならびに下顎運動制御の異常などが考えられる．咬合面形態の不良は，主としてう蝕，病的な咬耗による歯質の欠損あるいは不適切な修復装置などによって引き起こされる．また，咬合平面の異常は，主として歯周病，歯の喪失，歯列の乱れがその原因と考えられる．下顎運動制御の異常は顎関節構造の形態・機能的異常あるいは関連筋群の異常と関連して発現すると考えられる．

早期接触部位は，大臼歯部にもっとも多く，次いで小臼歯部にみられると報告されている[10]．藍ら(1975)[11]は，顎機能障害を有さない20代男女144名において28.5%に早期接触が認められ，早期接触部位は第一大臼歯にもっとも多く，その半数近くが充填や歯冠修復が施されていたと報告している．また，Krogh-Poulsenら(1968)[12]は，早期接触は咬合性外傷を惹起しやすく，関連筋群や顎関節への負担を増悪させ，顎機能障害，とくに関連筋群の機能障害の原因となる可能性があると指摘している．

Brillら(1959)[13]は，咬頭嵌合位は上下顎歯列がもっとも多くの部位で接触し，安定した状態という形態的な面から規定される咬合位であるのに対して，咀嚼筋群の協調活動によって得られる，機能的な面から規定される咬合位も存在するとし，咀嚼筋群が協調活動している顎口腔系で，下顎安静位から静かに閉口することによって得られる咬合位を筋肉位と名付けている．正常有歯顎者では筋肉位は咬頭嵌合位と一致しており，顎機能障害者では，二者が一致しないことが多いと報告されている[14]．

POINT

上下顎歯列がもっとも多くの部位で接触し，安定した状態である咬頭嵌合位が，正常な下顎位あるいは咬合接触状態とは限らない．閉口筋が協調活動する顎口腔系においては，上下顎の咬合接触状態が得られる前にみられる咬合接触が筋肉位であり，咬合接触により下顎位が誘導されていると考察できる．筋肉位と咬頭嵌合位との不一致が，早期接触という咬合接触の異常であると考えるほうが妥当であろう．

（2）咬頭干渉

咬頭干渉[4]とは，下顎の基本運動や機能運動に際して，運動経路を妨げる咬頭の接触またはその現象であり，咬合干渉の一つである．

咬頭干渉を惹起する原因には，歯のガイドの不良（異常），歯の位置の不良（異常），咬合面形態の不良（異常）ならびに咬合平面の異常（不良）などが考えられる．これらの状態は早期接触と同様の原因によって発現すると考えられる．

咬頭干渉は，さまざまな場面で発現するとされている[15]．
①習慣性閉口路上での咬頭干渉
②嚥下位から咬頭嵌合位間での咬頭干渉
③側方滑走運動における平衡側接触
④前方滑走運動における臼歯部の咬頭干渉
⑤咀嚼運動における咬頭干渉

習慣性開閉口運動路上での咬頭干渉は，とくに早期接触として区別する．嚥下位とは，嚥下時に下顎が後方に位置して咬合接触する咬合位を示す．川口（1968）[16]は，嚥下時に下顎は咬頭嵌合位の後下方で咬合接触した後に咬頭嵌合位に至ることを実証し，その接触距離を約0.5mmであると報告している．

平衡側咬頭接触（バランシングコンタクト）とは，平衡側における対合する歯の接触を指す．古くから歯周組織や顎関節に為害作用を及ぼすと考えられてきたが，機能的に重要であるとの考えがある[4]．大久保ら（1992）[17]は，咀嚼運動時や滑走運動時の咬合接触状態の観察から，咬合力が発現した際に非作業側の咬合接触が下顎を指示し，下顎位の安定を図る役割を果たしている可能性があると指摘している．冨田ら（2015）[18]は，水平面における咬頭嵌合位付近の咀嚼運動路と側方滑走運動路では，同経路を示す症例はごく少数であったと報告している．また，大久保らは，咀嚼運動時の閉口運動と咬頭嵌合位からの側方運動とは区別するべきと述べている．

Clarkら（1999）[19]は，実験的咬合干渉におけるメタアナリシスより，以下のように結論づけている．
①咬頭嵌合位における早期接触は，付与された歯の歯髄，歯周組織に悪影響を与え，またスムーズな顎運動，咀嚼筋痛，顎関節雑音を惹起することもあった．
②側方運動時の咬頭干渉は，顎機能にさほど影響を与えなかった．
③咬合干渉が顎機能障害の原因であるとする科学的根拠は存在しなかった．

したがって，咬頭干渉を診断するうえで，
ⓐ後方滑走時の咬頭干渉は，咬頭嵌合位から後方滑走約0.5mm間の咬合接触を確認する．
ⓑ前方滑走時の咬頭干渉は，前歯部を離開させるほどの咬合接触に限定する．
ⓒ側方滑走時の平衡側の咬頭干渉は，作業側臼歯部を離開させるほどの咬合接触に限定する．
ⓓ咀嚼時の咬頭干渉は，側方滑走時の咬頭干渉と同一ではない．
とした考察が妥当であろう．

POINT

側方滑走時の咬頭干渉が，咬合異常とは限らない．補綴装置装着時の側方滑走運動の確認，調整は必ずしも必要ではない．

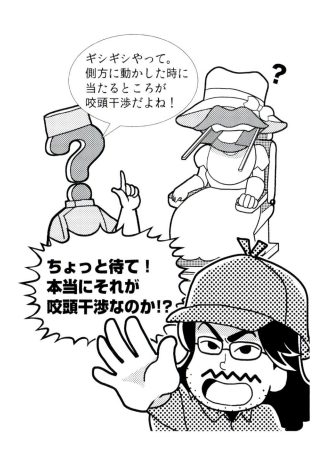

（3）無接触

無接触[3]とは，咬頭嵌合位において，該当歯と対合歯の咬合接触が消失している現象である．対合歯との咬合接触が消滅し，該当歯の本来の機能が著しく低下あるいは消失していることから，咬合接触の異常として捉えることができる．

無接触を惹起する原因には，歯の喪失，著しい歯列不正および咬合面形態の不良などが考えられる．したがって，不正咬合が咬合異常ではなく，不正咬合による無接触が咬合異常と考えるべきである．

池田ら(1988)[20]は，咬合接触が消滅することで咬頭嵌合位の不安定化，新たな咬合干渉の誘発，歯根膜の廃用性症候群など，口腔内および顎口腔系にさまざまな悪影響を及ぼすと述べている．

無接触の歯の歯根膜は，歯根膜の廃用性症候群（特定の期間を長期間使用しないことによる廃用萎縮が重なることで生じた機能低下の病態）[4]となり，歯根破折や咬合性外傷などを惹起しやすい．また，その歯周組織に炎症が存在しない限り，無接触の歯は挺出しないことから，自然挺出による咬合接触の回復はまったく望めない．もし，咬合接触がないと自然挺出が起こりうるならば，無接触がもっと少なくなっているのであろう．一方で，欠損により対合歯が歯槽骨とともに挺出したかのような状況を見ることがあるが，自然挺出によって突出してきたのではなく，Kelly(1972)[21]のコンビネーションシンドローム（最近ではアンテリアハイパーファンクションシンドローム[4]と呼ばれる）として歯槽骨が増生されたに過ぎない．

POINT

不正咬合や歯列不正が咬合異常ではなく，不正咬合や歯列不正による無接触が咬合異常に該当する．

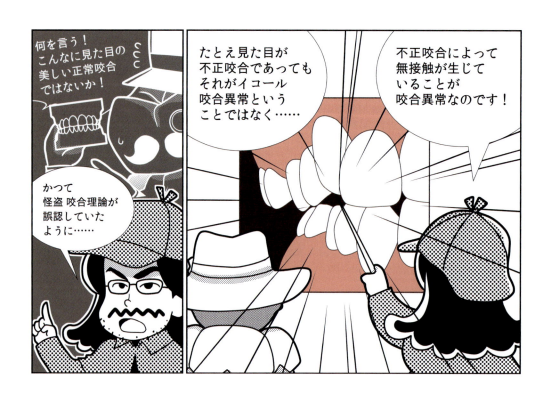

名探偵ナカムラの眼

◆咬合接触の異常と診断には，早期接触と無接触に着目する！

4 咬合接触が歯や顎口腔系に及ぼす影響は？

咬合接触の不調和は，咀嚼障害，発音障害，歯の知覚異常や咬合性外傷などのさまざまな障害の原因になるとともに，顎機能障害を惹起することもある．

生活歯に過大な力が作用すると，歯髄の感覚閾値が変化する．池田ら(1987)[22]は，実験的に咬合を過高させた21歯の歯髄の感覚閾値について，閾値が低下したのは16歯(76.2%)であったと報告している．また，過高状態ではないものの，歯数が少なく結果的に負担過重によって歯髄の感覚閾値の低下が認められたと報告している．

加藤(1981)[23]は，－25～＋275μm範囲の高さが異なるクラウンを装着して，その応答性を検討し，咬頭嵌合位において30μm以上の過高なクラウンは，歯周組織をはじめとする顎口腔系に何らかの影響を及ぼすことを報告している(表1)．

池田ら(1988)[20]は，0～30μmが安全領域，30～100μmが適応可能領域，100～200μmが外傷領域，0μm以下を低機能領域とし，クラウンの咬合の高さが顎口腔系に及ぼす影響について報告している(表2)．さらに，池田らは軽い咬合接触でも歯は約25μm変位し，歯根膜の判別閾が10～40μm程度であることから，咬合接触像で判別可能な0～10μmの範囲に収めなければならないと指摘している．

また，長谷川(1998)[24]も，歯根膜の感覚閾値などから，クラウンの咬合の高さは30μm以下の数μmという精度が要求されると述べている．咬合が要求する精度は30μm以下であり，その数μmの咬合に対して顎口腔系が反応することから，この精度に対応する咬合調整が必要不可欠であると論じている．

POINT

わずか10～30μmの咬合接触であっても，歯や顎口腔系に及ぼす影響を大きい．しかし，10～30μmの精度に応えられる的確な咬合調整は不可能であると言っても過言ではない．

■表1　クラウンの高さが顎口腔機能に及ぼす影響

μm		
300		歯周組織の外傷が発現する 歯の動揺が増加する
	外傷領域	
100		歯周組織の循環障害が始まる 咀嚼周期が変化するが，短期間で回復する
	適応可能領域	
30		咀嚼しにくくなる 咬合性外傷を惹起する 歯根膜の感覚閾値が低下する
	安全領域	
0		何ら障害を起こさない
	低機能領域	歯根膜が廃用性症候群となる 咬頭嵌合位が不安定となる 咀嚼機能等が低下する

■表2　咬合接触状態が顎口腔系に及ぼす影響

大臼歯	μm	小臼歯
咬頭嵌合位が水平的に変化する 咬合痛を訴える	200 外傷領域	咬頭嵌合位が水平的に変化する
歯周組織の循環障害が始まる 咬合接触状態が変化する	100	咬合痛，冷水痛，違和感を訴える 咬合接触状態が変化する
顎機能障害の発現が高くなる 歯根膜の感覚閾値が低下する 適応する場合もある	適応可能領域	顎機能障害の発現が高くなる 歯根膜の感覚閾値が低下，上昇する 適応する場合もある
歯根膜の感覚閾値の低下が始まる 何ら障害を起こさない	30 安全領域 0	歯根膜の感覚閾値の低下が始まる 何ら障害を起こさない
歯根膜が廃用性症候群となる 咬頭嵌合位が不安定となる 咀嚼機能等が低下する	低機能領域	歯根膜が廃用性症候群となる 咬合干渉が発現する 咀嚼機能等が低下する

名探偵ナカムラの眼

◆数μmの咬合接触が，歯や顎口腔系に著しい影響を及ぼす！

5 咀嚼機能からみた咬頭嵌合位とは？

　歯質の崩壊や歯の喪失が起こると，前歯では咬断が，臼歯部では粉砕や臼磨が阻害され，咀嚼機能の低下を招く．また，咬頭嵌合位での咬合異常も，咀嚼機能の低下につながりかねない．

　『咬合異常の診療ガイドライン』では，咬合接触の異常が持続すると咀嚼系の機能に障害をきたし，さらに機能異常を引き起こす可能性があると記されている．したがって，咬合異常を訴えている場合には，正常な咬合接触状態に回復させることを目的として，①適正な咬頭嵌合位で，②安定した咬合接触があり，③偏心滑走運動時の適正なガイドがあることが治療の到達目標となる．それら正常な咬合接触に回復させることにより，良好な咀嚼機能が営めるとしている．

　Mohlら（1988[25]，1993[9]）は，治療のゴールとした理想的な咬合において，それまでの形態による基準ではなく，機能的に捉えていくべきものであり，そのなかで治療を必要とするか否かを判断すると論じている．「咀嚼システムの全構成要素が存在する」が理想的咬合と咀嚼システムの基準項目の第1項に挙げられており，その咀嚼システムには咬合も含まれる．

　古屋（1997）[26]は，咀嚼運動路は食品差，個人差および咀嚼のタイミングによって違いはあるものの，最終的に食物を粉砕して咬頭嵌合位に噛みこむことから，咬頭嵌合位は咀嚼機能に大きな影響を及ぼしている．この事実は咀嚼運動が歯の形態にガイドされていることを示しており，円滑な咀嚼のためには咬頭嵌合位が咀嚼筋の作用に対して好都合な位置でなければならないと述べている．

　これまで，咬頭嵌合位は上下顎の歯列がもっとも多くの部位で接触し[4]，安定した状態にあるときの顎位と定義され，歯の形態的な面から規定される咬合位である．古屋は，正常有歯顎者では咬頭嵌合位は咀嚼運動路の終末位でもあり，習慣性開閉口運動の終末位でもあるとし，咬頭嵌合位は，以下の機能的な意義からもっとも重要な咬合位であると述べている．

①咀嚼運動路の終末位として
②習慣性開閉口運動路の終末位として
③生理的噛みしめ位として

　これらのことから，咬頭嵌合位は，歯の形態的な面から規定される『形態的・解剖的な咬頭嵌合位』と，機能面から規定される『機能的な咬頭嵌合位』の2つの側面を持ち合わせていると考察できる（**表3**）．したがって，『機能的な咬頭嵌合位』は『形態的・解剖的な咬頭嵌合位』と同位（一致）であることが，咀嚼機能からみた正常な咬頭嵌合位であると言えよう．

POINT

『形態的・解剖的な咬頭嵌合位』である，いわゆる咬頭嵌合位は，『機能的な咬頭嵌合位』である咀嚼運動路の終末位と習慣性閉口運動路の終末位でもあると意義づけるべきであろう．

■表3　咬頭嵌合位の考え方

咬頭嵌合位
形態的・解剖的な咬頭嵌合位
機能的な咬頭嵌合位

①咀嚼運動路の終末位として
②習慣性開閉口運動路の終末位として
③生理的噛みしめ位として

名探偵ナカムラの眼

◆咀嚼機能からみた咬頭嵌合位は，咀嚼運動路の終末位である！

第4の謎　咬合や咀嚼の診断で何に注目するべきなのか？

第4の謎を解くカギ

◆咬合の診断では，
　まず咬頭嵌合位を刮目する！

◆咬合支持域を分類し，診断する！

◆咬合接触の診断では，
　早期接触と無接触を精察する！

◆咬合の診断は，
　わずか数μm単位の評価基準である！

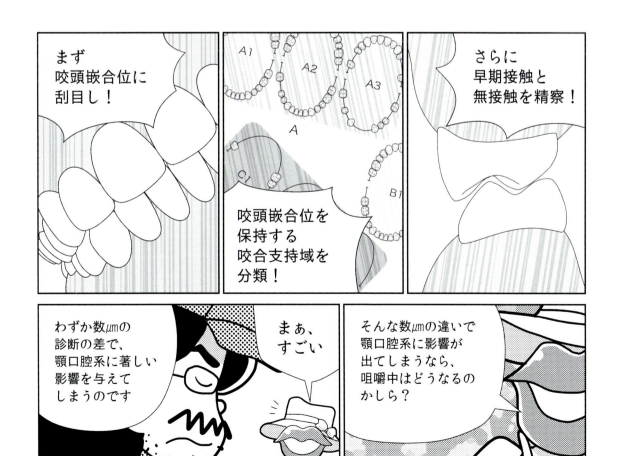

2 咀嚼に必要な咬合 それは咀嚼運動終末位！

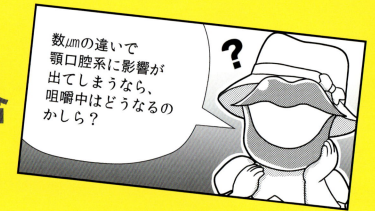

1 咀嚼運動終末位とは何か？

　咀嚼機能において，食物を直接粉砕する咀嚼運動路の終末位は，きわめて重要であるが，それに関する文献や見解はさほど多くない．藍(1962)[27]は，咀嚼が進むにつれて咀嚼運動路の頂点は，咬頭嵌合位に近づく傾向を示し，粉砕性の食品では顕著であったと報告している．古屋(1997)[26]は，咀嚼運動路は食物が粉砕され，細かくなるにつれて運動路の頂点は上方へ移動し，最終的には咬頭嵌合位に噛みこんでいくと述べている．

　一般的に，食物が破砕され始める咀嚼初期では咀嚼運動路の頂点は食物の大きさやかたさに合わせて咬合接触はせず，閉口相から開口相へ移行していく．そして，食物が細かく粉砕された咀嚼後期では，咀嚼運動路の頂点は徐々に咬頭嵌合位に近接しながら閉口相から開口相へ移行しつつ，最終的に咬頭嵌合位に咬合接触すると考えられている．それゆえに，咀嚼運動の終末位は咬合位ではなく，咀嚼運動路の頂点における顎位であるとし，咀嚼時期によって変位する顎位であることから，さほど重要視されなかったのではないかと推測できよう．

　しかし，上下顎の歯列をまな板と包丁に例えるなら，包丁がまな板に接触しない限り切断できないのと同じように，上下顎の歯列が接触しないと食物は剪断されない．したがって，咀嚼周期(開口相，閉口相，咬合相の3相からなる一連の咀嚼運動の1周期)内での咬合相である咀嚼運動路の終末位が確実に確保されていることが必要条件となる．咀嚼運動路の終末位が咬合接触するからこそ，食物を剪断・破砕する場として機能し，咀嚼を営むことができると考えるべきであり，咀嚼運動路の終末位が咀嚼機能を発揮できる咬合位として『咀嚼運動終末位』と名付けた[28]．

　中村ら(2011)[29]は，咀嚼終末位分析プログラムを開発し，咀嚼障害を有さない被験者における咀嚼運動路の頂点は，咀嚼開始から終了まで毎回咀嚼運動終末位に到達していたと報告している．また，中村ら(2013)[30]は，被験食品のかたさが異なっても，咀嚼運動路の頂点は咀嚼開始から終了まで毎回咀嚼運動終末位に到達することを報告している．

POINT
咀嚼運動路の頂点は，咀嚼開始から終了まで毎回咬合位(咬合相)に到達することから，咀嚼機能にとって咀嚼運動終末位は重要な役割を果たす．

名探偵ナカムラの眼
◆咀嚼運動終末位は，咀嚼機能を発揮する咬合位である！

咀嚼運動路の終末位に関する研究
- 咀嚼終末位分析プログラムの開発 -

補綴誌 2011；3・120回特別号：183[29] より

▶ 目的
光位置測定方式6自由度顎運動測定装置（MM-J2，松風社製）と咀嚼終末位分析プログラムを用いて，咀嚼障害を有さない被験者における咀嚼運動路の終末位と咬頭嵌合位について観察した．

▶ 結果と考察
1．咀嚼運動路の終末位と咬頭嵌合位との位置的関係が観察できた．
2．咀嚼障害を有さない被験者全員において，咀嚼運動路の終末位は収束し，咬頭嵌合位と一致していることが観察できた．

以上のことから，咀嚼障害を有さない被験者の咀嚼運動路の終末位は，咬頭嵌合位と一致していた．

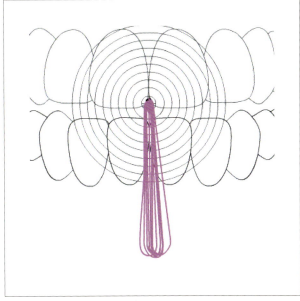

咀嚼運動路の終末位の様相と，咀嚼運動路の終末位と咬頭嵌合位との位置関係を観察．

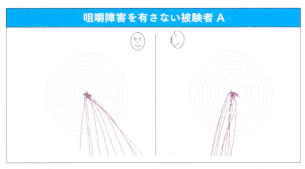

ガム咀嚼における前頭面と矢状面からみた咀嚼運動路の終末位．咬頭嵌合位との同位（一致）が観察できる．

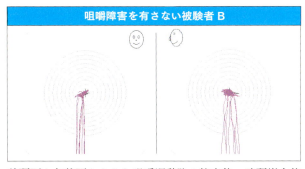

前頭面と矢状面からみた咀嚼運動路の終末位．咬頭嵌合位との同位（一致）が観察できる．

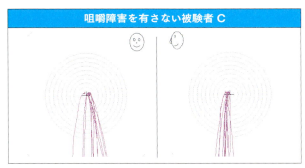

前頭面と矢状面からみた咀嚼運動路の終末位．咬頭嵌合位との同位（一致）が観察できる．

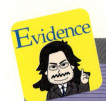

食品性状の違いが咀嚼終末位に及ぼす影響
- 食品のかたさについて -

補綴誌 2013；5・122回特別号：146[30] より

> ▶ 目的
> 　食品のかたさの違いが咀嚼終末位に及ぼす影響を検討することを目的に，咀嚼障害を有さない被験者および咀嚼障害を有する被験者の咀嚼終末位を前頭面，矢状面にて観察した．
>
> ▶ 結果と考察
> 　1．両被験者で，咀嚼運動路の終末位は，咀嚼開始から終了まで毎回咀嚼終末位に到達していた．
> 　2．全被験食品で，咀嚼運動路の終末位は，咀嚼開始から終了まで毎回咀嚼終末位に到達していた．
> 　以上のことから，被験食品のかたさが異なっても，咀嚼運動路の終末位はすべて咀嚼終末位に達することが明らかとなった．

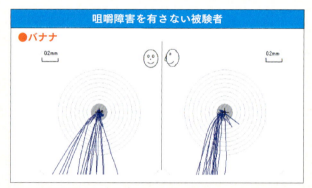

バナナ咀嚼における前頭面と矢状面からみた咀嚼運動路の終末位．終末位は，毎回咀嚼運動終末位に到達していた．

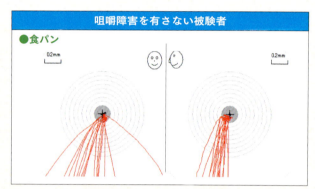

食パン咀嚼における前頭面と矢状面からみた咀嚼運動路の終末位．終末位は，毎回咀嚼運動終末位に到達していた．

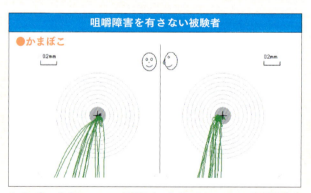

かまぼこ咀嚼における前頭面と矢状面からみた咀嚼運動路の終末位．終末位は，毎回咀嚼運動終末位に到達していた．

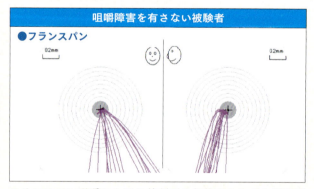

フランスパン咀嚼における前頭面と矢状面からみた咀嚼運動路の終末位．終末位は，毎回咀嚼運動終末位に到達していた．

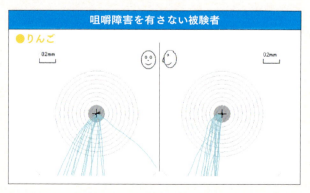

りんご咀嚼における前頭面と矢状面からみた咀嚼運動路の終末位．終末位は，毎回咀嚼運動終末位に到達していた．

2 咀嚼運動終末位と咬頭嵌合位との関係は？

　クラウンブリッジ補綴学(2014)[31]では，咬頭嵌合位は上下顎歯列がもっとも多くの部位で接触し，安定したときの下顎位であり，咀嚼などの機能運動時の終末位でもあると記されている．歯科技工学用語集[32]では，咬頭嵌合位は咬合面形態によって決まる下顎位で，咀嚼運動の経路，とくにその終末位と一致するといわれ，補綴臨床においてきわめて重要視されていると記載されている．古屋(1997)[26]は，咬頭嵌合位は咀嚼機能的意義からもっとも重要な咬合位であるとし，正常有歯顎者では咬頭嵌合位が咀嚼運動終末位と一致していると述べている．田中(1999)[33]も，咬頭嵌合位は咀嚼運動の終末位であり，機能的にもっとも重要であると述べている．

　しかし，咀嚼運動終末位と咬頭嵌合位の関係における文献は少ない．瑞森ら(1992)[34]は，咀嚼運動終末位と咬頭嵌合位が一致しなかったのは，顎口腔機能に異常を認めない正常咬合者40名中1名であったと報告している．中田ら(1997)[35]は，成人女性では咀嚼運動終末位と咬頭嵌合位の距離について，前後方向(矢状面)と左右方向(前頭面)で0〜0.2mmの範囲がもっとも多かったと報告している．岩瀬(2013)[36]は，成人では咀嚼運動終末位で咬頭嵌合位の咬合接触に近づくが，小児では咀嚼運動終末位の咬合接触は咬頭嵌合位とは明らかに異なっており，小児では効率のよい咀嚼運動を営むことが困難であると述べている．

　中村ら(2012)[37]は，光位置測定方式6自由度顎運動測定装置(MM-J2，松風社製)と咀嚼終末位分析プログラムを用いた実験で，咀嚼障害を有さない被験者では咀嚼運動終末位は咬頭嵌合位と同位(一致)していた．咀嚼障害を有する被験者では，咀嚼運動終末位は咬頭嵌合位と同位(一致)していなかった．しかし，咀嚼障害を有する被験者でも，咀嚼運動路の頂点は咀嚼開始から終了まで毎回咀嚼運動終末位には到達していたと報告している．中村ら(2013)[30]は，咀嚼障害を有さない被験者では，かたさの異なる被験食品すべてにおいて咀嚼運動終末位は咬頭嵌合位とほぼ同位(一致)していた．咀嚼障害を有する被験者では，すべての被験食品で同位(一致)せず，かたさが硬いほど差が大きかったと報告している．また，中村ら(2017)[28]は，正常有歯顎者における咀嚼運動終末位と咬頭嵌合位の差異については，前後的に最大で平均0.18mm，左右的に最大で平均0.12mmであり，両者はきわめて近似していることを報告している．

　中村ら(2015)[38]は，デジタル式顎運動計測装置(ARCUSdigma II，KaVo社製)を用いて，咀嚼運動終末位を観察し，咀嚼運動終末位は計測装置による影響を受けないことを明らかとしている．

POINT
咀嚼運動終末位は，咬頭嵌合位と同位することで咀嚼機能を発揮する咬合位となる．咬合再構成が必要な症例では，新たな咬頭嵌合位が咀嚼運動終末位と同位しているかの診断が必要となる．同位しなければ「咬合位の異常」となる．

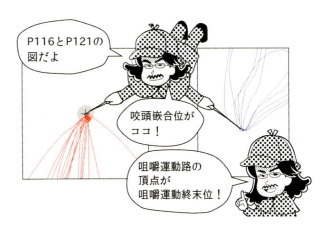

名探偵ナカムラの眼

◆咀嚼運動終末位は，咬頭嵌合位と同位である！

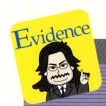

補綴誌 2017；9（1）：53-61[28] より

咀嚼運動終末位の咬頭嵌合位に対する3次元的位置関係の分析

> ▶ **目的**
> 光位置測定方式6自由度顎運動測定装置（MM-J2，松風社製）と改良した咀嚼運動終末位分析ソフトウェアを用い，正常有歯顎者を対象として，咬頭嵌合位に対する咀嚼運動終末位の位置関係を明らかにする．
>
> ▶ **結果と考察**
> 1. 前後的な距離は最大で平均0.18mmであり，被験食品による影響はないものの，もっともやわらかいバナナで最小値を示し0.10mmであった．
> 2. 左右的な距離は平均0.12mmであり，被験食品による影響はないものの，もっともやわらかいバナナで最小値を示し0.08mmであった．
> 3. 3次元的な距離は最大でフランスパンの平均0.35mmであり，フランスパン以外の被験食品による影響はないものの，被験者間で差が認められた．
>
> 以上のことから，咀嚼運動終末位は咬頭嵌合位に近似していることが示された．

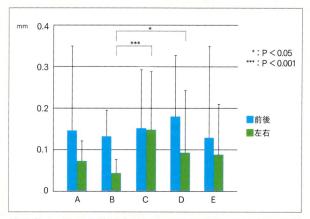

被験者A〜Eの全被験食品における咀嚼運動終末位の咬頭嵌合位からの距離の絶対値．

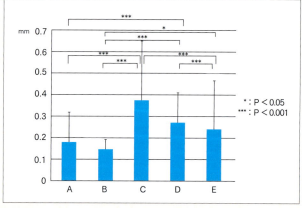

被験者A〜Eの全被験食品における咀嚼運動終末位の咬頭嵌合位からの3次元的距離．

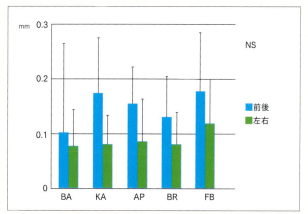

被験食品バナナ（BA），かまぼこ（KA），りんご（AP），食パン（BR），フランスパン（FB）の全被験者における咀嚼運動終末位の咬頭嵌合位からの距離の絶対値．

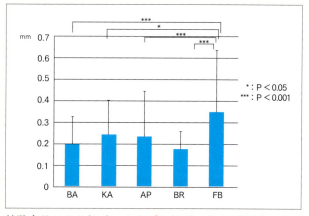

被験食品バナナ（BA），かまぼこ（KA），りんご（AP），食パン（BR），フランスパン（FB）の全被験者における咀嚼運動終末位の咬頭嵌合位からの3次元的距離．

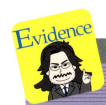

咀嚼機能障害者における咀嚼終末位の検討

補綴誌 2012；4・121回特別号：123[37] より

▶ **目的**
咀嚼障害を有する被験者における咀嚼終末位と咬頭嵌合位について観察した．

▶ **結果と考察**
咀嚼障害を有する咀嚼側において，
1．咀嚼運動路の終末位が収束する被験者と収束しない被験者が見られた．
2．被験者全員において，咀嚼運動路の終末位と咬頭嵌合位は一致しなかった．

以上のことから，咀嚼障害を有する咀嚼側においては，咀嚼終末位の収束や咬頭嵌合位との一致がしないことがわかった．

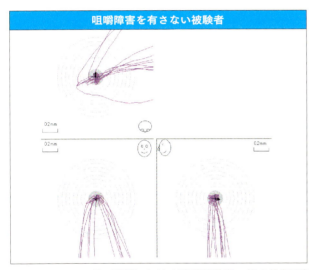

コントロール：ガム咀嚼における咀嚼運動路の終末位（咀嚼運動終末位）と咬頭嵌合位との位置関係を観察．

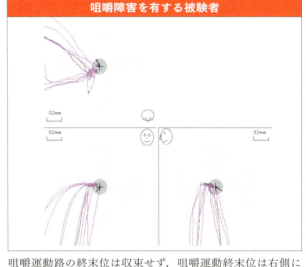

咀嚼運動路の終末位は収束せず，咀嚼運動終末位は右側に位置し，咬頭嵌合位とは同位（一致）しなかった．

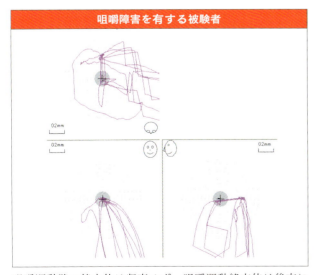

咀嚼運動路の終末位は収束せず，咀嚼運動終末位は後方に位置し，咬頭嵌合位とは同位（一致）しなかった．

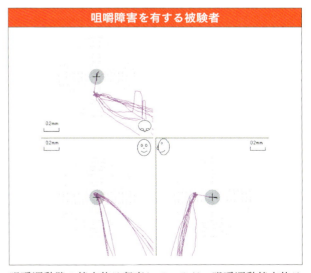

咀嚼運動路の終末位は収束しているが，咀嚼運動終末位は前方に位置し，咬頭嵌合位とは同位（一致）しなかった．

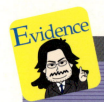

食品性状の違いが咀嚼終末位に及ぼす影響
− 食品のかたさについて −

補綴誌 2013；5・122回特別号：146[30] より

> ▶ **目的**
> 食品のかたさの違いが咀嚼終末位に及ぼす影響を検討することを目的に，咀嚼障害を有さない被験者および咀嚼障害を有する被験者の咀嚼終末位と咬頭嵌合位を水平面観にて観察した．
>
> ▶ **結果と考察**
> 1. 咀嚼障害を有さない被験者は，全被験食品で咀嚼終末位と咬頭嵌合位が一致し，有意差が認められなかった．
> 2. 咀嚼障害を有する被験者は，左右側片咀嚼において，全被験食品で咀嚼終末位と咬頭嵌合位が前後，左右的に一致せず，有意差が認められた．
>
> 以上のことから，咀嚼障害を有する被験者では，食品のかたさが異なっても咀嚼終末位と咬頭嵌合位が一致しないことが示された．

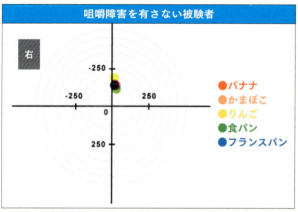

咀嚼運動終末位は咬頭嵌合位とわずかに変位が認められる（有意差はない）が，全被験食品で同位（一致）していた．

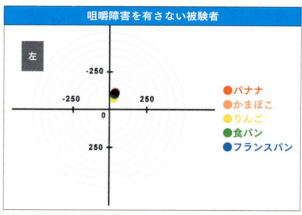

咀嚼運動終末位は咬頭嵌合位とわずかに変位が認められる（有意差はない）が，全被験食品で同位（一致）していた．左右側での咀嚼運動終末位も同位（一致）していた．

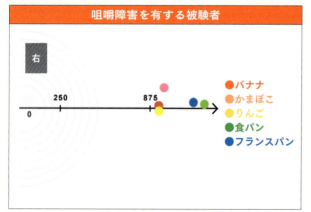

咀嚼運動終末位は咬頭嵌合位から左側に著しく変位し，全被験食品で異なる位置（不同位）であった．かたい食品ほど，咀嚼運動終末位は咬頭嵌合位から距離が遠くなった．

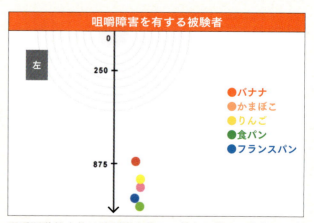

咀嚼運動終末位は咬頭嵌合位から前方に著しく変位し，全被験食品で異なる位置（不同位）であった．かたい食品ほど，咀嚼運動終末位は咬頭嵌合位から距離が遠くなった．

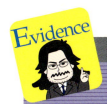

ARCUSdigma II による咀嚼終末位の評価

▶ **目的**
デジタル式顎運動計測装置（ARCUSdigma II，KaVo社製）を用いて，食品のかたさの違いが，咀嚼障害を有さない被験者および咀嚼障害を有する被験者の咀嚼終末位と咬頭嵌合位について観察した．

▶ **結果と考察**
1. 両被験者とも，咀嚼運動路の終末位は，咀嚼開始から終了まで毎回咀嚼終末位に到達していた．
2. 全被験食品で，咀嚼運動路の終末位は，咀嚼開始から終了まで毎回咀嚼終末位に到達していた．
3. 咀嚼障害を有さない被験者は，全被験食品で咀嚼終末位と咬頭嵌合位が一致し，有意差が認められなかった．
4. 咀嚼障害を有する被験者は，左右側片咀嚼において全被験食品で咀嚼終末位と咬頭嵌合位が前後，左右的に一致せず，有意差が認められた．

以上のことから，食品のかたさが異なっても，咀嚼運動路の終末位はすべて咀嚼終末位に達することが明らかとなった．また，咀嚼障害を有する被験者では，食品のかたさが異なっても，咀嚼終末位と咬頭嵌合位が一致しないことが示された．

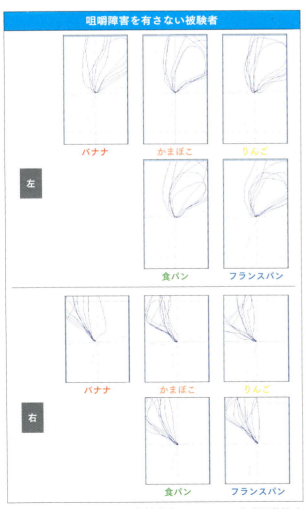

計測装置を変更しても，全被験食品において咀嚼運動終末位は咬頭嵌合位と同位（一致）していた．

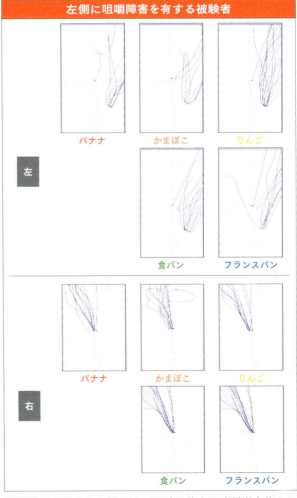

咀嚼障害を有する左側では，咀嚼運動路は咬頭嵌合位から出発するも，全被験食品において咀嚼運動終末位は咬頭嵌合位と不同位（不一致）であった．

3　咀嚼運動終末位を観察する！

顎運動検査とは，下顎の運動記録から顎口腔機能状態を診断するための検査であり，上顎を基準とし，下顎の運動を記録する下顎運動検査法が一般的である．下顎運動記録装置とは，下顎運動の記録，分析を目的とする種々の測定解析装置の総称である．

咀嚼運動終末位を詳細かつ正確に観察するには，高精度で咬頭嵌合位付近の咀嚼運動路を三次元で表示，記録できる下顎運動記録器が必要となる．しかし，多くの下顎運動記録器は，咬頭嵌合位付近の計測精度が優れておらず，咬頭嵌合位や咀嚼運動終末位を正確に表示することができない．

藤村ら(1991)[39]が開発したディジタル方式顎運動測定器MM-J1は，高い分解能を有し，切歯点付近での計測による最大誤差が170μmと高精度で咬頭嵌合位付近の下顎運動路を表示，記録することができると述べている．その後に，小川ら(2006)[40]が開発した光位置測定方式6自由度顎運動測定装置MM-J2は，MM-J1と匹敵する測定精度を保ち，咬頭嵌合位付近の下顎運動路を表示，記録することができる．

中村ら(2011)[29]は，咀嚼運動終末位分析ソフトウェア(咀嚼終末位分析プログラム)を開発し，MM-J2にて咬頭嵌合位および咀嚼運動終末位を同時に記録，表示を可能としている．また，中村ら(2015)[38]は，最大誤差を100μm以下とするディジタル方式顎運動測定器ARCUSdigma IIでも，咬頭嵌合位および咀嚼運動終末位を同時に記録，表示が可能であったと報告している．

咬頭嵌合位付近の三次元的な計測が高精度である下顎運動記録器によって，前頭面・矢状面・水平面からみた咬頭嵌合位および咀嚼運動終末位を詳細かつ正確に観察することができる．咀嚼運動終末位の収束・未収束や咬頭嵌合位との同位(一致)・不同位(不一致)を観察することで，咬頭嵌合位および咀嚼運動終末位を検査することができる．

POINT
下顎運動検査法にて咬頭嵌合位と咀嚼運動終末位を可視化することで，咬頭嵌合位を診断することができる．

咀嚼障害を有さない被験者

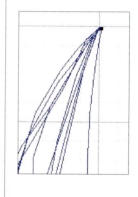

前頭面からみた咀嚼運動終末位の収束・未収束の観察．左図では収束している．

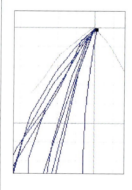

前頭面からみた咀嚼運動終末位の咬頭嵌合位との同位(一致)・不同位(不一致)の観察．前頭面からみた咀嚼運動終末位と咬頭嵌合位の位置関係で測定精度を確認する．左図では同位している．

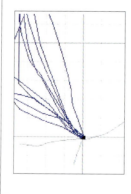

水平面からみた咀嚼運動終末位の咬頭嵌合位との同位(一致)・不同位(不一致)の観察．この面からみた咀嚼運動終末位と咬頭嵌合位の位置関係で最終判定する．左図では同位している．

名探偵ナカムラの眼

◆咀嚼運動終末位と咬頭嵌合位は，下顎運動検査法にて可視化する！

咀嚼運動路の終末位に関する研究
- 咀嚼終末位分析プログラムの開発 -

補綴誌 2011;3・120回特別号:183[29] より

▶**目的**

従来の三次元6自由度下顎運動測定器では,咀嚼運動路の終末位と咬頭嵌合位を同時に記録,表示することは不可能である.小川ら(2006)[40]が開発した光位置測定方式6自由度顎運動測定装置(MM-J2,松風社製)を用い,新たに咀嚼終末位分析プログラムを開発し,咀嚼運動路の終末位と咬頭嵌合位について観察した.

▶**結果と考察**

1. 咀嚼運動路の終末位と咬頭嵌合位を同時に表示できた.
2. 咀嚼運動路の終末位の収束状況を観察することができた.
3. 咀嚼運動路の終末位と咬頭嵌合位との位置的関係を観察することができた.

以上のことから,この咀嚼終末位分析プログラムを用いることで,咀嚼運動路の終末位と咬頭嵌合位との関係を分析することが可能となった.

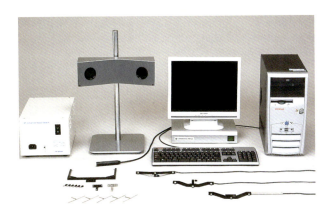

咀嚼運動終末位分析ソフトウェア(咀嚼終末位分析プログラム).光位置測定方式6自由度顎運動測定装置MM-J2(松風社製).

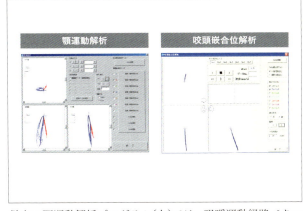

従来の顎運動解析プログラム(左)では,咀嚼運動経路パターンを分析する.咀嚼運動終末位分析プログラム(右)では,咀嚼運動終末位の状態と咬頭嵌合位との位置関係を分析する.

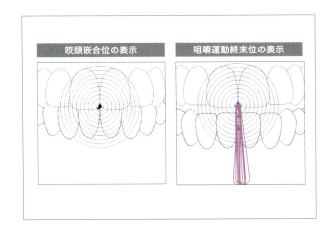

同じ測定画面上にて,咬頭嵌合位(形態的・解剖的な咬頭嵌合位:スタティックな咬合)と咀嚼運動終末位(機能的な咬頭嵌合位:ダイナミックな咬合)を観察,照合することで,咬頭嵌合位を解析することができる(P115参照).

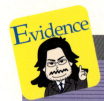

ARCUSdigmaⅡによる咀嚼終末位の評価

補綴誌 2015；7・124回特別号：142[38] より

▶目的

デジタル式顎運動計測装置（ARCUSdigmaⅡ，KaVo社製）と総合プログラム（KaVo integrated Desktop，KaVo社製）を用いて，咀嚼終末位および咬頭嵌合位について観察した．

▶結果と考察

1. 各被験者とも，咀嚼運動路の終末位は，咀嚼開始から終了まで毎回咀嚼終末位に到達していた．
2. 全被験食品で，咀嚼運動路の終末位は，咀嚼開始から終了まで毎回咀嚼終末位に到達していた．

以上のことから，各被験者で食品のかたさが異なっても，咀嚼運動路の終末位はすべて咀嚼終末位に達することが明らかとなった．

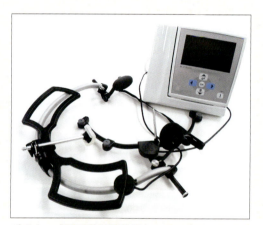

デジタル式顎運動計測装置（ARCUSdigmaⅡ，KaVo社製）．

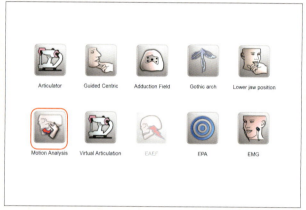

総合プログラム（KaVo integrated Desktop，KaVo社製）に表示される各モジュール．本測定では「Motion Analysis」を使用する．

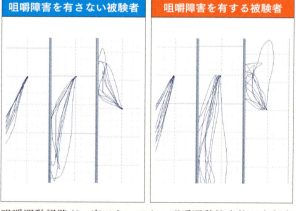

咀嚼運動経路が一定であっても，咀嚼運動終末位が未収束であれば，咀嚼障害を有することになる．

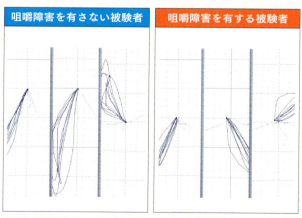

咀嚼運動経路が一定であっても，咀嚼運動終末位が咬頭嵌合位と不同位（不一致）であれば，咀嚼障害を有することになる．

4 咀嚼運動終末位の異常が引き起こす障害とは？

　正常に機能を営んでいる顎口腔系では，咬頭嵌合位において，咀嚼筋は咀嚼機能に対して調和のとれた最適な状態になっている．言い換えると，円滑な咀嚼のためには，咬頭嵌合位が咀嚼筋の働きに対して最適な位置でなければならない．

　中村ら（2011[29]，2012[37]）は，咀嚼障害を有さない被験者では，咀嚼運動終末位は収束し，咬頭嵌合位と同位する．咀嚼障害を有する被験者では，咀嚼運動終末位は収束せず，咬頭嵌合位とも不同位であったと報告している．山本ら（2013）[41]は，咀嚼障害を有さない被験者では，すべての被験食品で咀嚼運動終末位と咬頭嵌合位がほぼ同位し，有意差も認められなかった．咀嚼障害を有する被験者では，すべての被験食品で不同位であり，有意差が認められたと報告している．中村ら（2014[42]，2015[38]）は，咀嚼障害を有する，有さない被験者によって，同一食品でも咀嚼運動終末位と咬頭嵌合位との距離に有意差が認められ，咀嚼障害を有する被験者がすべての被験食品において，その距離が大きい傾向を示したと報告している．

　したがって，咀嚼運動終末位の異常とは，咀嚼運動終末位の未収束ならびに咀嚼運動終末位と咬頭嵌合位との不同位（不一致）が挙げられる．これにより，咬頭嵌合位が適正か，否かを診断することができる．

POINT
咀嚼運動終末位の未収束と咀嚼運動終末位と咬頭嵌合位との不同位が，咀嚼障害を引き起こしていることは明らかである．これが，「咬合位の異常」である．

　中村（2010）[43]は，下顎運動検査が使用不可能な無歯顎症例においても，咀嚼運動終末位を指標とする治療用義歯による咬合採得（顎間記録）が有効であり，咀嚼機能の回復が可能であると論じている．東（2013）[44]は，無歯顎患者において咀嚼運動終末位を指標とした治療用義歯を用いて咀嚼機能を回復させた症例を紹介している．今井ら（2016）[45]，西原ら（2017）[46]，山村ら（2017）[47]も，咀嚼障害を主訴とした無歯顎患者に対して，咀嚼運動終末位を採得する術式が咀嚼機能の回復に有用であると報告している．

　無歯顎補綴治療は，咬頭嵌合位を喪失した咬合再構成であり，咬頭嵌合位が不明な症例では咀嚼運動終末位を指標とする顎間記録が有効であると言っても過言ではない．「咬頭嵌合位を決定する科学的根拠のある臨床術式」において，咀嚼運動終末位が指標となる日も近いのではないだろうか．

咀嚼障害を有する被験者

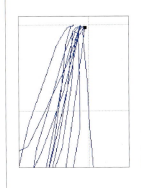

前頭面からみた咀嚼運動終末位の収束・未収束の観察．左図では未収束である．

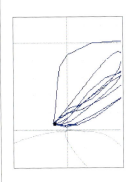

前頭面からみた咀嚼運動終末位の咬頭嵌合位との同位（一致）・不同位（不一致）の観察．左図では不同位である．

水平面からみた咀嚼運動終末位の咬頭嵌合位との同位（一致）・不同位（不一致）の観察．この面からみた咀嚼運動終末位と咬頭嵌合位の同位・不同位で最終判定する．左図では不同位である（P122参照）．

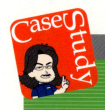

咀嚼運動終末位を指標とする咬合採得にて咀嚼機能を回復した症例

- ▶**患者**：58歳，男性．
- ▶**主訴**：上顎左側臼歯部ブリッジと下顎義歯がグラグラするため食事ができない．
- ▶**現症**：下顎の義歯が安定せず，咀嚼困難であった．3か月ほど前から上顎左右臼歯部ブリッジが動揺しはじめ，1か月ほど前に左側臼歯部ブリッジが自然脱落した．
- ▶**既往歴**：1年ほど前に，下顎左右臼歯部の動揺を主訴に他院を受診したところ，重度の歯周疾患から8以外保存不可能と診断され，抜歯後に8を支台歯とするリムーバブルパーシャルデンチャーを装着した．義歯調整を繰り返し，義歯による疼痛は解消したものの，咀嚼は困難であった．6か月ほど前に，8の動揺を主訴に同医院を受診し，保存不可能と診断され，抜歯した．

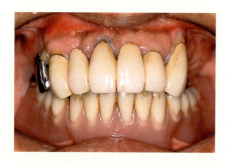

初診時．口腔内正面観．

- ▶**病態診断**：右側臼歯部ブリッジと前歯部ブリッジの動揺，さらには左側臼歯部の欠損と下顎義歯の不安定から咀嚼運動終末位の不定による咀嚼障害と診断した．
- ▶**設計診断**：コンプリートデンチャーを用いたオーラルリハビリテーションにて咀嚼障害を解消する．カンペル平面を基準平面に，上顎臼歯舌側咬頭頂をセントラルベアリングスクリューと，下顎臼歯部のオクルーザルテーブルをセントラルベアリングプレートと設定したCBTD（Central Bearing Tracing Device）機構を付与したトリートメントデンチャーを装着する．左右10点のセントラルベアリングポイント（咀嚼運動終末位）が収束するまで経過観察する．収束確認後，閉口印象にて咀嚼運動終末位における顎間関係を記録する．その後に，プロビジョナルデンチャーにて咀嚼のトレーニングをする．

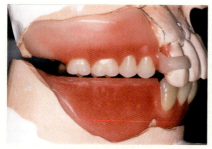 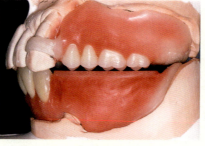 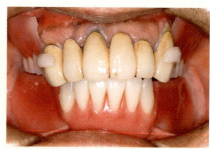

トリートメントデンチャーの咬合床．通常，CBTDによる咬合採得ではセントラルベアリングポイントが歯列中央部に配置された咬合床を用いるが，義歯未装着にて廃用性症候群を呈する上顎顎堤粘膜では基礎床の安定が得られないことから，左右側顎堤上にセントラルベアリングポイントを移設した咬合床を用いることが多い．

下顎安静位（呼吸や精神状態を安静にし，直立または正しい姿勢で腰かけて前方を直視したときにみられる頭蓋に対する下顎の位置関係）から静かに閉口させ，筋肉位での顎間記録を試みた．

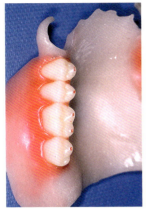 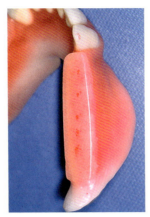 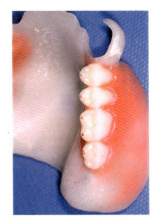 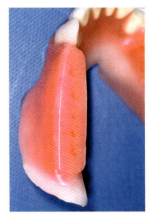

この咬合床にて顎間記録を2回行い，最終的に左右側5点ずつ，計10点の咬合接触が得られたことから，この咬合位での顎間関係を記録した．

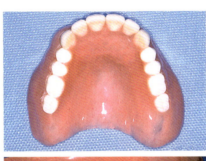 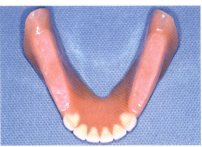
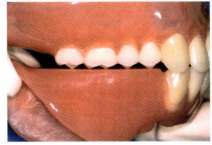 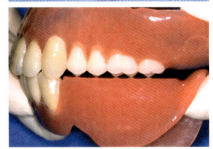

仮想咬合平面をカンペル平面とほぼ平行に，上顎臼歯舌側咬頭頂をセントラルベアリングスクリューと，下顎臼歯部のオクルーザルテーブルをセントラルベアリングプレートと設定したCBTD(Central Bearing Tracing Device)機構を付与したトリートメントデンチャーを装着する．上顎の第一小臼歯の舌側咬頭，第二小臼歯の舌側咬頭，第一大臼歯の近心舌側咬頭と遠心舌側咬頭，第二大臼歯の近心舌側咬頭の片側5点，左右計10点の咬合接触点（セントラルベアリングポイント）を付与している．このセントラルベアリングポイントの10点接触を確保しながら，咀嚼運動終末位を探り当てることになる．

■ CBTD（セントラルベアリングトレーシングデバイス）とは？

無歯顎補綴治療では，上顎臼歯舌側咬頭頂をセントラルベアリングスクリューと，下顎臼歯部のオクルーザルテーブルをセントラルベアリングプレートと設定したCBTD(Central Bearing Tracing Device)機構を付与したトリートメントデンチャーによって咀嚼運動終末位を可視化する．
米国歯科補綴学用語集GPT-6[48]では，無歯顎補綴治療での水平的顎間記録に用いるゴシックアーチトレーシングとは用途が異なり，任意の咬合位（下顎位）の顎間記録に用いることを目的に，新たにセントリックベアリングトレーシング(CBT)と呼称し，セントラルベアリングデバイス(CBD)を用いて水平描記板上に描かれる図形と定義している．CBDは上顎歯列に取り付けたセントラルベアリングスクリューと下顎歯列に取り付けたホリゾンタルプレートからなり，描記板上に描記針が接触または滑走（ベアリング）し，下顎運動の軌跡を記録する．GPT-8[49]では，セントリックベアリングトレーシングをセントラルベアリングトレーシング(CBT)へ，セントラルベアリングデバイスをセントラルベアリングトレーシングデバイス(CBTD)へと呼称変更されている．

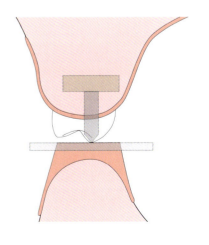

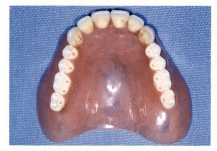
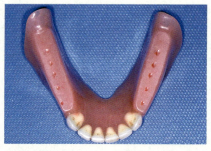
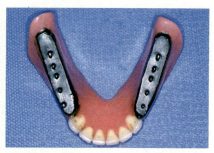

装着約3か月後．トリートメントデンチャーの咀嚼については，咀嚼可能な食物を選択し，可及的にゆっくりと噛みしめるように指導している．咀嚼時の疼痛や義歯の脱離などは生じてないが，咀嚼できる食物は限定されている．左右10点の咬合接触点（セントラルベアリングポイント）を観察することで咀嚼運動終末位を評価する．

装着約4か月後．オクルーザルインディケータワックスにて，セントラルベアリングポイントの右側第一小臼歯部の咬合接触が消失しつつあることを確認した．

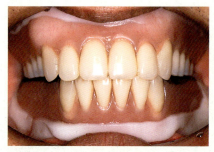
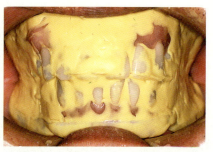

装着約7か月後．左右第一小臼歯部の咬合接触が消失していることから，上下顎のティッシュコンディショニングにて10点の咬合接触点を回復させた．

装着約8か月後．セントラルベアリングポイントで可視化された咀嚼運動終末位が収束していることを確認する．シリコーン印象材による閉口印象にて，印象採得と同時に咀嚼運動終末位における顎間関係を記録した．

■咀嚼運動終末位における顎間記録とは？

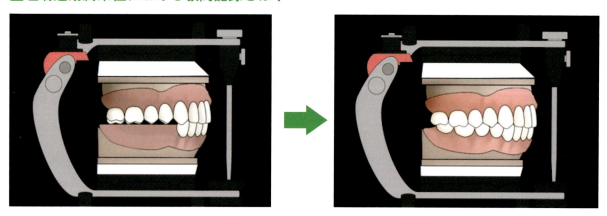

咬合採得とは，生体における咬頭嵌合位での上下顎歯列および顎堤の位置関係（顎間関係）を咬合器上に再現するまでの一連の操作である．
① CBTD機構を有するトリートメントデンチャー作製時の咬合採得は，術者が誘導せず，下顎安静位から静かに閉口させた咬合位，いわゆる筋肉位付近での顎間関係を記録する．
② 無歯顎補綴治療では，上顎臼歯部舌側咬頭頂をセントラルベアリングスクリューと，下顎臼歯部のオクルーザルテーブルをセントラルベアリングプレートと設定したCBTD（Central Bearing Tracing Device）機構を付与したトリートメントデンチャーにて，咀嚼運動終末位を指標とした顎間関係を咬合器上に再現する．
③ 咀嚼運動終末位が再現された咬合器上にて，人工歯排列することで咬頭嵌合位（上下顎の歯列がもっとも多くの部位で接触し，安定した状態にあるときの顎位）を再構成する．
咬頭嵌合位が咀嚼運動終末位と同位すると，咀嚼筋の作用（神経-筋機構）に対して適正な位置で人工歯が噛み合い，咀嚼機能が回復する．これが本当の無歯顎患者における咬合再構成ではないだろうか．

数回にわたる人工歯排列とろう義歯試適，リマウンティングによって各歯の機能を回復させたプロビジョナルレストレーションを装着した．吸着は十分に得られており，疼痛や違和感もなく，床の形態修正や咬合調整を一切必要としなかった．

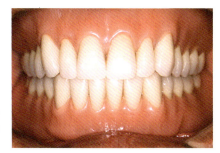

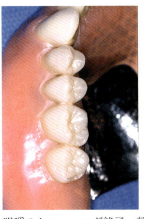 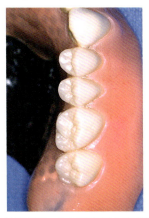 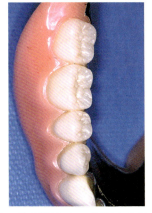 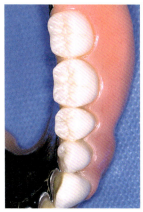

咀嚼のトレーニング終了．朝倉(1990)[50]による咀嚼能力検査表のランク A(軟らかい食品)からランク E(かたい食品)までの食品を順次咀嚼させ，床下粘膜の組織応答(順応)をうながした結果，人工歯には咬合小面が形成されている．

▶ **考察**：トリートメントデンチャーにて咀嚼運動終末位と咬頭嵌合位を同位させ，プロビジョナルデンチャーにて適切な人工歯排列と咬合小面を形成させることで咀嚼機能を回復させ，咀嚼障害を解消した．これが，コンプリートデンチャーによるオーラルリハビリテーションであろう．

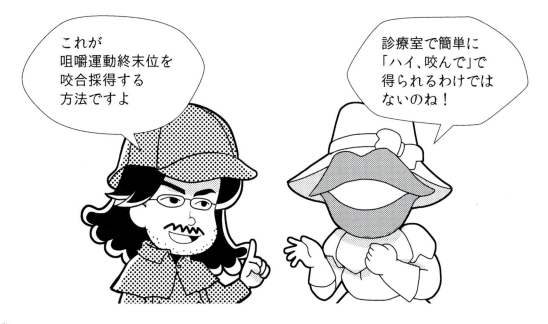

名探偵ナカムラの眼

◆咀嚼運動終末位と咬頭嵌合位との不同位が，咀嚼障害を惹起させる！

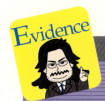

咀嚼終末位を指標とする咬合採得にて咀嚼機能を回復した無歯顎症例

補綴誌 2016；8・125回特別号：336[45] より

▶ 目的

無歯顎者の咀嚼機能回復を目的に，治療用義歯を用いて咀嚼終末位での顎間記録から全部床義歯を作製した症例について報告する．

▶ 方法

患者は，初診時66歳の女性．主訴は旧義歯の不適合による咀嚼障害である．

カンペル平面を基準平面に，上顎臼歯舌側咬頭頂をセントラルベアリングスクリューと，下顎臼歯部のオクルーザルテーブルをセントラルベアリングプレートと設定したセントラルベアリングデバイス機構（CBD機構）を付与した治療用義歯を装着した．咀嚼運動終末位が収束し，かつ習慣性閉口終末位と一致するまで経過観察を行った．最終義歯には，印象採得と同時に治療用義歯で得られた顎間関係を記録した．

▶ 結果と考察

1．主機能部位は第一大臼歯の機能咬頭間に位置し，咀嚼能率測定から咀嚼機能の回復が認められた．

以上のことから，咀嚼終末位を指標にした咬合採得が，咀嚼機能の回復に有用であることが示された．

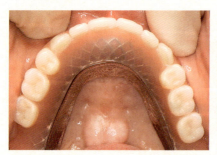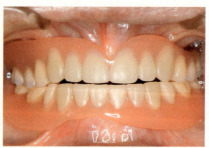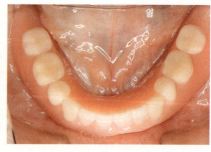

初診時．口腔内正面観と咬合面観（旧義歯装着）．

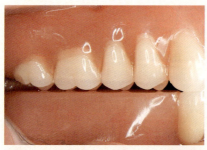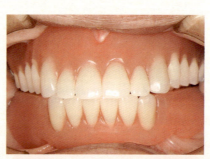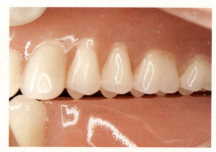

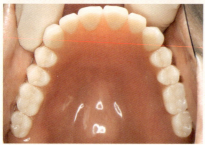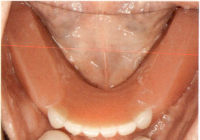

上顎臼歯舌側咬頭頂をセントラルベアリングスクリューと，下顎臼歯部のオクルーザルテーブルをセントラルベアリングプレートと設定したCBD機構を付与した治療用義歯を装着した．

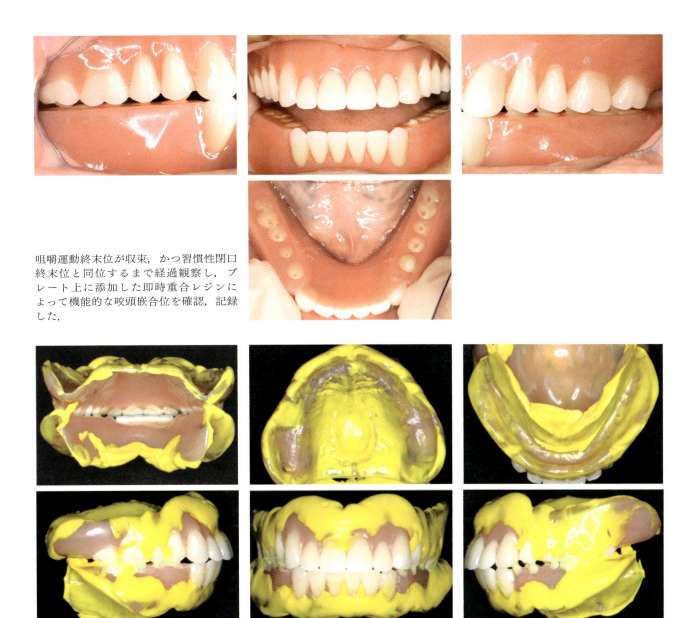

咀嚼運動終末位が収束，かつ習慣性閉口終末位と同位するまで経過観察し，プレート上に添加した即時重合レジンによって機能的な咬頭嵌合位を確認，記録した．

最終義歯には，印象採得と同時に，治療用義歯で得られた習慣性閉口終末位での顎間関係を記録した．

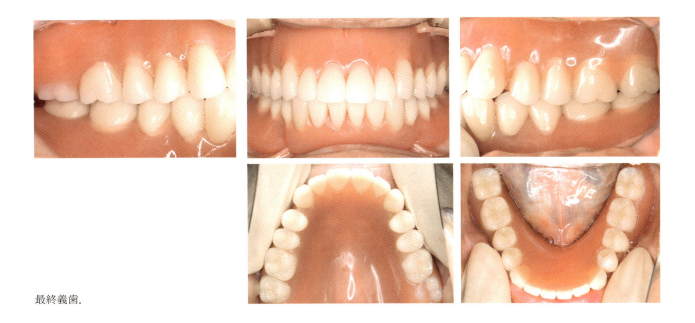

最終義歯．

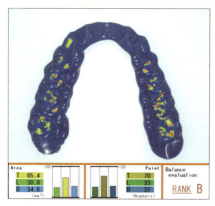 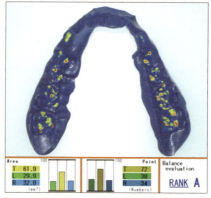

シリコーンブラック検査法. 義歯完成時の咬合器上(左)と口腔内(右)での咬合接触状態をバイトアイ BE-1 で比較したところ, ほぼ同一状態が得られた.

■咀嚼機能検査

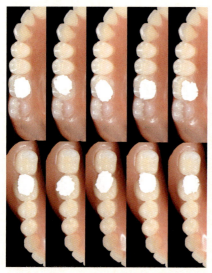 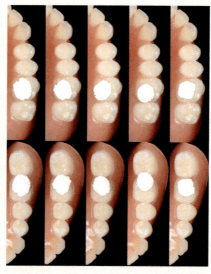

主機能部位検査. 左右5回ずつのストッピングで比較したところ, 主機能部位はばらつきもなく, すべて第一大臼歯の機能咬頭内斜面間に位置した.

	右片側咀嚼 15 回	左片側咀嚼 15 回	自由咀嚼 30 回
術前（旧義歯）	58mg/dL	62mg/dL	94mg/dL
術後（最終義歯）	163mg/dL	148mg/dL	286mg/dL

咀嚼試料グミゼリーによる咀嚼回数を規定した咀嚼能率測定. グルコース溶出量を旧義歯と最終義歯で比較したところ, 咀嚼能率は著しく向上した.

	ピーナッツ 3g	右片側咀嚼 15 回	左片側咀嚼 15 回	自由咀嚼 30 回
術前（旧義歯）				
術後（最終義歯）	ピーナッツ 3g			

咀嚼試料ピーナッツによる粉砕状況, 食塊形成を観察する咀嚼能率測定. 粉砕状況, 食塊形成を旧義歯と最終義歯で比較したところ, 良好な結果が得られた.

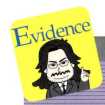

治療用義歯の咀嚼運動終末位を顎間記録として機能回復を行った無歯顎症例

補綴誌 2017；9・126回特別号：304[46] より

▶目的
治療用義歯を用いて口腔内で咀嚼運動終末位を確定し，その顎間記録を用いて全部床義歯を作製することで咀嚼機能の回復ができた症例について報告する．

▶方法
患者は，初診時65歳の男性．主訴は旧全部床義歯の不適合による咀嚼障害である．
無歯顎の症型分類において，難易度 Level II であった[51]．
カンペル平面を基準平面に，上顎臼歯舌側咬頭頂をセントラルベアリングスクリューと，下顎臼歯部のオクルーザルテーブルをセントラルベアリングプレートと設定したセントラルベアリングデバイス機構（CBD機構）を付与した治療用義歯を装着した．咀嚼運動終末位が収束し，かつ習慣性閉口終末位と一致するまで経過観察を行った．最終義歯には，印象採得と同時に治療用義歯で得られた顎間関係を記録した．

▶結果と考察
1. 主機能部位は第一大臼歯の機能咬頭間に位置し，咀嚼機能検査において旧義歯と比較して咀嚼機能の回復が認められた．

以上のことから，治療用義歯を用いた咀嚼運動終末位での咬合採得が，咀嚼機能の回復を目的とした全部床義歯作製に有用であることが示された．

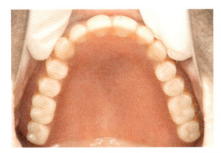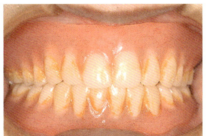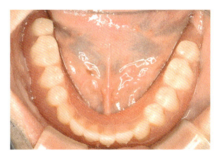

初診時．口腔内正面観と咬合面観（旧義歯装着）．

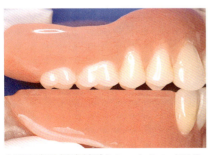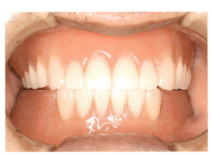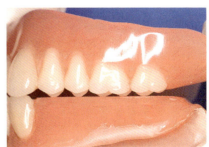

上顎臼歯舌側咬頭頂をセントラルベアリングスクリューと，下顎臼歯部のオクルーザルテーブルをセントラルベアリングプレートと設定したCBD機構を付与した治療用義歯を装着した．

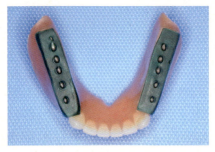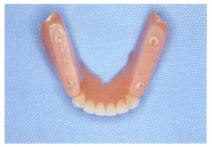

左右10点のセントラルベアリングポイントが収束するまで経過観察し、プレート上に添加した即時重合レジンによって機能的な咬頭嵌合位を確認、記録した.

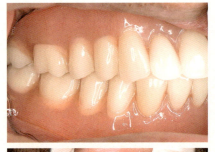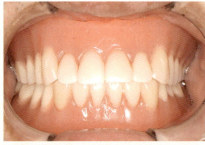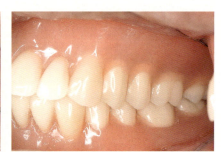

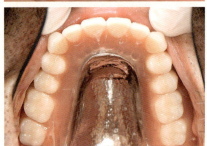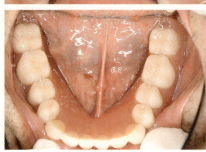

最終義歯.

■咀嚼機能検査

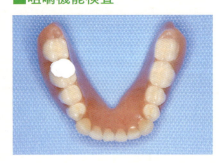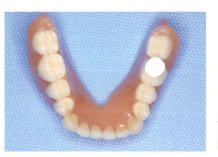

主機能部位検査. ストッピングで確認したところ、左右側とも第一大臼歯の機能咬頭内斜面間に位置した.

右片側咀嚼15回	左片側咀嚼15回	自由咀嚼15回
164mg/dL	137mg/dL	147mg/dL

咀嚼試料グミゼリーによる咀嚼回数を規定した咀嚼能率測定. グルコース溶出量で確認したところ、咀嚼能率は回復できた.

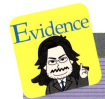

咀嚼機能の回復と維持に咀嚼運動終末位を指標とする全部床義歯を用いた症例

▶ 目的

治療用義歯を用いて咀嚼運動終末位を見出し，その動的な位置関係である顎間記録を指標として全部床義歯を作製した症例について報告する．

▶ 方法

患者は，初診時59歳の男性．主訴は旧義歯の不適合による咀嚼障害である．
無歯顎の症型分類はLevel II であった[51]．カンペル平面を基準平面に，上顎臼歯舌側咬頭頂をセントラルベアリングスクリューと，下顎臼歯部のオクルーザルテーブルをセントラルベアリングプレートと設定したセントラルベアリングデバイス機構（CBD機構）を付与した治療用義歯を装着した．咀嚼運動終末位が収束し，かつ習慣性閉口終末位と一致するまで経過観察を行った．最終義歯には，印象採得と同時に治療用義歯で得られた顎間関係を記録した．

▶ 結果と考察

1. 主機能部位が，第一大臼歯の機能咬頭間に位置した．
2. 咀嚼機能検査で咀嚼機能の回復が認められた．少ない咀嚼回数で十分なグルコース溶出量が認められた．
3. VAS，OHIP-Jから口腔関連QOLの向上が認められた．

以上のことから，咀嚼運動終末位を指標にすることで，咀嚼能力の向上と咀嚼力の総量を減少できる可能性が示された．

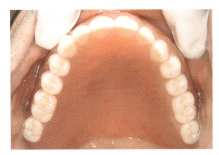
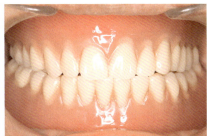
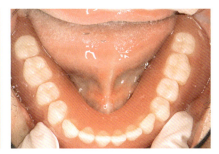

初診時．口腔内正面観と咬合面観（旧義歯装着）．

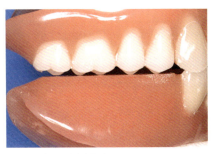
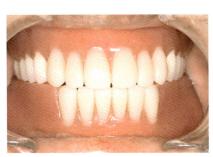
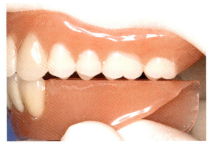

上顎臼歯舌側咬頭頂をセントラルベアリングスクリューと，下顎臼歯部のオクルーザルテーブルをセントラルベアリングプレートと設定したCBD機構を付与した治療用義歯を装着した．

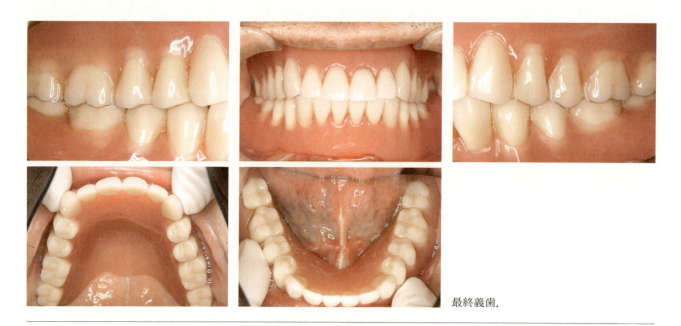

最終義歯.

■咀嚼機能検査

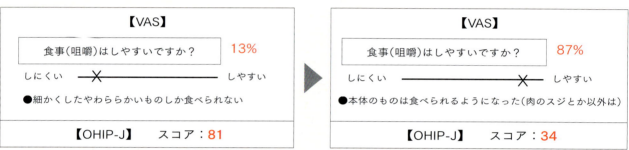

主観的咀嚼評価スケールとOHIP-J.「食事のしやすさ」が13%から87%に増加し，OHIP-Jのスコアが81から34に減少し，口腔関連QOLが向上している．

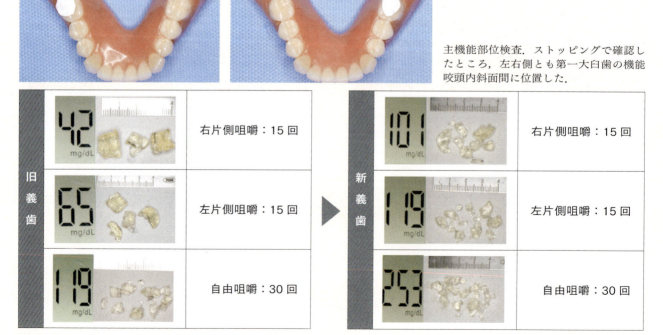

主機能部位検査．ストッピングで確認したところ，左右側とも第一大臼歯の機能咬頭内斜面間に位置した．

咀嚼試料グミゼリーによる咀嚼回数を規定した咀嚼能率測定．グルコース溶出量を旧義歯と最終義歯で比較したところ，咀嚼能率は著しく向上した．

第4の謎を解くカギ

◆咀嚼運動終末位は,咀嚼機能にとって最重要な咬合位である！

◆咀嚼運動終末位は,咬頭嵌合位と同位でなければならない！

◆咀嚼運動終末位は,下顎運動検査にて観察する！

◆無歯顎補綴治療には,CBTD機構を付与したトリートメントデンチャーが有効である！

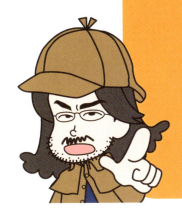

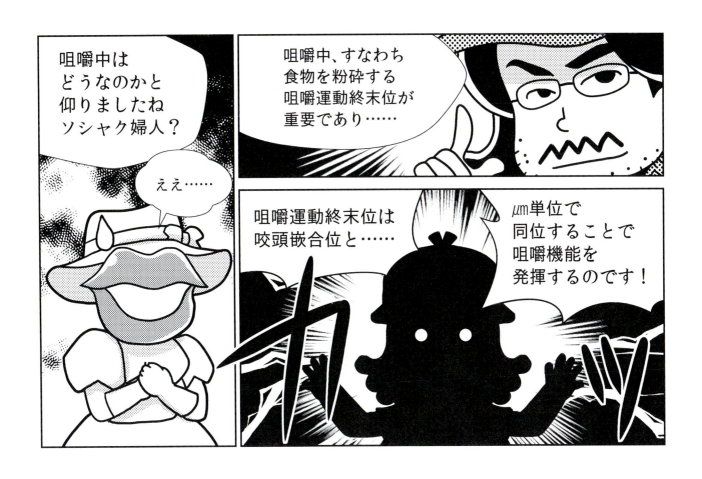

3 第一大臼歯を再考する！

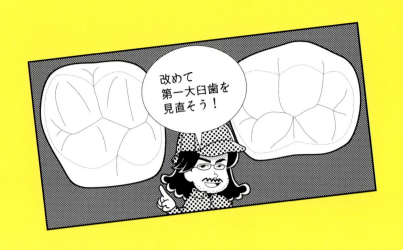

1　形態からみた咬合面形態とは？

　食物の破砕・粉砕は，第一大臼歯がその役割を果たし，咀嚼機能の中核を担っている．

　その特徴に，上下顎で解剖学的形態が大きく異なることが挙げられる．上顎が4咬頭(97%)に対して下顎が5咬頭(100%)であり，歯根数も上顎が3根(100%)と下顎が2根(80%)である[52]．その形態出現頻度からみると，上下第一大臼歯の歯冠および歯根の形態は，規則性が保たれていることがわかる．

　上顎には，遠心舌側咬頭を除く3つの咬頭頂から，中央窩に向かう内斜面に発達した中心咬合面隆線（三角隆線）が存在し，その多くは遠心頬側咬頭の中心咬合面隆線と，近心舌側咬頭の中心咬合面隆線と遠心副隆線が融合し，斜走隆線（対角隆線）を形成する．斜走隆線は，下顎の遠心頬側溝から中心窩を経て舌側溝に対向する．カラベリー結節（出現頻度は男性28%，女性20%）[53]は斜走隆線の延長線上に位置し，Mizoguchi(1993)[54]は強い咬合力の加わる咬頭内斜面の反対の位置に形成されると述べている．

　頬側面からみると，上顎では歯冠は歯根中央に位置し，根幹が長く，下顎では歯冠が歯根の遠心側に傾斜し，根幹が短くなっている．隣接面からみると，上顎では歯冠は歯根中央に位置するが，下顎は歯根の舌側に傾斜している．咀嚼運動路の閉口路を考慮すれば，下顎大臼歯が咬頭嵌合位に到達する際に上顎大臼歯と均衡に接触し，強い咬合力を受け止める形態となっていることがわかるであろう．

　また，機能咬頭は食物を破砕，粉砕する働きを，非機能咬頭は機能咬頭を被覆して頬粘膜や舌を保護し，食物を咬合面に保持する働きを担っている．上下に相対する機能咬頭と非機能咬頭が相互的に機能することで咀嚼が可能となる．

　第一大臼歯の歯胚形成は胎生3.5〜4か月ともっとも早く形成され，加えて加生歯であることから，萌出位置が顎骨の発達などの後天的な影響をほとんど受けず，その口腔内や顎口腔系に見合った咬合面形態と咬合関係が完成すると言っても過言ではない．

POINT
第一大臼歯の咬合面形態は，口腔解剖学や口腔組織・発生学の観点からも咀嚼機能の中核を担っていることがわかる．

名探偵ナカムラの眼
◆第一大臼歯は，食物を破砕，粉砕する形態を獲得している！

2 進化からみた咬合面形態とは？

咬頭の進化の学説には，三結節説をはじめ，新三結節説，切断磨砕型三結節説などがある．

CopeとOsbornによる大臼歯の進化説[52, 55]，三結節説（Cope-Osborn's tritubercular theory）に従えば，ほ乳類の歯は，は虫類がもつ単錐歯（ハプロドント）から分化発達し，三錐歯（トリコノドント）と呼ばれる単錐歯の近遠心に新たに咬頭が形成された．さらに3咬頭が頬舌側に変化して各咬頭を結ぶ線が三角形を呈する咬頭配列に形成された．この形態は三結節歯（トリツベルクラール）であり，上顎はトリゴン，下顎はトリゴニッドと名付けられた．その後，上顎ではプロトコーンの遠心部にタロンが，下顎では三結節歯遠心部にタロニッドが副次的に形成された．

その結果，大臼歯は三結節部で食物を大まかに噛み砕くスフェンと，タロニッド部で砕かれた食物を細かく噛み砕くトリボスから構成され，トリボスフェニック型臼歯（楔状摩擦型臼歯）が完成したのである．下顎大臼歯にはドリオピテクスパターン（Y5パターン）が形成されており，このとき食物が咀嚼できる咬合面形態が生み出されたことになる．

約300万年前，猿人の時代は下顎第一大臼歯，第二大臼歯，第三大臼歯ともドリオピテクスパターンを形成しており，かつ第三大臼歯の咬合面がもっとも大きく，第二大臼歯，第一大臼歯の順に小さくなっていた．食生活の変化（肉食・石器の発達・火による調理）により軟食化が進み，それにともない咀嚼負荷が減少した結果，約200万年前の猿人や新人の時代では下顎第一大臼歯のみがドリオピテクスパターンを形成し，第二大臼歯および第三大臼歯は遠心咬頭の退化によってドリオピテクスパターンではない形態に形成された．さらには，第一大臼歯の咬合面がもっとも大きくなり，第二大臼歯，第三大臼歯と逆転した．

現代の日本人の下顎第一大臼歯は，原人や新人の形態を継承してドリオピテクスパターンを形成しており，中村（1957）[56]は，その形態出現率は62.8%と，第二大臼歯（2.3%）や第三大臼歯（1.8%）と比べて圧倒的に高くなっていることを報告している．

加藤（2013）[57]は，第一大臼歯だけが3,000万年以上も咬合面形態を不変として，食物粉砕に大きく寄与していることが明らかであると論じている．

POINT

途方もなく長い時代の変遷を経て，トリボスフェニックパターン臼歯としてドリオピテクスパターンを形成，保持することで，ヒトの咀嚼器官の中核となったのである．

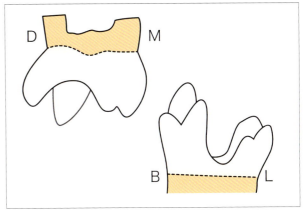

トリボスフェニックパターン臼歯である『楔状摩擦型臼歯』が完成する．

名探偵ナカムラの眼

◆第一大臼歯は，ヒトの咀嚼に見合った形態なのである！

3 機能からみた咬合面形態とは？

Shiauら(1996)[58]は，試験食品を咀嚼させながらエックス線透視法を用いて観察したところ，おおむね第一大臼歯部で粉砕されていることを報告している．第一大臼歯は，ヒトの咀嚼に見合った咬合面形態を備えていることは明らかである．

第一大臼歯の咬合面は，機能咬頭と非機能咬頭に大別される．食物を破砕，粉砕する機能咬頭は上顎舌側咬頭と下顎頬側咬頭であり，食物を咬合面に保持する非機能咬頭は上顎頬側咬頭と下顎舌側咬頭である．上下に相対する機能咬頭と非機能咬頭が相互的に働くことで咀嚼を可能としている．

咀嚼時の側方旋回運動により，不正紡錘形の咀嚼運動路が外方から内方へ向かって咬合していくことは，機能咬頭と非機能咬頭が作り出す空間の閉鎖によって食物を咬合面に保持して破砕，粉砕が開始されることを意味する．上顎第一大臼歯の近心頬側咬頭内斜面，近心舌側咬頭内斜面，斜走隆線部に囲まれ，近心舌側方向に開いたコの字型の空間を，渡部(1995)[59]は食物の粉砕圧搾に必要な空間として圧搾空間(squeezing room)と名付けている．

加藤ら(2001)[60]は，粉砕された食物は，非機能咬頭の被蓋に誘導されて頬舌側へ流出することを明らかとしている．丸山ら(2007)[61]は，上顎臼歯頬側咬頭の咬合面形態が食物動態と食物粉砕能力に与える影響を検討したところ，頬側咬頭内斜面が0.5mmでも削除すると舌側貯留率は有意に減少することを報告している．河野(2010)[62]は，咀嚼運動路の直前2mm側方位で圧搾空間が形成され始めて，咬頭嵌合位に到達すると咬合接触の領域は咬合面全体に急速に拡大し，圧搾空間は消失して食物が圧搾粉砕されていく．粉砕された食物片は閉鎖されていない近心舌側方向に送り出されて，歯列舌側方向へと移送されていく．側方旋回運動により圧搾空間で食物が圧搾粉砕されるとともに食物片が近心舌側から舌へ移送されることは，天然歯の咬合面形態が機能的合理性を保っていると結論づけている．

加藤(2013)[57]は，咬合面の主な機能を「咬頭嵌合位の維持」「円滑な咀嚼」として解剖学形態のなかに備えるべき機能要素を検討した結果，①咬合接触，②主機能部位，③被蓋の3要素に集約することができたと述べている．

POINT

側方旋回する咀嚼運動によって形成された圧搾空間で食物を捕捉し，咀嚼運動終末位(咬頭嵌合位)に到達すると圧搾空間が消失して食物を破砕，粉砕するとともに，側方旋回が非咀嚼側に向かうと食物片が近心舌側部から舌へ移送される機能を兼ね備えている．

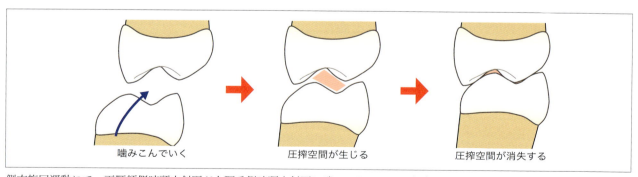

噛みこんでいく　→　圧搾空間が生じる　→　圧搾空間が消失する

側方旋回運動にて，下顎頬側咬頭内斜面が上顎舌側咬頭内斜面に噛みこむ．2mm程度の閉口直前から両内斜面間に圧搾空間が生じ，食物を捕らえる．咀嚼運動終末位にて圧搾空間が消失し，食物が破砕する．

名探偵ナカムラの眼

◆第一大臼歯は，硬い食物を破砕する咀嚼機能の中心である！

第4の謎を解くカギ

◆第一大臼歯は，食物を破砕・粉砕する咬合面形態を備えている！

◆第一大臼歯は，側方旋回運動によって圧搾空間を形成する！

◆第一大臼歯は，咀嚼機能の中心である！

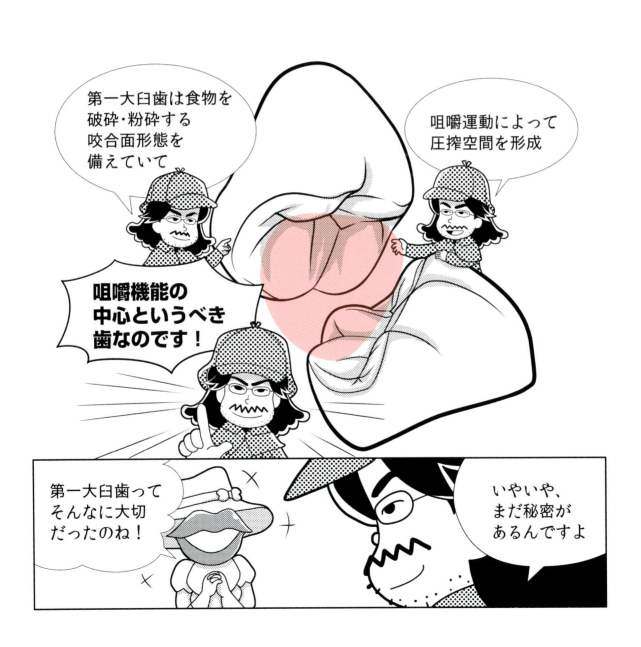

4
咀嚼に必要な咬合 それは 主機能部位！

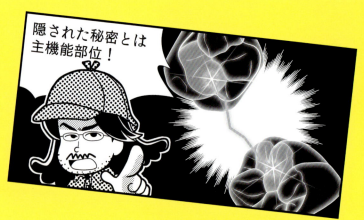

1　主機能部位とは何か？

　第一大臼歯における食物粉砕の中心は，どこに存在するのであろうか．上顎第一大臼歯ではプロトコーン部にあたる近心舌側咬頭内斜面部が，下顎第一大臼歯ではトリボス部にあたる遠心頬側咬頭と遠心咬頭内斜面部が重要な手がかりであることは，大臼歯の進化から考えても疑う余地はないだろう．

　圧搾空間によって逃げ場のない食物は，上顎近心舌側咬頭内斜面部と下顎遠心頬側咬頭および遠心咬頭内斜面部間での咬合接触部位によって最終的に圧搾粉砕される．咀嚼力がもっとも強く加わる部位として硬い食品の破砕を担っている．この咬合接触部位を，加藤ら（1996）[63]は『主機能部位』と名付けた．

　主機能部位咀嚼理論とは，食物の粉砕は臼歯部全体で営まれるのではなく，第一大臼歯にある主機能部位と名付けた，わずか5mm×5mmの範囲が中心として営まれており，その部位は咬頭嵌合位で緊密に咬合接触している．何らかの原因で緊密な咬合接触が欠如すると主機能部位は後方へと移動し，食片圧入や咬合性外傷を惹起させる．第一大臼歯に緊密な咬合を付与すると主機能部位は回帰し，症状が改善され，円滑な咀嚼が営まれるとした理論である．

　徳田ら（2006）[64]は，健常な天然歯列での主機能部位は，上顎第一大臼歯近心舌側咬頭と下顎第一大臼歯の遠心頬側咬頭ならびに遠心咬頭の内斜面に存在することを明らかにしている．

　歯列上での主機能部位は，口腔内の状況によって変化していく．中田ら（2003）[65]は，乳歯歯列では第二乳臼歯に存在し，永久歯への交換期において第二

■主機能部位の図示

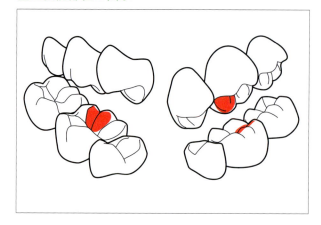

主機能部位は，上顎第一大臼歯近心舌側咬頭と下顎第一大臼歯の遠心頬側咬頭ならびに遠心咬頭の内斜面に発現する．

乳臼歯が脱落すると萌出していた第一大臼歯に移動する．永久歯歯列の完成後から第一大臼歯に維持していると述べている．

頬舌的に上顎舌側咬頭内斜面と下顎頬側咬頭内斜面間で主機能部位が存在することは，上顎の口蓋根が頬側に傾斜，下顎の歯根が舌側に傾斜している解剖学的特徴と合致しており，加えて咀嚼時の側方旋回運動や歯の変位様相からも説明がつく．Kono ら（2002）[66]は，下顎第一大臼歯固有咬合面におけるエナメル質は，遠心頬側咬頭ならびに遠心咬頭内斜面部がもっとも厚いと報告しており，食物粉砕の場，すなわち主機能部位において必然的な特徴であると言ってよいだろう．

また，加藤（2010）[67]は，主機能部位には50μm以下の咬合近接域が1mm²程度存在し，その周囲の直径約3mmの範囲が同程度の近接度を示し，そこを中心にして上下顎大臼歯の咬頭の曲面なりに離れていくというほどの近接状態，緊密さが必要になると述べている．

中村ら（2016）[68]は，正常有歯顎者100名（平均30.5歳）の主機能部位に発現する咬合力，咬合力表示面積および咬合接触面積を調査し，咬合力は平均79.3N，咬合力表示面積（咬合力が加わった面積，接触面積とは異なる）は平均2.4mm²，咬合接触面積（上下顎歯間距離が200μm以内の範囲）は平均6.6mm²であったと報告している．このことから，正常に咀嚼機能を営んでいる主機能部位では，「咬合接触点」である真の咬合接触の面積は約2.4mm²であり，「咬合近接域」であるきわめて近接した接触関係にある部位の面積は約6.6mm²（「咬合接触域」を含有する）であると言えよう．したがって，主機能部位の形成には，直径約1.7mmの「咬合接触点」を中心にその周囲を直径約2.9mmの「咬合近接域」が一つの指標となる．

POINT

正常な主機能部位は，上顎第一大臼歯近心舌側咬頭と下顎第一大臼歯の遠心頬側咬頭ならびに遠心咬頭の内斜面に存在し，その大きさは直径約1.7mmの「咬合接触点」とその周囲を直径約2.9mmの「咬合近接域」が指標となる．

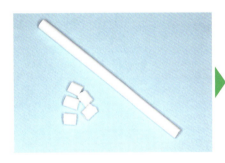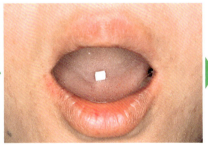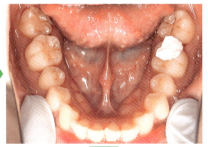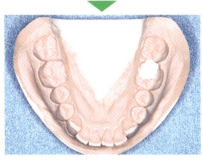

①ストッピングを長さ4mmに切断する．
②ストッピング1個を舌の中央に置く．
③被験側にて1回噛みしめさせる（first bite）．
④圧平されたストッピングの位置を観察する．
⑤模型歯列上にてストッピングの位置や形態を観察する．

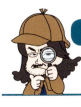

名探偵ナカムラの眼

◆主機能部位は，第一大臼歯にある咀嚼機能の中核である！

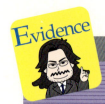

主機能部位における咬合力と咬合接触面積の検討

補綴誌 2016；8・125回特別号：135[68] より

▶ **目的**
付与した咬合接触状態が適切か否かは，術後の口腔内でのストッピングによる検査でないと確証が得られない．主機能部位を回復または改善する際の指標を得る目的で，主機能部位に発現する咬合力と咬合接触面積に着目した．

▶ **方法**
被験者は，正常有歯顎者100名（男性21名，女性79名，18～72歳：平均30.5歳）である．その条件は，①矯正の既往がない，②第三大臼歯以外に欠損が認められない，④中等度以上の歯周疾患に罹患していない，⑤著しい歯列不正が認められない，⑥臼歯がすべて有髄歯である，⑦病的な象牙質の露出が認められないことである．

▶ **結果と考察**

1. 主機能部位に発現した咬合力の平均値は，左側88.9N（SD 55.1），右側69.6N（SD 53.8），両側79.3N（SD 55.2）であった．
2. 主機能部位に発現した咬合力表示面積の平均値は，左側2.7mm^2（SD 1.6），右側2.1mm^2（SD 1.6），両側2.4mm^2（SD 1.6）であった．
3. 主機能部位の領域内の咬合接触面積は，左側6.6mm^2（SD 4.3），右側6.6mm^2（SD 5.3），両側6.6mm^2（SD 4.8）であった．

以上のことから，主機能部位を回復または改善する際の咬合力と咬合接触面積の指標となる可能性が示された．

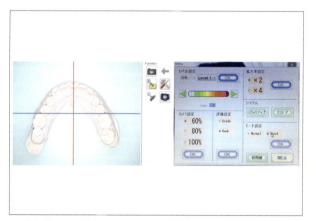

バイトアイBE-1（ジーシー社製）を用い，主機能部位検査を画像データとして記録した．

DePROS（デンタルプレスケールオクルーザーシステム）．

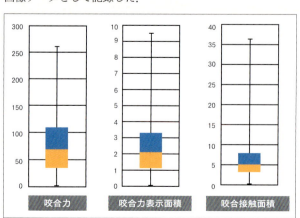

主機能部位に発現した咬合力，咬合力表示面積，咬合接触面積を示す箱髭図．

2 主機能部位を観察する！

　咀嚼運動中に，主機能部位を直接観察することができない．下顎運動検査を用いても，間接的に観察することができない．

　加藤ら（1996）[63]は，かたい食品の破砕部位を特定することを目的に，歯列上に印記できる被験食品を選定した．

①咀嚼初期において，かたい食品を破砕するための咀嚼力を負担する部位であることから，被験食品には十分な「かたさ」が必要である．

②主機能部位を歯列上にて特定するために，自然な咀嚼感覚を損なわない程度に被験食品を小さくする必要がある．

③圧平された被験食品はその形態を保ち，かつ変形なく口腔外に取り出し，模型歯列上に適合良く合わせる必要がある．

を条件に，耐変形圧力55.2±2.1kg/cm^{2}のストッピングを採用した．

　主機能部位の観察手順は，

①室温中に保存してある直径3.4mmのストッピングを長さ4mmに切断する．

②切断したストッピング1個を舌の中央に置く．

③被験側にて1回噛みしめさせる（first bite）．

④歯列咬合面上にある圧平されたストッピングの位置を観察する．

⑤口腔外に取り出して，模型歯列上にてストッピングの位置や形態を観察する．

　中村（2015）[69]は，ストッピングによる検査は簡便かつ再現性の高い検査であり，主機能部位を観察する唯一の方法であると推奨している．

　中村ら（2016）[68]は，正常有歯顎者の主機能部位に発現する咬合力は，第一大臼歯を問わず平均79.3Nであったと報告している．小島ら（2010）[70]は，30歳代の被験者（顎口腔系に異常が認められない，6か月以内に補綴歯科治療の既往はない，可撤性義歯を装着していない）の最大咬合力は平均635.2Nであったと報告している．主機能部位では最大咬合力の約10%の咬合力がかかることで，かたい食品を容易に破砕，粉砕すると考察できる．

　中村ら（2014[71]，2015[72]）は，咀嚼障害を自覚せず，主機能部位は既定位置に存在し，咀嚼運動終末位が咬頭嵌合位と同位している正常有歯顎者1名をコントロールとして，咀嚼障害を自覚し，主機能部位が一定でない有歯顎者10名の圧平されたストッピングの面積を比較したところ，10名中7名に有意差が認められ，その面積はコントロール面積の44.2～56.5%であったと報告している．主機能部位が一定でない場合は，ストッピングが1/2程度しか圧平されておらず，ストッピング破砕時の咬合力が低下していることが考察できる．

　高見沢（1965）[73]は，第一大臼歯が最大の個歯咬合力を発揮すると報告しており，したがって，硬い食品を容易に破砕，粉砕するには，主機能部位は第一大臼歯に存在しければならない．

POINT

ストッピングを噛ませることで，主機能部位が第一大臼歯に存在しているかを観察する．

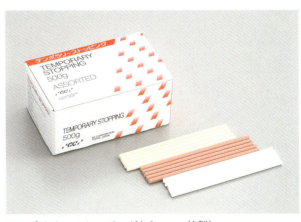

テンポラリーストッピング（ジーシー社製）．

名探偵ナカムラの眼

◆主機能部位は，ストッピングによって可視化する！

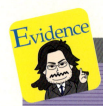

主機能部位からみた咀嚼能力検査法の検討

補綴誌 2015；7・124回特別号：146[72] より

> ▶目的
> 主機能部位が一定しない患者の咀嚼能力検査法について，圧平されたストッピングの面積を検討した．
>
> ▶結果と考察
> 1. 主機能部位の面積は，10名中7名がコントロールに対して有意差が認められた．
> 2. 有意差が認められた被検者の主機能部位の面積は，コントロールの面積に対する割合が44.2〜56.5%であった．
>
> 以上のことから，咀嚼能力検査法には主機能部位判定のためのストッピング検査から得られたストッピングの面積が有用であることが示された．

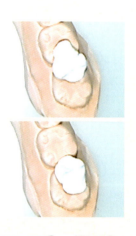
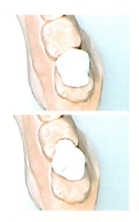
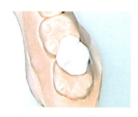

圧平されたストッピングの面積に有意差が認められなかった一例．ストッピングの圧平状態は，一定である傾向が観察できた．

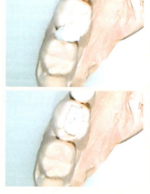
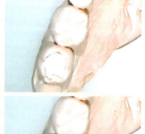
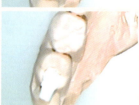
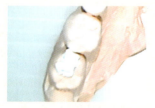

圧平されたストッピングの面積に有意差が認められた一例．ストッピングの圧平状態は，ばらつく傾向が観察できた．

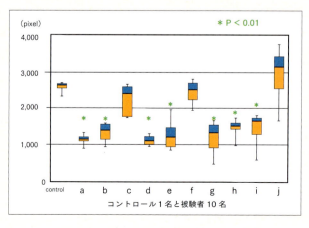

コントロールと被験者10名の圧平されたストッピングの面積を示す箱髭図．

3 主機能部位の位置異常が惹起させる障害とは？

　主機能部位は，かたい食物を毎回破砕，粉砕するからこそ，漸増負荷により，何らかの障害が惹起されやすい．主機能部位の異常によって生じる障害は，歯質の破折から二次う蝕，食片圧入，咬合性外傷まで多種多様である．

　加藤ら（2003）[74]は，主機能部位が食物粉砕，とくに硬性食品の破砕の中核を担うことによって咀嚼力の作用点となり，咀嚼ごとに負担がかかることから，主機能部位に一致する歯質および充填物の破損を指摘している．インレー辺縁部の歯質が破折する31症例を調査したところ，全症例が機能咬頭で起こっており，そのうち96.8％が破折部位と主機能部位と一致していたと報告している．また，主機能部位における歯質の疲労の限界は，多くの症例で6年目前後に極みに達すると述べている．歯種別では，上下顎第一大臼歯が68.1％ともっとも多かったと報告している．さらに，インレー脱離をともなった症例において，辺縁破折部に限局した二次う蝕が，多くの症例で認められたことは，辺縁漏洩によるものではなく，最初に破折が起こり，破折部が食物残渣の貯留部位となった結果であると述べている．

　加藤ら（1999）[75]は，食片圧入の原因が，隣接コンタクト強さ，辺縁隆線の形態異常，歯間部へ嵌入する対合歯の咬頭などでは説明がつかない場合，咬頭嵌合位における上下顎第一大臼歯の機能咬頭内斜面間での緊密な咬合接触の欠如が，主機能部位を後方に移動する原因であることを指摘している．機能咬頭内斜面間の緊密な咬合を回復させ，歯間部に位置する主機能部位を回帰させることで，食片圧入が改善されたと報告している．

　加藤（2010）[67]は，主機能部位がさらに後方移動した場合，第二大臼歯への咬合性外傷を誘発すると指摘している．健全な歯列では最大咬合力は第一大臼歯がもっとも大きく，その最大咬合力は咬頭嵌合位から開口するにつれて増加し，上下の切歯間距離が14〜20mmのときに最大となる．森川（1994）[76]は，垂直咀嚼力は咀嚼初期に大きく，咀嚼初期における咀嚼力作用時間は硬性食品で長かった．最大垂直咀嚼力，最大側方咀嚼力発現までの時間は，咀嚼初期がもっとも長く，咀嚼初期での最大値発現までの時間は粉砕性食品で長かったと報告している．したがって，食物を破砕する咀嚼初期は主機能部位に過大な力がかかることであり，第一大臼歯の歯根形態が発達していることが理解できよう．

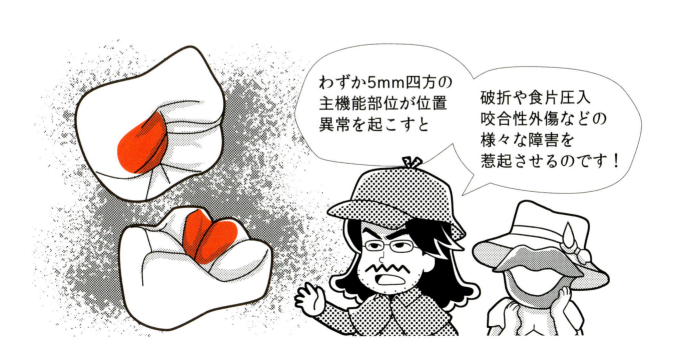

また，服部ら（1996）[77]は，正常有歯顎者の咬みしめ時の片側歯列における各歯の咬合力比（咬合力分布）を比較し，第二大臼歯が最大値を示したと報告している．このことから，主機能部位が第二大臼歯に存在することは，咬みしめ時の咬合力を支えるだけでなく，咀嚼時の咀嚼力も支えることになり，歯根形態から鑑みると必然的に咬合性外傷を惹起していると言っても過言ではない．中村（2015）[69]は，主機能部位が第二大臼歯に存在し，咬合痛を自覚する患者に対して，主機能部位を回帰させ，疼痛を消失させた症例を紹介している．

　しかし，咬頭嵌合位における上下顎第一大臼歯の機能咬頭内斜面間での緊密な咬合接触を再付与させたにもかかわらず，主機能部位が回帰しない症例も多くみられる．このような症例では，上下顎第一大臼歯の咬合面形態を同時に修正したりあるいは犬歯の被蓋を調整することを余儀なくされることがある．

　また，複数回の主機能部位検査において，圧平されたストッピングがばらつく症例も少なくない．中村ら（2014）[71]は，咀嚼障害を自覚する有歯顎者10名の咀嚼障害側において，すべての被験者で主機能部位はすべての被験回数ともばらつき，さらに咀嚼運動終末位と咬頭嵌合位も不同化であったことから，主機能部位が一定しないことと咀嚼運動終末位の不同化には関連があると報告している．このことは，咀嚼運動終末位と咬頭嵌合位との不同化が，逆に主機能部位の位置異常を惹起させていると考察できる．

　したがって，主機能部位の位置異常を引き起こす原因には，機能咬頭内斜面間での緊密な咬合接触の欠如だけでなく，圧搾空間に影響を及ぼす咀嚼運動経路や圧搾空間を作り出す咬合面形態，さらには咀嚼運動終末位などとさまざまな要件が絡んでいると考えるべきであろう．

POINT
主機能部位は，形態的からも，機能的からも，第一大臼歯の所定部位に存在しなければならない．

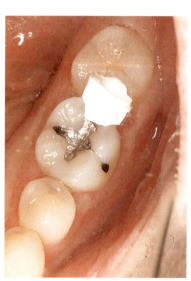

食片圧入症例におけるテンポラリーストッピングの観察．主機能部位は下顎第一大臼歯と第二大臼歯間に後方移動している．

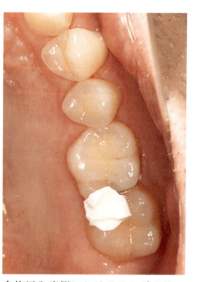

食片圧入症例におけるテンポラリーストッピングの観察．主機能部位は上顎第一大臼歯と第二大臼歯間に後方移動している．

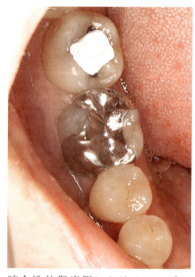

咬合性外傷症例におけるテンポラリーストッピングの観察．主機能部位は下顎第二大臼歯に後方移動している．

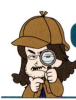

名探偵ナカムラの眼

◆破折，脱離，二次う蝕，食片圧入，咬合性外傷を惹起させる！

Case Study

主機能部位を回帰させ咬合性外傷を改善し，歯周病の悪化を予防した症例

the Quintessence 2015；34(11)：193-195[69] より

- **患者**：37歳，女性．
- **主訴**：奥歯をグッと咬むと痛い．
- **現症**：$\overline{7|7}$ にM1程度の動揺が認められ，半年前から他医院にてプロフェッショナルケアを施しているものの，予後は不良であると指摘された．
- **病態診断**：$\overline{7|}$ に著しい炎症は認められないが，BOPが認められる．歯周ポケットもやや深く，水平性の骨吸収も認められる．主機能部位検査から，主機能部位が大きく後方に移動し，$\overline{7|}$ まで移動している．咬合性外傷を惹起し，歯周病の増悪による咬合痛と診断した．
- **設計診断**：主機能部位を $\overline{6|}$ に回帰させることを目的に，FMCにて $\overline{6|}$ の咬合面形態を修正する．

■ **参考臨床例**：山本司将先生（やまもと歯科醫院）症例提供

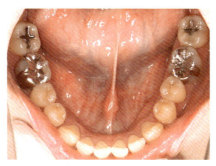
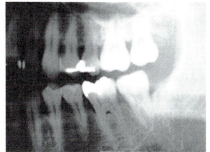

左：$\overline{7|7}$ に著しい炎症や歯列不正は認められない．
右：パノラマエックス線写真．$\overline{7|7}$ に咬合痛を誘発するような垂直性骨欠損は認められない．

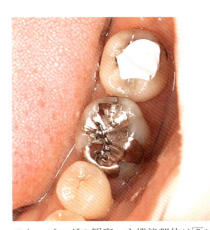
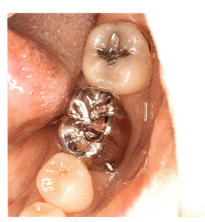
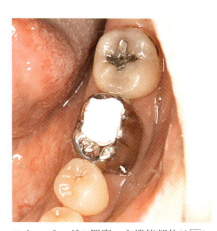

ストッピングの観察．主機能部位は $\overline{7|}$ に移動している．

$\overline{6|}$ の歯冠補綴のみで，$\overline{7|}$ の咬合調整は行っていない．

ストッピングの観察．主機能部位は $\overline{6|}$ に回帰している．

- **考察**：主機能部位は回帰し，咬合痛は消失，動揺は減少した．しかし，$\overline{6|}$ に根分岐部病変が認められ，根間中隔に骨吸収もみられることから，$\overline{6|7}$ とも入念な歯周インフェクションコントロールが必要である．

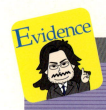

咀嚼終末位と主機能部位との関係

> ▶ **目的**
> 主機能部位が収束しない症例は，主機能部位が不良ではなく，咀嚼終末位の未収束が咬合接触状態の不安定を惹起していると考えられる．咀嚼終末位という咀嚼運動における機能と主機能部位という咀嚼の解剖学的な主要な部位との関連について検討した．
>
> ▶ **結果と考察**
> 1．すべての被験者の被験側で，主機能部位は一定ではなかった．
> 2．すべての被験者において，主機能部位が一定でなかった被験側の咀嚼終末位は咬頭嵌合位と一致していなかった．
>
> 以上のことから，主機能部位が一定しないことと咀嚼終末位と咬頭嵌合位が一致しないことには関連があることが示された．

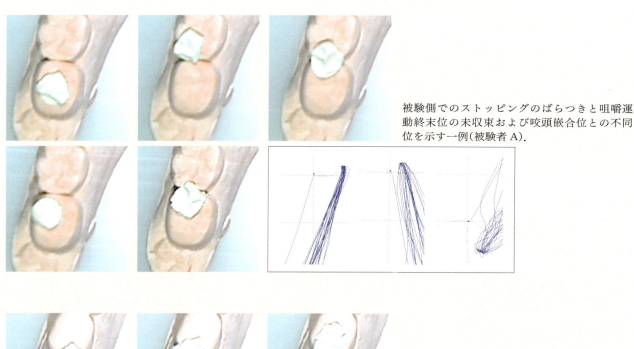

被験側でのストッピングのばらつきと咀嚼運動終末位の未収束および咬頭嵌合位との不同位を示す一例（被験者 A）．

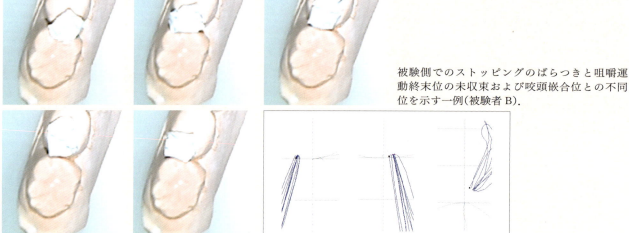

被験側でのストッピングのばらつきと咀嚼運動終末位の未収束および咬頭嵌合位との不同位を示す一例（被験者 B）．

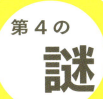

第4の謎を解くカギ

◆ 主機能部位が，かたい食物を破砕・粉砕する！

◆ 主機能部位は，ストッピングにて可視化する！

◆ 主機能部位は，第一大臼歯に存在するべきである！

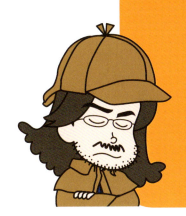

参考文献

1. 中野雅徳．咬合学と歯科臨床　よく噛めて，噛み心地の良い咬合を目指して．東京：医歯薬出版，2011．
2. 河野正司．咬合．In：長谷川成男，坂東永一・編．臨床咬合学事典．東京：医歯薬出版，1997；342-343．
3. 日本補綴歯科学会．咬合異常の診療ガイドライン．東京：日本補綴歯科学会，2002．
4. 日本補綴歯科学会・編．歯科補綴学専門用語集 第4版．東京：医歯薬出版，2015．
5. Steinhardt G. Masticatory pressure and its significance in the construction of premolar denture. Zahnarztl Welt Zahnarztl Reform Zwr 1951；6：291-294.
6. Eichner K. Uber eine Gruppeneinteilung der Luckengebisse fur die Prothetik. Dtsch Zahnarztl Z 1955；10：1831-1834.
7. Reither W. The role of supporting zones in the traumatic pressure on the periodontium and temporomandibular joint. Dtsch Zahnarztl Z 1967；22（7）：931-939.
8. 原田雅弘，他．欠損歯列における下顎「支持域」の回復．第4報．咬頭嵌合位不安定者における「支持域」について．昭歯誌 1987；7：115-121．
9. Mohl ND, Zarb GA, Carlsson GE, Rugh JD・著．藍稔・監訳．テキストブックオクルージョン．東京：クインテッセンス出版，1993．
10. 岩片信吾．早期接触．In：長谷川成男，坂東永一・編．臨床咬合学事典，東京：医歯薬出版，1997；362．
11. 藍稔，他．顎口腔系の形態，機能に関する臨床的調査 第2報．補綴誌 1975；19：385-390．
12. Krogh-Poulsen WG, Olsson A. Management of the occlusion of the teeth. In：Schwartz L, Chayes CM・eds. Facial pain and mandibular dysfunction. Philadelphia：WB Saunders, 1968；236-280.
13. Brill N, Lammie GA, Osborne J, Perry HT. Mandibular positions and mandibular movements. Br Dent J 1959；106：391-400.
14. 近藤宏治．筋肉位．In：長谷川成男，坂東永一・編．臨床咬合学事典．東京：医歯薬出版，1997；289．
15. 河野正司．咬頭干渉．In：長谷川成男，坂東永一・編．臨床咬合学事典．東京：医歯薬出版，1997；363．
16. 川口豊造．電気的測定装置による習慣性閉口運動および嚥下運動時の歯牙接触位に関する研究．補綴誌 1968；12：398-423．
17. 大久保由紀子，他．機能運動時の咬合接触およびクリアランス．補綴誌 1992；36：746-760．
18. 冨田真一，中村健太郎，他．水平面観における咀嚼運動路・側方滑走運動路の軌跡．補綴誌 2015；7・124回特別号；267．
19. Clark GT, Tsukiyama Y, Baba K, Watanabe T. Sixty-eight years of experimental occlusal interference studies：what have we learned? J Prosthet Dent 1999；82（6）：704-713.
20. 池田隆志，他．強い咬合接触が顎口腔系に及ぼす影響－咬合から歯周組織を診査する－．東京：デンタルダイヤモンド社，1988；13（14）増刊号：94-101．
21. Kelly E. Five potential changes which leads to Combination Syndrome. J Prosthet Dent 1972；27（1）：40-50.
22. 池田隆志，他．強い咬合接触が顎口腔系に及ぼす影響－症状および歯の移動，咬合接触状態の変化について－．顎機能誌 1987；6：81-86．
23. 加藤均．歯周組織の機能状態に関する研究．第1報 2次元微小変位計．補綴誌 1981；25：733-745．
24. 長谷川成男．咬合学序説－機能的咬合面形態を求めて－．東京：医歯薬出版，1988．

25. Mohl ND, Zarb GA, Carlsson GE, Rugh JD. A Textbook of Occlusion. Chicago：Quintessence, 1988.
26. 古屋良一．咬頭嵌合位．In：長谷川成男，坂東永一・編．臨床咬合学事典．東京：医歯薬出版，1997；308-310.
27. 藍稔．切歯点部における咀嚼運動の解析．補綴誌 1962；6：164-200.
28. 中村健太郎，山本司将，他．咀嚼運動終末位の咬頭嵌合位に対する3次元的位置関係の分析．補綴誌 2017；9（1）：53-61.
29. 中村健太郎，他．咀嚼運動路の終末位に関する研究－咀嚼終末位分析プログラムの開発－．補綴誌 2011；3・120回特別号：183.
30. 中村健太郎，他．食品性状の違いが咀嚼終末位に及ぼす影響－食品のかたさについて－．補綴誌 2013；5・122回特別号：146.
31. 矢谷博文，三浦宏之，細川隆司，小川匠・編．クラウンブリッジ補綴学 第5版．東京：医歯薬出版，2014.
32. 日本歯科技工学会・編．歯科技工学用語集．東京：医歯薬出版，2011.
33. 田中昌博．咬頭嵌合位での正常咬合の基準．歯科医学 1999；62(2)：249-252.
34. 瑞森崇弘，他．咀嚼運動の終末位(中心咬合位)に関する臨床的研究．補綴誌 1992；36：496-503.
35. 中田志保，他．小児の咬頭嵌合位と咀嚼運動終末位の一致性に関する研究．顎機能誌 1997；4：31-36.
36. 岩瀬陽子．小児の咬合接触から考える顎口腔機能．小児歯誌 2013；51（3）：340-346.
37. 中村健太郎，他．咀嚼機能障害者における咀嚼終末位の検討．補綴誌 2012；4・121回特別号：123.
38. 中村健太郎，山本司将，他．ARCUSdigma II による咀嚼終末位の評価．補綴誌 2015；7・124回特別号：142.
39. 藤村哲也，他．ディジタル方式顎運動測定器の開発．補綴誌 1991；35：204-216.
40. 小川匠，他．光位置測定方式6自由度顎運動測定装置の開発と臨床応用の検討．補綴誌 2006；50：210-218.
41. 山本司将，中村健太郎，他．咀嚼機能障害者における咀嚼終末位の検討－健常有歯顎者との比較－．補綴誌 2013；5・122回特別号：137.
42. 中村健太郎，山本司将，他．食品のかたさが咀嚼終末位におよぼす影響．補綴誌 2014；6・123回特別号：114.
43. 中村健太郎．超高齢社会のいま，総義歯臨床を再考する－第1報－．the Quintessence 2010；29(11)：31-57.
44. 東高士．無歯顎症例において総義歯による欠損補綴治療を行った症例．the Quintessence 2013；32(2)：178-181.
45. 今井雅一，中村健太郎，山本司将，西田昌平．咀嚼終末位を指標とする咬合採得にて咀嚼機能を回復した無歯顎症例．補綴誌 2016；8・125回特別号：336.
46. 西原裕，西田昌平，中村祐輔，中村健太郎，他．治療用義歯の咀嚼運動終末位を顎間記録として機能回復を行った無歯顎症例．補綴誌 2017；9・126回特別号：304.
47. 山村昌弘，西田昌平，中村健太郎，他．咀嚼機能の回復と維持に咀嚼運動終末位を指標とする全部床義歯を用いた症例．補綴誌 2017；9・126回特別号：307.
48. The Academy of Prosthodontics. Glossary of prosthodontic terms, 6 th edition. J Prosthet Dent 1994.
49. The Academy of Prosthodontics. Glossary of prosthodontic terms, 8 th edition. J Prosthet Dent 2005.
50. 朝倉由利子．全部床義歯装着者の咀嚼能力評価法に関する研究－咀嚼能力検査表について－．愛院大歯誌 1990；28：1267-1285.
51. 日本補綴歯科学会．歯の欠損の補綴歯科診療ガイドライン2008．東京：日本補綴歯科学会，2008.
52. 藤田恒太郎・原著．歯の解剖学 第22版．東京：金原出版，2012.
53. 前田健康・編．基礎から学ぶ歯の解剖．東京：医歯薬出版，2015.
54. Mizoguchi Y. Adaptive significance of the carabelli trait. Bull Natl Sei Mus Tokyo Ser D 1993；19：19-21.
55. Aiello L, Dean C. An Introduction to human evolutionary anatomy. Cambridge：Academic Press, 2002.
56. 中村光雄．日本人の下顎大臼歯歯冠の形態に関する研究．解剖学雑誌 1957；32：510-528.
57. 加藤均．主機能部位と臼歯部咬合面形態の機能的意義．補綴誌 2013；5：8 -13.
58. Shiau YY, Chang HF, Chang YC, Chang YC. Observation of bolus position with standardized test foods and fluoroscopic technique. J Oral Rehabil. 1996；23(9)：607-14.
59. 渡部厚史．側方滑走運動による上下顎大臼歯間の接触間隙の変化．補綴誌 1995；39：517-529.
60. 加藤均，他．咀嚼時，食物動態の観察．顎機能誌 2001；7：81-89.
61. 丸山満，河野正司，他．上顎臼歯部側の咬合面形態の変化が食物動態と食物粉砕能力とに与える影響．補綴誌 2007；51：563-571.
62. 河野正司．咀嚼機能を支える臨床咬合論－欠損補綴とインプラントのために－．東京：医歯薬出版，2010.
63. 加藤均，古木譲，長谷川成男．咀嚼時，主機能部位の観察．顎機能誌 1996；2：119-127.
64. 徳田彩子，加藤均，他．咬合接触関係からみた主機能部位．顎機能誌 2006；13：31-37.
65. 中田志保，他．小児における咀嚼時の主機能部位の変化．小児歯誌 2003；41：252-258.
66. Kono RT, Suwa G, Tanijiri T.A three-dimensional analysis of enamel distribution patterns in human permanent first molars. Arch Oral Biol 2002；47(12)：867-875.
67. 加藤均．主機能部位に基づく実践咬合論．東京：デンタルダイヤモンド社，2010.
68. 中村健太郎，山本司将，他．主機能部位における咬合力と咬合接触面積の検討．補綴誌 2016；8・125回特別号：135.
69. 中村健太郎．マテリアルを使いこなそう！ 咬合検査材テンポラリーストッピング．the Quintessence 2015；34(11)：193-195.
70. 小島栄治，中村健太郎，他．年代別における咬合力の統計学的検討．補綴誌 2010；2・119回特別号：186.
71. 中村健太郎，山本司将，他．咀嚼終末位と主機能部位との関係．補綴誌 2014；6・123回特別号：113.
72. 中村健太郎，山本司将，他．主機能部位からみた咀嚼能力検査法の検討．補綴誌 2015；7・124回特別号：146.
73. 高見沢忠．健常永久歯の相対咬合力および個歯咬合力に関する研究．補綴誌 1965；9：217-234.
74. 加藤均，三浦宏之，長谷川成男，他．続々・咀嚼時，主機能部位の観察－インレー装着歯に起こった歯質の破壊との関係－．顎機能誌 2003；9：177-184.
75. 加藤均，長谷川成男，他．続・咀嚼時，主機能部位の観察－食片圧入との関係－．顎機能誌 1999；5：125-133.
76. 森川昭彦．下顎第一大臼歯における機能時の咬合力に関する研究．口病誌 1994；61：250-274.
77. 服部佳功，他．噛みしめ時の歯列における咬合圧分布．顎機能誌 1996；2：111-117.

第4の謎 咬合や咀嚼の診断で何に注目するべきなのか？

咬頭嵌合位と咀嚼運動終末位 そして主機能部位に注目する！

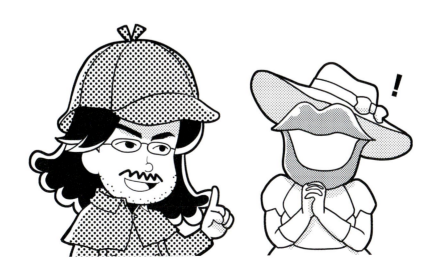

> 名探偵ナカムラのよもやま話

咀嚼運動から顆頭安定位は求められるのか？

　咀嚼運動は，咀嚼筋の活動によって顎関節を中心に営まれている．ヒトの顎関節は，全身の関節とは異なり，下顎頭が回転するだけでなく，滑走することにより，咀嚼運動の円滑な動きに寄与していると考えられている．しかし，下顎頭の動きと咀嚼運動の関係が問われたことはほとんどない．

　咀嚼運動時の下顎頭が，関節窩内でどのような運動を呈するかは興味深いところであり，超高速 MR 撮像法にて動的な観察をしたところ，顎関節が正常であろうが障害があろうが，咀嚼側であろうが非咀嚼側であろうが，はたまたガムであろうがカマボコであろうが，関節円板はおおむね不動であり，下顎頭は回転とわずかな前後滑走の運動を繰り返すだけであった．

　では，術者が誘導せずとも，また顎関節が正常でなくとも，咀嚼運動させるだけで，自動的に関節窩内の一定した位置に保持されるならば，その下顎頭位を顆頭安定位として求められるのであろうか．

　答えは"No"である．正常に機能を営んでいる顎口腔系にあって，かつ正常に咀嚼が営める咬頭嵌合位であるからこそ，顎関節に関係なく咀嚼時に下顎頭が安定しているのである．これが，いわゆる顆頭安定位であり，結果論であることが理解できよう．無論，正常な機能が営めない顎口腔系であっては，三次元6自由度顎運動測定器を用いたとしても，顆頭安定位を決定するには至らない．また，正常に咀嚼が営めない咬頭嵌合位は，顆頭安定位と一致していることはない．

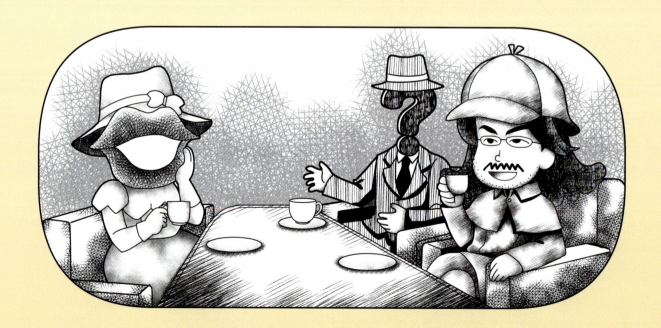

なぜ，咬合や咀嚼の検査が必要なのか？

第5の謎

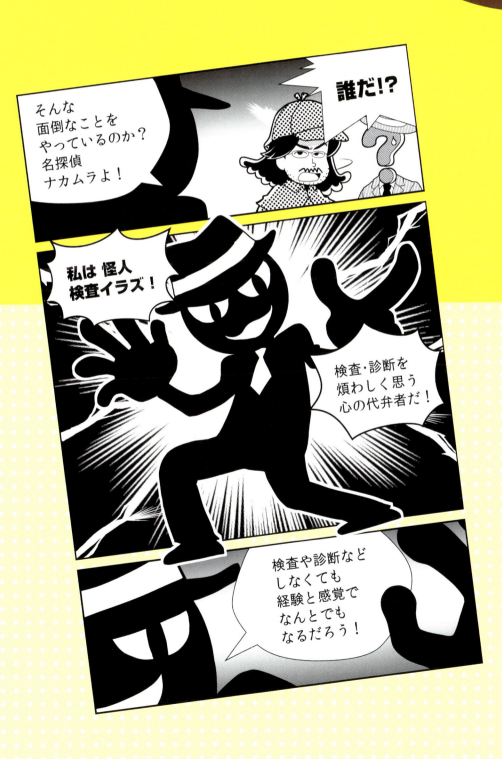

1 咬合検査を見直す！

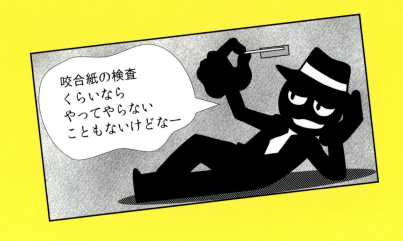

1　咬合フィルム（咬合紙）による咬合検査は正確なのか？

　咬合紙検査法[1]は，フィルム（紙）の表面に塗布された色素が歯面に付着することで，色素の印記部位を咬合接触点として判定する，もっとも一般的な検査法であり，歯面に付着した色素の部位や形，または濃淡から咬合接触点を評価するとしている．Ross（1970）[2]は，咬合接触点では中心部の着色が鋭い角度によって押し出されて中空状（色抜け）を呈すると述べており，渡辺ら（1994）[3]は色抜けから咬合接触の強さを推察できるとしている．

　しかし，祇園白ら（1981）[4]は，咬合接触点を正確に表示できる咬合紙は見あたらず，術者の臨床経験や識別能によって判定に著しい影響を及ぼすと指摘している．また，山田（1973）[5]，千葉（1992）[6]，伊藤ら（1995）[7]は，被印記材料の違いや咬合紙の使用条件によっても，印記状態が異なると述べている．伊藤らは，色抜けがもっとも生じやすいのは金銀パラジウム合金，硬質レジン，エナメル質，陶材の順であったと報告している．森ら（1988）[8]は，咬合紙を用いることで顎運動範囲を逸脱し，不要な範囲まで印記される可能性が高いと指摘している．

　山田は，咬合紙の存在を患者に意識させず，精密な印記を得るための厚さは30μmか，それ以下が望ましいと述べている．平沼ら（1990）[9]は，山田の条件を満たす咬合紙類はポリエチレンシートを用いた咬合フィルムに限定されるとしたが，祇園白らは，咬合フィルムでは反復印記や湿潤下での印記が困難であり，信頼性に欠けると結論づけている．

　上下顎歯列を咬合させる力によっては，フィルム（紙）の表面に塗布された色素が歯面に一定に付着するとは限らない．また，過高な補綴装置試適時や咬合支持域の消失などの咬合接触に問題がある症例では，タッピングによる咬合接触点が一点に定まるとは限らない．したがって，咬合フィルム（咬合紙）による咬合接触点の歯面への印記は，再現性，信頼性に乏しいことを理解する必要があろう．

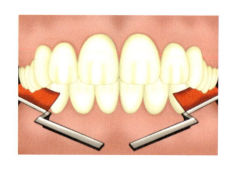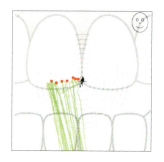

咬合接触に問題がある症例では，咬合フィルム（咬合紙）による咬合接触点が一点に定まるとは限らない．下顎運動検査法（右図）が示すように，咬合させるたびに咬合接触点が変位していることも多々みられる．

補綴装置の高さが顎口腔系に及ぼす影響や，強い咬合接触が歯髄や歯周組織に及ぼす影響に関する研究から，咬合接触点の判定は誤差10μm以下と考えるべきである（P111を参照）．

長谷川ら（1979[10]，1988[11]）は，咬合接触点の判定には，咬合紙の色素の脱色程度（色の抜け方），すなわち咬合紙の色素の抜け落ちにより生じる咬合紙の透過像を観察する方法がもっとも定量的に判断でき，厚さ34μmの徳島大学型咬合紙で約10μmの高さの変化を識別できると報告している．池田ら（1999）[12]は，咬合紙はシリコーンブラック検査法に比べると，咬合接触の詳細な判定は難しいが，臨床において利便性がよくその有用性は高いとして，咬合接触像の観察には，3回タッピングと，その位置での咬みしめによる方法を推奨している．

中尾（1970[13]，1972[14]）をはじめ，土佐ら（1987）[15]，村田（1988）[16]，栗山ら（1998）[17]，池田ら（1999）[12]は，「咬合接触像」には，真の咬合接触にある「咬合接触点」ときわめて近接した接触関係にある「咬合近接域」の2種類の咬合接触が混在していると述べている．村田は，咬合機能はある範囲をもった「咬合接触域」で営まれているものであり，「咬合接触点」以外の「咬合近接域」の観察も必要であると論じている．したがって，咬合接触は，「咬合接触点」と「咬合近接域」を同時に観察し，それぞれを判定する必要があろう．

咬合紙検査法の問題点は，

(1) 咬合接触点への色素付着が，著しく信頼性に乏しい．
① 咬合接触点の材質による
② 咬合フィルム（咬合紙）の厚みによる
③ 湿潤下での印記による
④ 反復印記回数による
⑤ 印記時の咬合力による
⑥ 咬頭嵌合位の安定による
⑦ 咬合フィルム（咬合紙）や咬合紙ホルダーの違和感による

(2) 咬合接触点の判定は，術者の臨床経験や識別能によって大きく左右される．

(3) 咬合接触点だけの判定では，咬合接触の正しい判定とは言えない．

POINT

咬合紙検査法は，信頼性に乏しく，その判定には術者の臨床経験や識別能によって大きく影響を受ける検査法である．咬合紙検査法は，咬合検査の第一の選択とはならない．

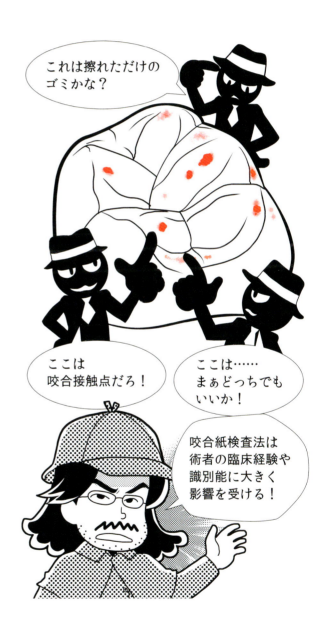

名探偵ナカムラの眼

◆咬合フィルム（咬合紙）による咬合検査は，正確とは言い難い！

2　オクルーザルスプリントは咬合検査する装置なのか？

オクルーザルスプリントは，現状の咬合面形態を侵襲しないことに加えて，撤去によって患者自身の咬合状態を復帰できることから，初期治療として可逆的な治療法とされている[18]．また，咬合状態を比較的容易に変化させることができ，それに対する患者の応答により，咬合異常と顎機能障害の因果関係を診断する方法としても用いられている．なかでもスタビライゼーションスプリントは，早期接触や咬頭干渉などの咬合接触の異常を一時的に解除し，顎位を安定させることで，顎機能障害の諸症状を改善することを目的としている[19]．また，装着後の症状の変化を観察し，咬合との因果関係を検査する方法としても，オクルーザルスプリントがもっとも代表的であろう．咬合接触の異常が解消され，筋の緊張緩和により顎位が適正位へ復帰すると言われていることから，咬合再構成に際し，多用されている．

習慣性閉口位（リポジショニングスプリントを除く）での顎間記録が一般的とされている[19]．しかし，生体の開閉口運動が再現できない咬合器で，指導釘にて最小挙上したスプリントの下顎位が習慣性閉口位上に保持されているとは限らない．また，全歯咬合接触させる咬合調整を持ってしても，下顎位を習慣性閉口位上に保持しているとも限らない．かえって，スプリントによって下顎位の変位を惹起しているかもしれない．これでは，オクルーザルスプリントが初期治療や診断に応用できないと言わざるを得ない．

日本補綴歯科学会ガイドライン[20]「『一般的な開業歯科医における顎関節症初期治療としてのスタビライゼーションスプリント』のデザインならびに製作方法に関するテクニカルアプレイザル」には，推奨するスプリントの顎間記録はなく，また的確な咬合調整法もなく，加えて咬合接触の異常を診断する方法も記載されていない．日本顎関節学会ガイドライン[21]「『顎関節症患者のための初期治療診療ガイドライン』咀嚼筋痛を主訴とする顎関節症患者に対するスタビライゼーションスプリント治療について：一般歯科医師編」にも記載されてはいない．

治療に先立ち，咬合接触の異常が顎口腔系に影響を及ぼしているかの診断が不可欠であり，その診断からオクルーザルスプリントにおける治療の整合性をもたせるべきではないだろうか．矢谷（2012）[22]は，これまでにスプリントに関する数多くの報告があるが，科学的根拠はいまだ十分に明らかにされたとは言い難いと論じている．古谷野ら（2011）[23]は，これまで咬合異常が顎機能障害の一番の病因であるとされてきたが，現在では，咬合は顎機能障害との因果関係が薄いと述べている．

POINT
咬合接触の異常の診断や適正な顎位への誘導にスタビライゼーションスプリントが効果的であるとは言い難い．

■顎機能障害と開口障害が主訴である症例（the Quintessence 2008；27（9）：101-111 より）[24]

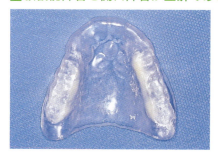
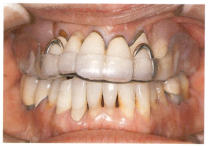

厚さ2mmの熱可塑性加圧型シーネに臼歯部咬合面部のみにレジン添加され，約3mm程度の咬合挙上がなされている．しかし，右側顎関節部の疼痛，開口障害は一向に改善せず，何のためのオクルーザルスプリントなのか理解に苦しむ．

名探偵ナカムラの眼

◆オクルーザルスプリントは，咬合検査に適していない！

3 診断用ワックスアップは咬合検査なのか？

　直接検査法として咬合紙検査法が，間接検査法として診断用ワックスアップが一般的とされている．

　診断用ワックスアップとは，補綴治療を行う前に最終補綴処置によって修復されることが予想される歯列や歯肉の形態をワックスで形成することであり，全顎に及ぶクラウンブリッジによる咬合再構成やインプラント治療を施す場合に多用されている[24]．

　咬合器に装着したスタディモデル上で，欠損部や不良と判断した歯冠部をワックスアップすることで術者の理想的な歯列，歯冠形態を再現する．スタディモデルに補綴装置の最終形態を表現したことで矯正歯科治療の必要性やフィクスチャーの埋入位置などが診断でき，診断用ワックスアップによる治療計画は重要視されている．しかし，診断用ワックスアップによる欠損部への再排列や歯列不正，不良な歯冠形態の修正は，あくまでも術者の理想論であり，そこに再構築される咬合関係は，『機能的正常咬合（生理的咬合）』であるとは決して言えない．まさしく，見た目だけで診断していると言ってもよく，術者本位の咬合であると言わざるを得ない．

　診断用ワックスアップは最終補綴装置の形態を予想する手段であり，診断用ワックスアップを咬合診断のための検査とするべきではない．

診断用ワックスアップの一例

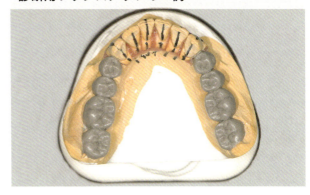

POINT
術者の理想的な歯列，歯冠形態を再現する診断用ワックスアップは，最終補綴装置作製のための指標の一つに過ぎない．

名探偵ナカムラの眼

◆診断用ワックスアップは，咬合検査とは言えない！

第5の謎を解くカギ

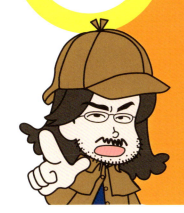

- ◆咬合紙検査法は，的確な咬合検査であるとは限らない！
- ◆オクルーザルスプリントは，咬合検査には適さない！
- ◆診断用ワックスアップは，最終補綴装置の形態を予想する手段に過ぎない！

2 咬合を検査する！

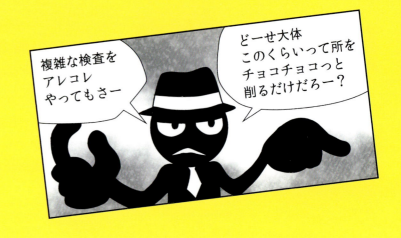

1 咬合検査は何を選択するべきか？

咬合検査について，クラウンブリッジ補綴学第5版[26]では，術前の咬合接触を評価することが重要であると，歯科補綴学専門用語集[25]では，被験者がどのような咬合を有しているかを判定する検査であると記載されている．したがって，咬合の診断をするうえで，術前の咬合接触検査は必要不可欠であることは間違いない．

『咬合異常の診療ガイドライン』(2002)[1]では，咬合接触が正常であるか否かの検査には，
①咬合紙検査法
②ワックス検査法
③引き抜き試験検査法
④シリコーンブラック検査法
⑤咬合接触圧検査法
　（T-Scan検査法・デンタルプレスケール検査法）
⑥咬合音検査法
⑦模型咬合検査法
⑧下顎運動検査法
を挙げている．

そのほとんどはスタティック（静性）な咬合接触検査であり，下顎運動検査法が唯一のダイナミック（動性）な咬合接触検査である．前章で述べた早期接触，咀嚼運動終末位は下顎運動検査法にて診断することができる．

咬合の診断には，術前の概略的な観察，作製する補綴装置の選定，咬合異常の診断，作製した補綴装置の口腔内試適時の評価，経過観察時の評価などとさまざまな場面があり，その場面に応じた咬合検査を選択する必要がある．また，補綴歯科治療において，咬合接触は刻々と変化していくことから，咬合接触を経時的かつ保存し，比較観察できるシリコーンブラック検査法を選択することは当然の帰結であろう．

POINT

経時的な咬合接触の変化を観察，判断するにはシリコーンブラック検査法を，「咬合位の異常」である咀嚼運動終末位と「咬合接触の異常」である早期接触を観察，判断するには下顎運動検査法を選択するべきであろう．

名探偵ナカムラの眼

◆シリコーンブラック検査法を，咬合検査の第一の選択とする！

2　咬合接触像による咬合検査とは？

咬合接触には，真の咬合接触である「咬合接触点」と，きわめて近接した接触関係にある「咬合近接域」の2種類が混在している[27]．「咬合接触点」と「咬合近接域」を合わせて「咬合接触域」と呼び，Millstein (1984)[28]は「咬合接触点」をトゥルーコンタクト，「咬合近接域」をニアコンタクトと名付けている．

正常有歯顎者でも「咬合接触点」はわずかであり[29]，咬合接触していない「咬合近接域」がその大半を占めている．その「咬合近接域」が咀嚼機能において大きな役割を担っており[30]，咬合接触と咀嚼機能を判定するうえで，「咬合近接域」を観察できる咬合検査が至要たる検査となるのは間違いない．

中尾(1970)[13]は，適量のカーボン末を混和した縮重合型シリコーン印象材ブラックシリコーンの透過像の観察によって，咬合接触域を判別するシリコーンブラック検査法を開発した．「咬合接触点」のみを表示する咬合フィルム（咬合紙）とは異なり，単一材料において「咬合接触点」から「咬合近接域」までの咬合接触像を連続した被膜厚さの変化として観察することができる．

太田ら(2014)[31]は，付加型シリコーン系咬合接触検査材でも，咬合接触における変位への影響は小さく，咬合接触像を観察する材料として遜色ないことを報告している．また，歯接触分析装置により，咬合接触像をビジュアル化（可視化）や数値化，さらには保存管理することを可能としている．

「咬合近接域」は上下顎歯間距離（咬合接触検査材の厚み）によって決定され，中尾は50μm以下を「咬合接触点」を含んだ「咬合近接域」と設定している．栗山ら(1998)[17]は，クラウンの咬合調整の過程で，咬合接触検査材の穿孔部を「咬合接触点」とし，厚さ50μm以下の部分を「咬合近接域」としてみた場合，「咬合近接域」は咬頭の斜面あるいは辺縁隆線部にみられ，「咬合接触点」は咬合調整時に作られた咬合小面

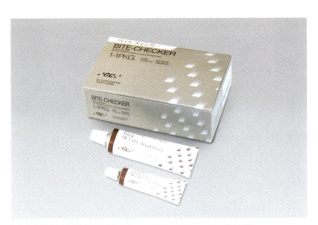

咬合接触検査材バイトチェッカー（ジーシー社製）．

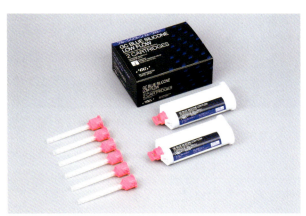

咬合接触検査材ブルーシリコーンローフロー（ジーシー社製）．

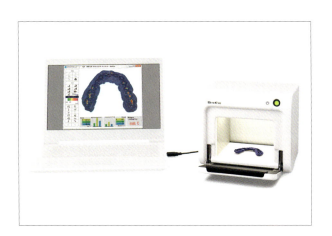

歯接触分析装置バイトアイ（ジーシー社製）．

内の「咬合近接域」に限局されていたと報告している．

池田ら(1999)[12]は，機能時の咬合接触は「咬合近接域」を含めた咬合小面内で生じ，初期接触から咬み込みまでの歯の変位により接触部位は動的に変化している．20μm程度の「咬合近接域」が存在しても歯の変位方向によっては咬合フィルム（咬合紙）上に咬合接触像は発現しない可能性があると述べている．また，20μm以上の「咬合近接域」でも咬み込み初期には咬合接触しており，咬合フィルム（咬合紙）上に発現することもある．これらのことが「咬合近接域」と咬合接触域の面積の相関に反映していると考えられ，咬合接触像は咬合時の動的な歯の接触状態，つまり咬合面形態と，咬合接触してからの咬合力によって生じる歯の変位に大きく影響を受けていると述べている．栗山らも咬合小面内の「咬合近接域」を含めた咬合接触域の評価が必要であると述べている．

POINT
シリコーンブラック検査法による咬合接触域を転写する咬合接触像には，トゥルーコンタクトと呼ばれる「咬合接触点」と，ニアコンタクトと呼ばれる「咬合近接域」が再現されていることを認識する必要がある．

藤井(1983)[32]は，正常有歯顎者25名（平均22.2歳）の咬頭嵌合位では，①咬合接触点は30.0±5.8点であった，②左右側の咬合接触点は，左側14.9±3.1点，右側15.1±3.1点であり，左右差はなかったと報告している．中尾(1970)[13]の報告でも，「咬合接触点」は約29.4点であり，計測設定が異なるものの，ほぼ同値を示す結果であった．

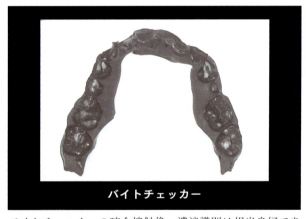

バイトチェッカーの咬合接触像．濃淡識別は相当良好であるが，長期保存が不可能である．

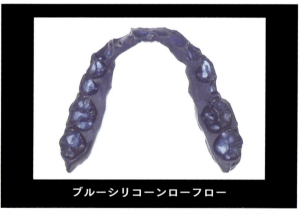

ブルーシリコーンローフローの咬合接触像．濃淡識別は良好であるが，長期保存が可能である．

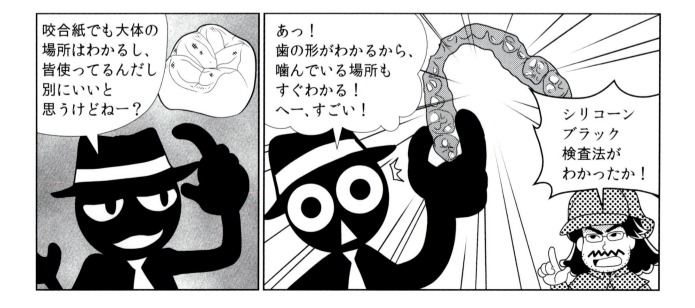

（1）咬みしめ強度について

岡田（1998）[33]は，詳細に咬合接触を観察するには，加える咬合力の強さが重要であると指摘している．仲西ら（1993）[34]は，咬みしめ強度を変化させて咬頭嵌合位を観察することが重要であると述べている．

村田（1988）[16]は，咬みしめ強度の違いによって咬合接触像（咬合接触域）が変化することから，咬みしめ強度を規定する必要があるとし，咬みしめ強度を被験者の感覚にゆだねると，中等度ならびに強度咬みしめ時の再現性は優れていたが，軽度咬みしめ時では劣っていた．もっとも優れていたのはRMS 30%（EMG筋電計：咬筋表面）であったと報告している．

しかし，毎回EMGを用いての検査では簡便性に著しく欠ける．本田ら（2014）[35]は，「軽く咬んでください」という術者の指示が，咬合接触記録にあまり影響を及ぼさないと報告している．したがって，咬みしめ強度は術者の声かけによって規定すれば，簡便かつ再現性も高いと言えよう．しかし，あくまでも患者の感覚に頼らざるを得ないことから，事前に何回かの練習あるいは体験が必要となるのは間違いない（P164を参照）．

藍（1999）[36]は，咬合力の強さによって咬合接触像が変化しても，咬頭嵌合位における臼歯部での接触は全体的に均等に保たれることが好ましいと述べている．柳田（1994）[37]は，咬頭嵌合位における均等接触の欠落は，咬筋筋活動の平衡にも影響を及ぼすと報告している．したがって，口腔内の状況に応じても，咬みしめ強度を規定する必要がある．

著者は，検査前に，咬合支持域に相当する「咬合接触点」における咬合接触強さを，厚さ12.7μmと8μmのオクルーザルレジストレーションストリップスにて確認しながら，同時に患者にその感覚を覚えさせておく方法を採用している．

咬みしめ強度の違いによって，臼歯部が垂直方向に沈下すると同時に舌側方向に傾斜して，臼歯部の咬合接触像（咬合接触域）を変化させる．咬みしめ強度が強くなるほど，舌側方向に傾斜して咬合接触域を増大させ，咬合力を受け止めて下顎位を保持する．

POINT

シリコーンブラック検査法における咬みしめ強度は，咬合接触域の再現性に大きく影響を及ぼすことから，軽度から中等度咬みしめ時の咬合接触域の観察では，咬みしめ強度を規定する必要がある．

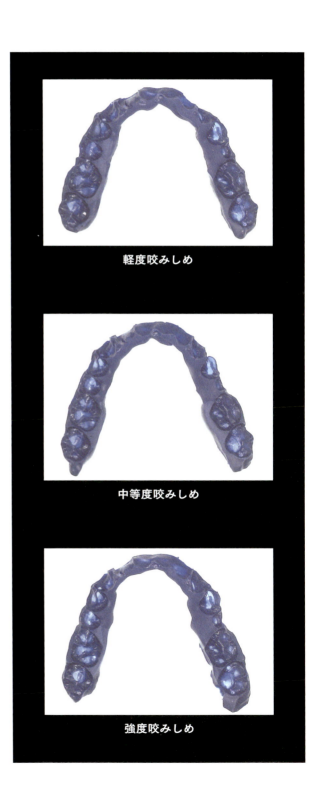

軽度咬みしめ

中等度咬みしめ

強度咬みしめ

（2）咬頭嵌合位の保持について

　呉本ら（2001）[38]は，正常有歯顎者において，30秒間の咬頭嵌合時に，下顎は前後的，左右的に約40μm範囲で常に動揺していることを明らかにし，この動揺は咬頭嵌合位を一定に保持するための生理的制御にともなう動きであると述べている．また，この動揺の大きさには個人差が大きいことも明らかにしている．

　嶋村ら（2002）[39]は，正常有歯顎者において，咬合採得材が介在する30秒間の咬頭嵌合時の下顎も，一定の範囲で常に動揺していると報告している．さらに，何も介在していない時と比較して，下顎は有意に前方に平均約90μm，側方に平均約48μm程度変位し，その程度も個人差が大きいことを明らかにしている．児玉（1979）[40]は，咬合採得材の物性が咬合採得に大きな影響を及ぼすとし，その理由に咬合採得材の介在が歯の圧感覚の異常を惹起し，咬頭嵌合位の認知を低下させる可能性があると報告している．したがって，咬合接触検査材の分量は，歯列咬合面上に一律に置くだけの最小限にする必要がある．

　岡田（1998）[33]は，咬合力が作用してこそ咬合機能を発揮する，また咬合接触域が増加して咬頭嵌合位の保持が確実となる，強度咬みしめ時の咬頭嵌合位を顎口腔系の基準位と考えるべきであると述べている．しかし，森川（1996）[41]は，咬みしめ強度は強すぎないようにする必要があると指摘している．したがって，咬頭嵌合位が保持される程度の咬みしめ強度が再現性に大きく影響を及ぼすことが考察できる．

　また，この咬合接触検査材の口腔内保持時間は約60秒間であり，この間は咬みしめ強度を変化させない工夫が必要であろう．著者は，オトガイ下部にそっと指を添えることで，下顎位を保持し，硬化時の咬みしめ強度を一定に保たせている．

POINT
シリコーンブラック検査法における咬頭嵌合位の保持は，咬合接触像の再現性に強く影響を及ぼすことから，歯の変位を大きく発現させない程度に咬みしめ強度を規定し，かつ検査材が硬化するまで下顎位を保持する必要がある．

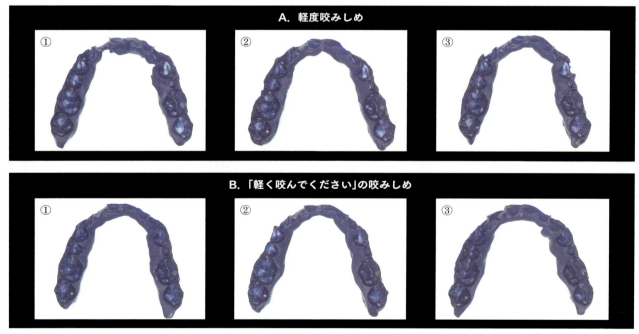

A．事前に軽度・中等度・強度噛みしめを順にさせる練習をさせ，その後に間隔を十分に空けてからの3回の軽度噛みしめにおける咬合接触像を示す．①～③において，ほぼ同様な咬合接触像を呈し，再現性が認められる．
B．「軽く咬んでください」の指示のもとに咬合させた3回の咬合接触像を示す．①～③において，ほとんど咬合接触像が認められず，咬頭嵌合位が不安定であることから，咬みしめ強度の適切な規定が咬頭嵌合位を安定させていることがわかる．

（3）咬合接触域の設定について

これまでの報告では，上下顎歯間距離（咬合接触検査材の厚み）のどこまでが咬合接触域とするかは多様であり，明確な基準は示されていない．それゆえに，厚みが50μm以下の部位を咬合接触と判定し，その面積を咬合接触面積と示しているが，その面積を咬合面形態の作製に反映させることができない．また，「咬合近接域」が含まれる咬合接触域は咀嚼機能に重要な役割を果たしているにもかかわらず，分別して観察されていないのが現状である．

これは，中尾（1970）[13]の報告から約50年近くが経過しているものの，上下顎歯間距離と咬合接触域の関係が解明されていないことに原因があろう．その理由の一つに，上下顎歯間距離を連続的に計測し，定量化することができなかったことが挙げられる．

最近，咬合接触域を可視化，数値化する歯接触分析装置が発売され，繰り返し測定の再現性は非常に高いことから，今後の研究が待たれる．

著者は，支持咬頭における「咬合接触点」，主機能部位における「咬合接触点」「咬合近接域」，convexによる咀嚼運動経路がもたらす近接滑走（接触滑走をともなわない）する臼磨運動と圧搾空間における「咬合近接域」に注視している．現在は，咬合接触像に示される咬合接触検査材の厚さ0～9μm（引き抜き試験検査法に準ずる）を「咬合接触点」，10～89μmを「咬合近接域」として設定，区分し，咬合接触域を観察，判定に応用しているが，さらなる研究の余地があろう．

POINT

歯接触分析装置を用いたシリコーンブラック検査法では，咬合接触域（咬合接触像）を「咬合接触点」と「咬合近接域」とに色別設定し，区分する．

「咬合接触点」「咬合近接域」の表示では，歯列全体における分布状況が観察でき，「咬合接触点」の周囲を取り巻くように「咬合近接域」が存在していることがわかる．この被験者では，左右の第一小臼歯には「咬合近接域」がほとんど存在せず，その他の臼歯部では「咬合近接域」が存在していることがわかる．

■咬合接触状態を色分け表示

レベル	Class	厚さ（μm）	色
149μm以下	1	180～200	
	2	159～179	
	3	130～149	
	4	110～129	
	5	90～109	
89μm以下	6	70～89	
	7	60～69	
59μm以下	8	50～59	
49μm以下	9	40～49	
	10	30～39	
29μm以下	11	20～29	
	12	10～19	
	13	5～9	
4μm以下	14	0～4	

現在のところは，「咬合接触点」はClass14, 13（厚さ0～9μm）と，「咬合近接域」はClass12～6（厚さ10～89μm）と設定し，区分している（ジーシー社，バイトアイのカタログより）．

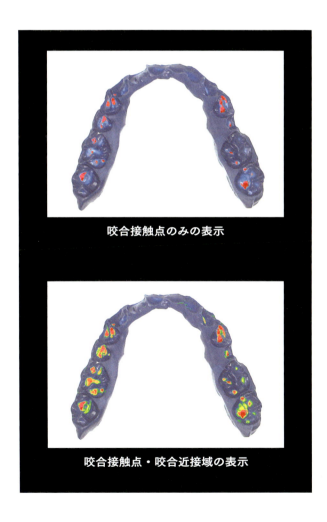

咬合接触点のみの表示

咬合接触点・咬合近接域の表示

名探偵ナカムラの眼

◆咬合接触像による咬合検査とは，シリコーンブラック検査法である！

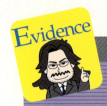

新規シリコーン系咬合接触検査材の噛み切り抵抗値の評価

補綴誌 2014；6・123回特別号：286[31] より

> ▶目的
> 縮重合型シリコーン系咬合接触検査材であるバイトチェッカー（BC）では採得時の下顎の変位が少ない．付加型シリコーン系咬合接触検査材であるブルーシリコーン（BS）とブルーシリコーンローフロー（BS-LF）の噛み切り抵抗値が採得時の下顎の変位に及ぼす影響について検討した．
>
> ▶結果と考察
> 1．噛み切り抵抗値は，BSよりBS-LFが高い値を示した．
> 2．BSとBS-LFの噛み切り抵抗値は，BCより有意に低い値を示した．
> 以上のことから，BSとBS-LFはBCと同様に採得時の下顎の変位に及ぼす影響が少ないことがわかった．

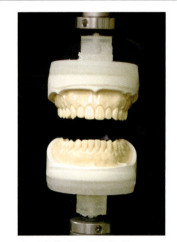

上下顎模型を嵌合状態でオートグラフに固定．

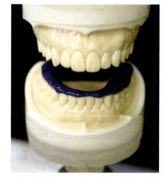

下顎咬合面に咬合接触検査材を盛る．

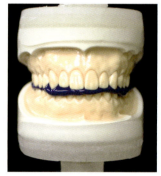

上顎が下顎に接触するまでの圧縮試験力を測定．

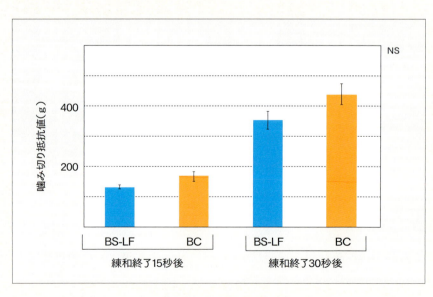

練和終了から咬合させるまでの時間の違いによる噛み切り抵抗値の比較．

3 早期接触を発見する咬合検査とは？

早期接触（premature contact）は，閉口によって上下顎の咬合接触状態が得られる前に，1歯ないし数歯が早期に咬合接触する現象である[42]．

早期接触を探知するには，下顎安静位付近のわずかな開口位から可及的に静かに閉口させ，最初に咬合接触する部位を確認するとされている．接触の確認には，咬合フィルムやレジストレーションストリップスが用いられるが，手指の触診による歯の衝突の感知も有効であるとし[43,44]，フレミタスを手指の触診にて確認する方法が一般的とされている．歯周病学用語集（2013）[45]では，フレミタスを早期接触または咬合干渉にみられる歯の振動と定義し，上顎歯列の唇頬側面に指を当てて咬合させ，振動を確認するとしている．しかし，術者の手指の感覚だけに頼る咬合検査に整合性があるとは考えにくく，判然としないのは著者だけであろうか．

また，上下顎歯列がもっとも多くの部位で接触し，安定した状態である咬頭嵌合位が必ずしも正常な咬合接触状態，あるいは適切な下顎位とは限らない．咀嚼筋群が協調活動している顎口腔系であれば上下顎の咬合接触状態が得られる前の早期の咬合接触は筋肉位（咀嚼筋群が協調活動した状態で，下顎安静位から閉口することによって得られる咬合位）であり，それは生理的な咬合位でもあり，咬合接触により下顎位が誘導されて結果的に咬頭嵌合位に至ると考えるほうが妥当であろう．したがって，咬頭嵌合位と筋肉位との不一致が，早期接触という「咬合接触の異常」を惹起していると結論づけても過言ではない．

咬頭嵌合位と筋肉位（習慣性閉口終末位）の不一致を検査する下顎運動検査には，セントラルベアリングトレーシング（CBT）による咬合検査を採用している．この検査によって接触の有無をはじめ，接触部位も的確に判定することができる．佐藤ら（2017）[46]も，早期接触の解消にセントラルベアリングトレーシングが有効であることを報告している．

米国歯科補綴学用語集 GPT-6（1994）[47]では，無歯顎補綴治療での水平的顎間記録に用いるゴシックアーチトレーシングとは用途が異なることから，新たにセントリックベアリングトレーシング（CBT）と呼称し，セントラルベアリングデバイス（CBD）を用いて水平描記板上に描かれる図形と定義している．CBDは上顎歯列に取り付けたセントラルベアリングスクリューと下顎歯列に取り付けたホリゾンタルプレートからなり，描記板上に描記針が接触または滑走（ベアリング）し，下顎運動の軌跡を記録する．GPT-8（2005）[48]では，セントリックベアリングトレーシングはセントラルベアリングトレーシング（CBT）へ，セントラルベアリングデバイスはセントラルベアリングトレーシングデバイス（CBTD）へと呼称変更されている．

POINT

早期接触は，咬頭嵌合位と筋肉位との不一致によって惹起すると言える．セントラルベアリングトレーシング（CBT）による検査によって，早期接触の判定および早期接触部位を発見することができる．

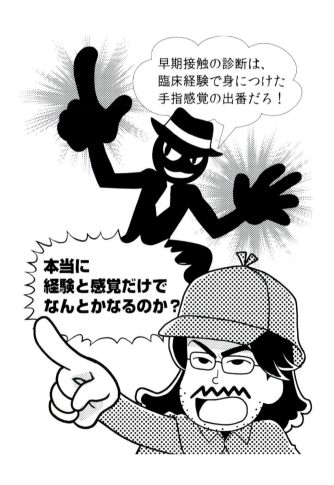

Case Study

補綴臨床StepUp講座 Centric Bearing Tracing テキスト(2010)より

CBTによる咬合検査を用いて早期接触を発見し，解消した症例

- ▶ **患者**：29歳，男性．
- ▶ **主訴**：時々，右上奥歯に違和感を覚える．
- ▶ **現症**：上顎臼歯部にインレー修復が認められるものの，歯および歯周組織に違和感を訴えるような原因が認められなかった．
- ▶ **病態診断**：7 6 5|の咬合面形態が金属修復によって変化しており，早期接触が疑われる．
- ▶ **設計診断**：事前に作製したセントラルベアリングトレーシングデバイス（CBTD）にて，早期接触の存在（咬頭嵌合位と習慣性閉口終末位の不一致）を確認する．不一致による早期接触が存在する場合は，早期接触部位を確認し，咬合調整する．

《Step1》咬合器上でのセントラルベアリングポイントの観察

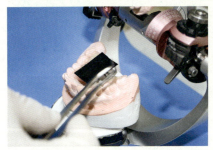
①インサイザルピンを外し，セントラルベアリングプレート上に片面咬合フィルム（青色）を置く．

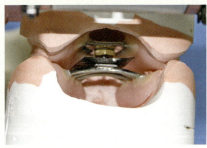
②セントラルベアリングスクリューとプレートが接触している点を印記する．

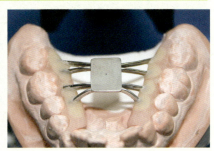
③プレート上に印記させたセントラルベアリングポイント（CBP）．

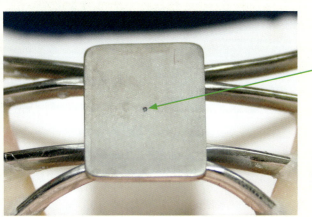

咬合器上での咬頭嵌合位

咬合印記法にて咬合接触を認めた模型上の部位をオクルーザルレジストレーションストリップスによる引き抜き試験にて確認し，その顎間関係の高さでスクリューをプレートに接触させ，青色で印記した点CBPが咬合器上での咬頭嵌合位を表している．

《Step2》咬頭嵌合位でのセントラルベアリングポイントの観察

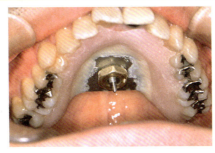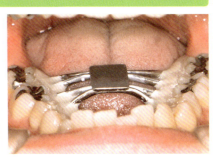

口腔内に装着したセントラルベアリングトレーシングデバイス（CBTD）．装置の適合および疼痛等の不具合を確認する．

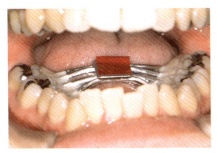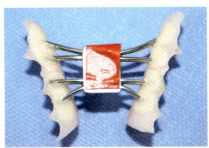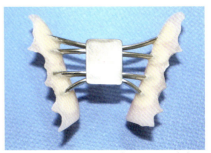

数回，軽いタッピングをさせた後，プレート上に片面咬合フィルム（赤色）を置く．このとき，咬合フィルムの裏面に水を塗布しておく．再びタッピングさせ，スクリューとプレートが接触している点を印記する．このとき，咬合フィルムがズレていないか，咬合紙の一点の圧痕を確認する．

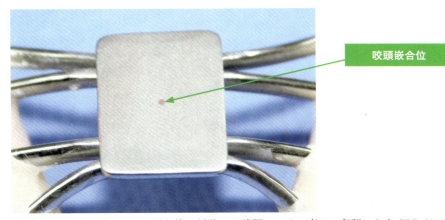

咬頭嵌合位

咬合印記法にて咬合接触を認めた部位をストリップスによる引き抜き試験にて確認し，その高さで印記した点CBPが口腔内での咬頭嵌合位を表している．このとき，青色の印記に赤色が重なることで，青色が見えなくなることが重要である．

《Step3》咬頭嵌合位と習慣性閉口終末位でのセントラルベアリングポイントの観察

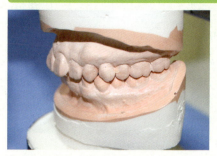
①咬合器上での咬頭嵌合位の高さにインサイザルピンを合わせる．

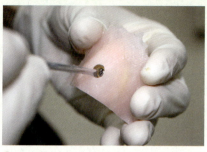
②スクリューを回転させ，CBTDによる最小限の咬合挙上をする．

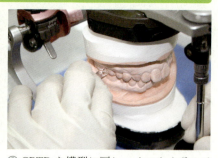
③CBTDを模型に戻し，インサイザルピンの浮き上がりを確認した後，最後方歯から引き抜き試験による非接触を確認する．

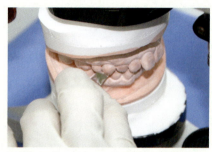
④順次，前方歯へと非接触を確認する．その時点で，接触を認めれば，再度挙上する．

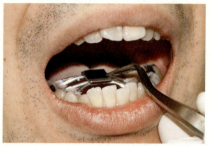
⑤CBTDを口腔内に装着，咬合させ，ストリップスによる引き抜き試験にて非接触を確認した後，咬合フィルム（青色）を置く．

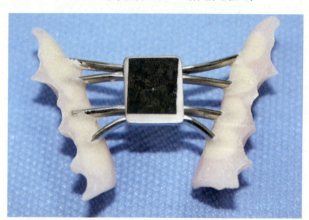

数回，軽いタッピングをさせ，咬合フィルムのズレを確認するために咬合紙の一点の圧痕を確認する．

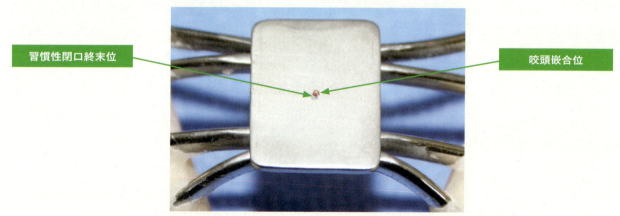

最小挙上でストリップスによる引き抜き試験にて非接触を確認し，その高さで印記した点CBPが習慣性閉口終末位を表している．印記してある咬頭嵌合位（赤色）と印記した習慣性閉口終末位（青色）の重なりを観察する．重ならなければ早期接触が存在していることになる．また，青色が左側にズレていることから，習慣性閉口時に下顎を左側に変位させる早期接触の存在が考えられる．

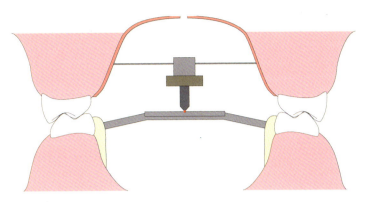

口腔内に装着したCBTDの前頭面からみたシェーマを示す．最初に咬頭嵌合位の高さでCBPを印記する．このCBPが，咬頭嵌合位における顎間関係（上顎に対する下顎の空間的位置関係）を一点で表している．

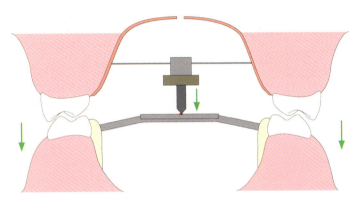

スクリューを回転させ，最小挙上にて咬合接触をさせない状態で発現する習慣性閉口終末位（筋肉位）の高さでCBPを印記する．このCBPが，筋肉位における顎間関係を一点で表している．このCBPと咬頭嵌合位でのCBPにズレが確認できたとき，早期接触が存在すると診断する．

■セントラルベアリングポイント（CBP）の観察

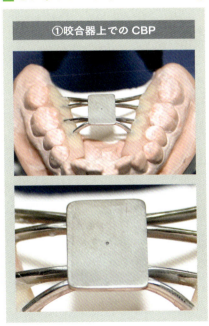
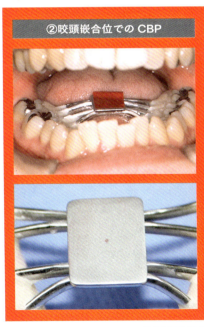
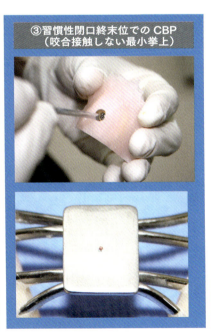

①咬合器上でのCBP	≠	②咬頭嵌合位でのCBP	⇒	CBTDの不良
②咬頭嵌合位でのCBP	=	③習慣性閉口終末位でのCBP	⇒	早期接触（−）
②咬頭嵌合位でのCBP	≠	③習慣性閉口終末位でのCBP	⇒	早期接触（＋）

《Step4》早期接触部位の確定と咬合調整

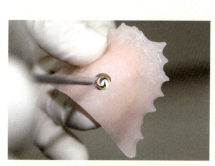
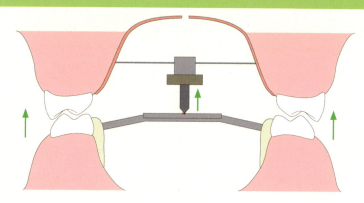

スクリューを逆回転させ，CBTDによる咬合挙上を緩徐していく．このとき，咬頭嵌合位までの高さに一気に返戻するのではなく，緩徐することで最初の咬合接触部位を観察することができる．

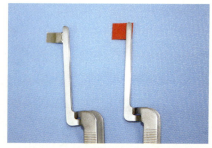
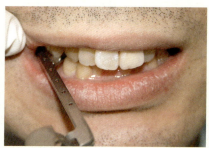
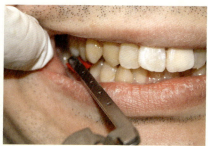

ストリップスと両面咬合フィルム（赤色）を有孔型咬合紙ホルダーに装着する．引き抜き試験にて最初の咬合接触部位を確認し，接触があれば咬合フィルムを引き抜いて咬合接触点を印記させる．

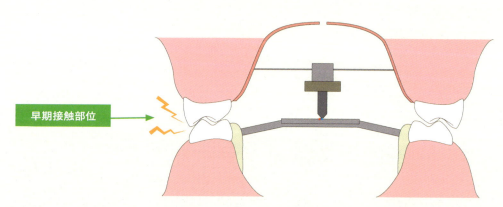

早期接触部位 →

スクリューを逆回転させ，咬合挙上を緩徐しながら，最初に発現する咬合接触部位を発見していく．その咬合接触部位を早期接触部位と診断する．症例によっては，早期接触部位が1か所とは限らず，数か所に及ぶこともある．

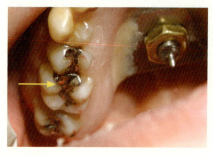
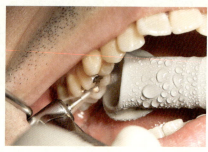

上顎第一大臼歯近心頬側咬頭内斜面に早期接触部位（黄色矢印）が認められたため，削合した．これが，本当の咬合調整であろう．

《Step5》咬頭嵌合位と習慣性閉口終末位でのセントラルベアリングポイントの観察

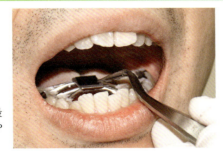
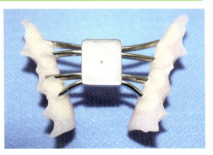

咬頭嵌合位にて CBP を印記した後，最小挙上して習慣性閉口終末位にて CBP を印記する．

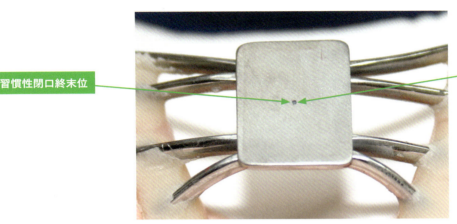

習慣性閉口終末位　　　　　　　　　　　咬頭嵌合位

咬頭嵌合位にて印記した CBP（赤色）と，最小挙上による習慣性閉口終末位（筋肉位）にて印記した CBP（青色）が一致していることから，咬合調整により早期接触を解消できたと診断する．このとき，赤色の印記に青色が重なることで，赤色が見えなくなることが重要である．

> ▶ **考察**：咬合調整後は，違和感が消失した．藍ら（1975）[49] は，早期接触部位は第一大臼歯がもっとも多く，その45％が充填物や補綴装置であったと報告しており，本症例でも早期接触部位は 6| に存在し，また修復装置上であった．

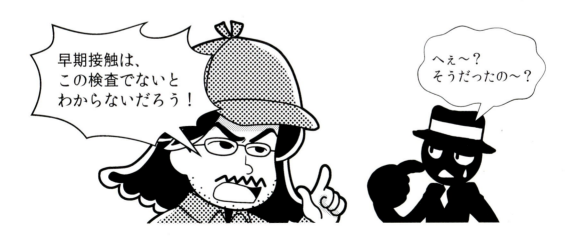

名探偵ナカムラの眼

◆早期接触は，セントラルベアリングトレーシングにて可視化する！

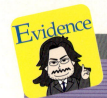

セントラルベアリングデバイスを応用して早期接触の診断を行った症例

補綴誌 2017；9・126回特別号，303[46] より

▶目的
早期接触の判定には，種々の咬合検査が用いられている．その検査方法ではμm単位の早期接触部位を判定し，かつ咬合調整後の判定を行うことは確実ではない．また，早期接触部位のみが咬合接触した状態で顎位を保持する術式は確立されておらず，患者および術者の感覚によるところが多く，不確実である．
本症例は，セントラルベアリングデバイスを応用して早期接触を的確に可視化し，早期接触部位を診断する．

▶方法
患者は，初診時39歳の女性．主訴は上顎左側臼歯部の違和感，および上顎左側小臼歯部の冷水痛と擦過痛である．当該部位は視診および口腔内X線検査ではう蝕を認めず，咬耗は中等度で病的な象牙質露出も認められなかった．セントラルベアリングスクリューを回転させ，オクルーザルレジストレーションストリップスを用いた引き抜き試験検査法を行い，咬合接触のない最小限の咬合挙上を行った．この咬合挙上状態で数回のタッピング運動を行わせ，習慣性閉口終末位の確認を行った．習慣性閉口終末位は1点に収束していたが，咬頭嵌合位とはわずかな不一致を認めた．咬合接触がない最小限の咬合挙上状態からスクリューを戻していき，すべての歯が接触する直前で，一部の歯にのみ咬合接触が認められた部位を咬合紙で印記し，早期接触と診断した．
部位が特定できた早期接触の咬合調整においては，咬頭嵌合位が不安定にならないように微量を削合した．セントラルベアリングデバイスによる早期接触の検査を繰り返し，習慣性閉口終末位と咬頭嵌合位が一致するまで咬合調整を行った．

▶結果と考察
早期接触部位を確定し，咬合調整を行った結果，冷水痛と擦過痛は改善した．また，咬頭嵌合位と習慣性閉口終末位の一致が確認できた．術前術後の咬合接触状態は早期接触部位以外に変化が認められなかった．
セントラルベアリングデバイスを用いて咬頭嵌合位と習慣性閉口終末位を観察することで，早期接触の有無を診断し，その部位を可視化することができた．

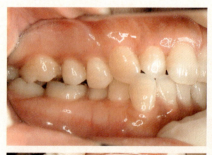
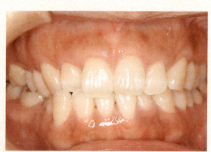
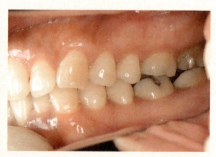
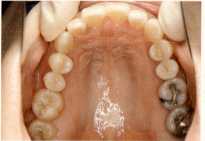
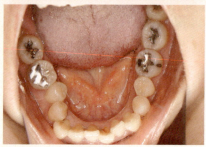

初診時口腔内写真．

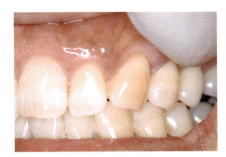
咬頭嵌合位での前側方面観.

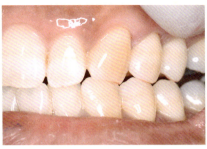
側方滑走時での前側方面観. スムーズな側方滑走運動がみられ, 病因となるような干渉は認められなかった. また, 不快症状が増大することもなかった.

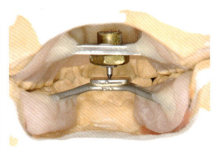
作製したCBD. この後, 咬合器上でセントラルベアリングポイント(CBP)を印記した.

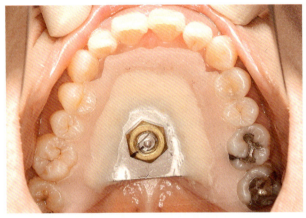
上顎に装着したCBD. 装置の適合および疼痛等の不具合を確認する.

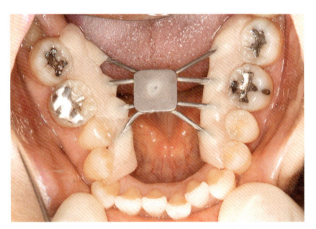
下顎に装着したCBD. 装置の適合および疼痛等の不具合を確認する.

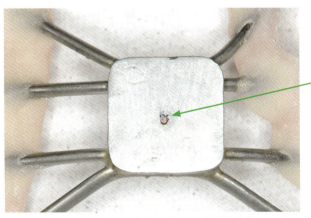

咬頭嵌合位

口腔内での咬頭嵌合位と咬合器上での咬頭嵌合位の一致を確認する. この症例では, 一致した.

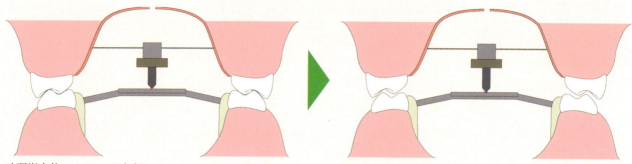

咬頭嵌合位にて CBP を印記した．

最小挙上し，習慣性閉口終末位にて CBP を印記した．

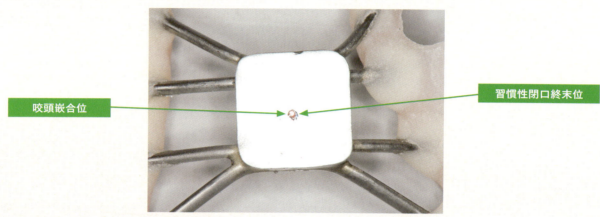

咬頭嵌合位　　　　習慣性閉口終末位

習慣性閉口終末位の CBP が咬頭嵌合位の CBP と一致していないことから，早期接触と診断した．

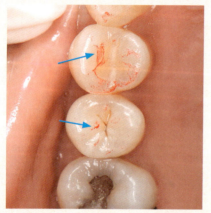

挙上を緩徐し，第一および第二小臼歯に最初に咬合接触部位を発見，印記した．この症例は青矢印が示すように 2 か所であった．

シリコーンブラック検査法にて，早期接触部位での咬合接触像を示す．犬歯を除く早期接触部位以外の咬合接触が認められず，習慣性閉口運動がこの早期接触に咬合接触した後に，咬頭嵌合位に滑走していることが考察できる．

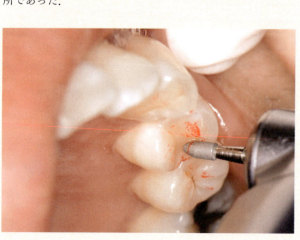

咬合調整．

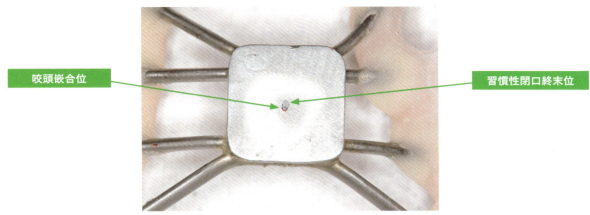

いまだ習慣性閉口終末位のCBPが咬頭嵌合位のCBPと一致しないことから，早期接触が残存していると診断した．

再度挙上を緩徐し，第二大臼歯に次なる咬合接触部位を発見，印記した．その後，咬合調整した．

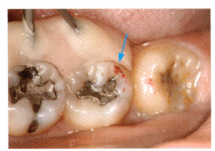 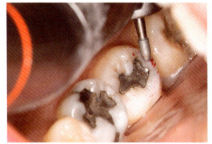

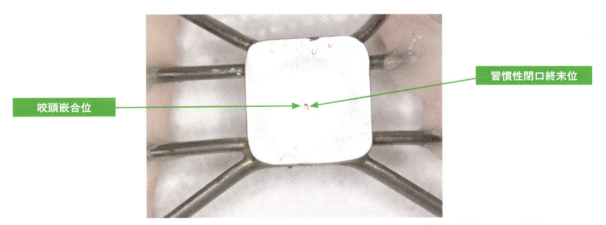

咬頭嵌合位のCBPと習慣性閉口終末位のCBPが一致したことから，咬合調整により早期接触を解消できたと診断した．

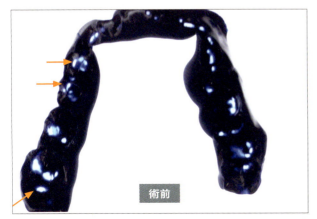 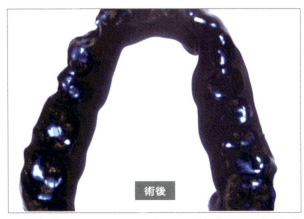

シリコーンブラック検査法にて，術前術後における咬頭嵌合位での咬合接触像を示す．また，術前の咬合接触像には，咬合調整部位（橙色矢印）を示す．咬合調整にて早期接触を解消したが，咬頭嵌合位の変位はまったく認められなかった．

4　咬合検査は，咬合を可視化する唯一の方法である！

　咬合の診断は，術前の概略的な観察，作製する補綴装置の選定，咬合異常の診断，作製した補綴装置の口腔内試適時の評価，経過観察時の評価などとさまざまな場面で不可欠である．

　咬合の診断をするには，咬合接触を可視化できる咬合検査が必要不可欠である．

　咬合接触の回復には不可逆的な治療がともなうこと，咬合接触の回復が新たな咬合異常を惹起する可能性もあること，咬合異常が認められても機能異常を惹起しているとは限らないことなどから，十分な検査によって確実な診断を下さなければならない．そして，的確なインフォームドコンセントによって患者の承諾を得てから，咬合接触の治療に取りかかるべきである．

POINT

咬合検査の結果があってこそ，咬合の診断を正しく下すことができる．不可逆的な咬合接触の治療は後戻りできない処置であり，やり直しがきかない処置であることから，咬合の診断が正しいことが当然の帰結であろう．

推奨する咬合検査

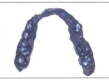

● シリコーンブラック検査法
・咬合接触像による「咬合接触点」と「咬合近接域」の可視化
・「咬合接触点」の接触点数と接触分布の可視化

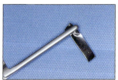

● 引き抜き試験検査法
・厚さ12.7μmと8μmのオクルーザルレジストレーションストリップスによる咬合接触強さの可視化

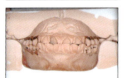

● 模型咬合検査法
・舌側面観からの咬合接触の可視化
・フェイスボゥトランスファによる仮想咬合平面の可視化

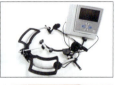

● 下顎運動検査法
・咀嚼運動終末位の可視化
・セントラルベアリングトレーシングによる早期接触の可視化

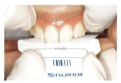

● 咬合接触圧検査法
・「咬合接触点」の最大咬合力の可視化
・「咬合接触点」の咬合力表示面積の可視化

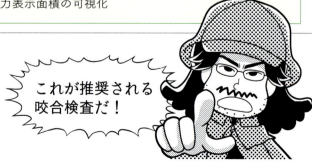

これが推奨される咬合検査だ！

第5の謎　なぜ，咬合や咀嚼の検査が必要なのか？

第5の謎を解くカギ

◆咬合を診断するには，
　咬合検査が必要不可欠である！

◆咬合は，咬合検査にて必ず可視化する！

◆咬合接触検査の第一選択は，
　シリコーンブラック検査法である！

◆シリコーンブラック検査法は，
　咬合接触点と咬合近接域を可視化する！

◆セントラルベアリングトレーシングにて
　早期接触を可視化する！

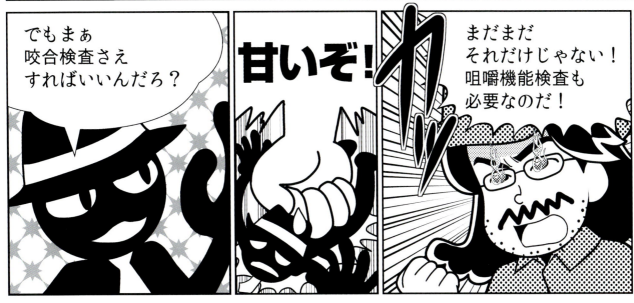

3 咀嚼機能を検査する！

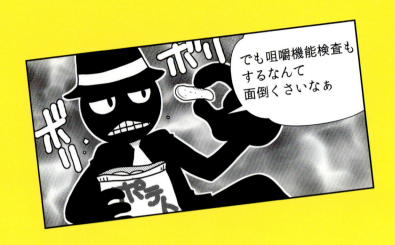

1 咀嚼機能検査とは何か？

　咀嚼機能の回復を目的とする補綴歯科治療では，咀嚼能力を客観的に，かつ定量的に評価しなければならない．しかし，咀嚼能力を総合的に評価する単一の検査法は存在しない．

　2015年に日本補綴歯科学会から『咀嚼機能検査』が新たに定義された[25]．咀嚼試料より直接判定する方法と，咀嚼に関与する他の要素より間接的に測定する方法に大別されている．直接的検査法は，咀嚼された咀嚼試料の状態を客観的数値として表す方法と咀嚼能率判定表により摂食能力を主観的に評価する方法である．間接的検査法は，顎運動，筋活動，咬合接触状態，そして咬合力などにより咀嚼能力を評価，判定する方法である．

　『咀嚼障害評価法のガイドライン —主として咀嚼能力検査法—』(2002)[50]のなかで，
▶直接的検査法には，
①咀嚼試料の粉砕粒子の分布状態から判定する方法
②咀嚼試料の内容物の流出量から判定する方法
③咀嚼試料の穿孔状態から判定する方法
④食品の混合状態から判定する方法
⑤咀嚼能率判定表から判定する方法
▶間接的検査法には，
⑥咀嚼時の下顎運動から判定する方法
⑦咀嚼時の筋活動から判定する方法
⑧咬合接触状態から判定する方法
⑨咬合力から判定する方法
が列挙されている．

　直接的検査法は，簡便かつ定量化しやすいことから①②⑤を選択し，さらに主観的感覚から判定する方法も加えて，すべての検査を併用することが重要であろう．間接的検査法は，咀嚼能力を直接評価，判定する方法でないことから⑥〜⑨から必要に応じた検査を選択するべきであろう．

POINT
咀嚼機能の回復を目的とする補綴歯科治療では，補綴歯科治療前後での咀嚼能力を評価，判定しなければならない．

名探偵ナカムラの眼

◆咀嚼機能検査とは，咀嚼能力を可視化できる検査である！

2　咀嚼能率測定とは何か？

咀嚼能率とは，食物を規定の粉砕度に要する作業量である[25]．咀嚼能率測定には，咀嚼試料の粉砕粒子の分布状態から判定する方法と咀嚼試料の内容物の流出量から判定する方法がある．

咀嚼試料の粉砕粒子の分布状態から判定する方法とは，粉砕性のある咀嚼試料を規定回数咀嚼させ，その粉砕粒子の分布状態を重量や表面積により測定し，評価，判定する方法である．

その代表的な方法には Manly(1950)[51] や石原(1955)[52]の篩分法があり，篩分法とは一定量の咀嚼試料を一定回数咀嚼させ，粉砕された咀嚼試料の粒子を各種の篩にて篩い分けすることで，細分状態を数量化して評価，判定する方法である．

河村(1972)[53]は，咀嚼試料ピーナッツ3g，咀嚼回数20回，10meshの篩では，正常有歯顎者の咀嚼能率を100％とすれば，大臼歯1歯欠損の場合は62％になると述べており，有用ではあるが，測定過程が煩雑であることから，日常臨床での適用は難しい．手塚(1983)[54]は，粉砕粒子の分布状態を測定する方法として沈降法を紹介しているが，実用には至っていない．また，沖山ら(1996)[55]は，有歯顎者におけるピーナッツによる咀嚼能率の測定に限度があることを明らかにし，試験用グミゼリーの有用性が高いと報告している．

山本(1993)[56]や田中ら(1994)[57]は，咀嚼試料の内容物の流出量から判定する方法を考案している．試験用グミゼリーの粉砕によって溶出したグルコース量を測定し，評価，判定する方法である．志賀ら(2004)[58]は，グルコース溶出量は篩分法による咀嚼値と高い相関があり，20秒間のグミゼリー咀嚼時のグルコース溶出量を測定する検査法は，簡便かつ定量的に評価，判定できると述べている．平成23年3月には，グミゼリー咀嚼時のグルコース溶出量の測定による検査が，有床義歯装着者に対し，先進医療（技術名：有床義歯補綴治療における総合的咬合・咀嚼機能検査）[59]として採用されている（**図1**）．

坂口ら(2012)[60]は，習慣性咀嚼側でのグルコース溶出量は非習慣性咀嚼側と比較して有意に多かったと報告している．また，習慣性咀嚼側のほうが良好な咬合および咀嚼機能を有している可能性が高いと述べている．志賀ら(2016)[61]は，正常有歯顎者では150mg/dL以上，全部床義歯装着者では100mg/dL以上であるとした判断基準を作成している（**図2**）．

しかし，咀嚼能率とは食物を規定の粉砕度に要する作業量であり，咀嚼能率測定とは粉砕性のある咀嚼試料を規定回数咀嚼させた評価でなければならない．冨田ら(2017)[62]は，30回までの片側咀嚼回数ではグルコース溶出量と相関関係があり，咀嚼回数5回，10回，15回のグルコース溶出量を測定することで，30回(20秒間)までの溶出量を推測できることを明らかにしている．したがって，咀嚼時間ではなく咀嚼回数を規定するべきであろう．

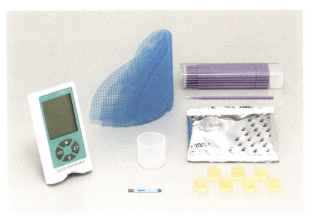

図1　咀嚼機能検査キットと咀嚼能力検査装置を用いて，グミゼリーのグルコース溶出量を計測する．

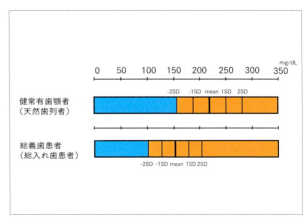

図2　主咀嚼側における20秒間咀嚼によるグルコース溶出量の目安（文献61より改変引用）．

また，中村ら(2017)[63]は，主機能部位が第一大臼歯と第二大臼歯に存在する場合で，咀嚼能率測定に有意差が認められなかったと報告している．したがって，咀嚼能率には主機能部位が直接影響していないことがわかる．

渡部(1995)[64]は，第一大臼歯における圧搾空間のなかで食物が圧搾，粉砕されることを明らかにしている．木戸ら(1995)[65]は，咀嚼試料にピーナッツ3gを用いて正常有歯顎者における食物動態の特徴を検討したところ，咀嚼の進行にともなって頬側貯留率は順次減少し，舌側貯留率は増加した．さらにその粉砕度は舌側が頬側より高いことが明らかになったと報告している．食塊形成という過程は食物粉砕と舌側貯留であり，観察される食物動態も食塊形成の合目的性を満たしていると言える．したがって，食塊形成が観察できるピーナッツも不可欠な咀嚼試料とするべきであろう．中村(2017)[66]は，試験試料を用いた咀嚼能力検査として，グミゼリーとともにピーナッツも推奨している(図3〜10)．

以上のことから，プロビジョナルレストレーションおよびデフィニティブレストレーション装着後は，咀嚼能率測定にて咀嚼能力の回復度を確認しなければならない．

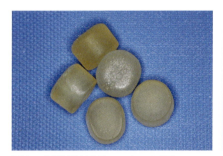

図3 試験試料(グミゼリー1粒)．

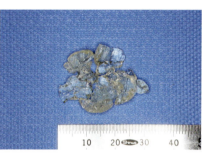

図4 咀嚼機能正常者における粉砕状況の一例．5回片側咀嚼時の粉砕状況を示す．かなり粉砕されているが，均等粉砕はできていない．

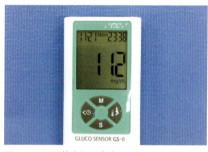

図5 5回片側咀嚼時のグルコース溶出量．

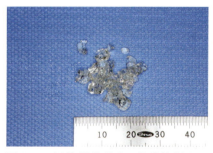

図6 15回片側咀嚼時の粉砕状況を示す．細かく粉砕され，ほぼ均等粉砕されている．

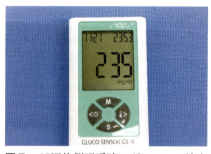

図7 15回片側咀嚼時のグルコース溶出量．

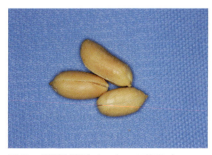

図8 試験試料(ピーナッツ約3g)．

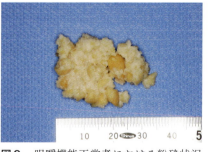

図9 咀嚼機能正常者における粉砕状況の一例．5回自由咀嚼時の粉砕状況を示す．かなり粉砕されているが，均等粉砕はできていない．

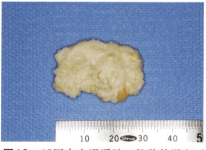

図10 15回自由咀嚼時の粉砕状況を示す．ほぼ均等粉砕され，食塊形成がなされている．

第5の謎 なぜ，咬合や咀嚼の検査が必要なのか？

推奨する咀嚼機能検査

咀嚼試料グミゼリーによる咀嚼能率測定

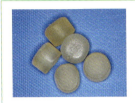

試験用グミゼリー1粒
（全検査：9粒使用）

▼

	咀嚼規定回数		
自由咀嚼	5回	10回	15回
左側咀嚼	5回	10回	15回
右側咀嚼	5回	10回	15回

▼

習慣性咀嚼側を確認

▼

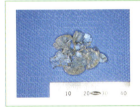

各咀嚼時のグミゼリーの粉砕状況を写真撮影

▼

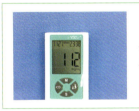

グルコース分析装置にて各グルコース溶出量計測

咀嚼試料ピーナッツによる咀嚼能率測定

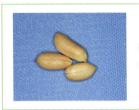

ピーナッツ約3g
（3粒程度）

▼

	咀嚼規定回数		
自由咀嚼	5回	10回	15回

▼

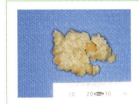

各咀嚼時のピーナッツの粉砕状況，食塊形成を写真撮影

▼

自由咀嚼：
　嚥下までにかかった咀嚼回数をカウント
左側咀嚼：
　嚥下までにかかった咀嚼回数をカウント
右側咀嚼：
　嚥下までにかかった咀嚼回数をカウント

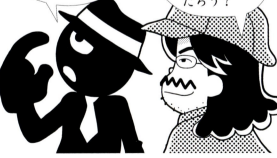

へぇー こんなこともわかるんだ

実際に物を噛ませないと咀嚼なんてわからないだろう？

名探偵ナカムラの眼

◆咀嚼能率測定とは，食物粉砕度と食塊形成を可視化できる検査である！

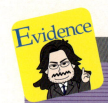

咀嚼能力検査における咀嚼回数と咀嚼時間の影響

▶目的

グミゼリー咀嚼時のグルコース溶出量測定については，志賀ら（2004）によって主咀嚼側に対しての15秒間と20秒間の咀嚼時間が適当であることが報告されている．しかし，篩分法のように咀嚼回数を規定できる報告はみられない．咀嚼回数で片側の咀嚼能率測定の基準を確立すること目的に，健常有歯顎者の片側咀嚼での咀嚼回数，咀嚼時間がグミゼリー咀嚼時のグルコース溶出量に及ぼす影響を検討した．

▶結果と考察

1. 咀嚼回数とグルコース溶出量には有意な相関を認め，相関係数は被験者全員で0.73，男性は0.68，女性は0.85であった．
2. 咀嚼回数と咀嚼時間には有意な相関を認め，相関係数は被験者全員で0.66，男性は0.63，女性は0.69であった．
3. 被験者全員において，咀嚼回数と平均の咀嚼時間は20回で14.5±2.1秒間，25回で17.1±2.8秒間，30回で20.2±3.2秒間であった．

以上のことから，30回までの片側咀嚼回数ではグルコース溶出量と相関関係があり，咀嚼回数5回，10回，15回のグルコース溶出量を測定することで，30回（20秒間）までの溶出量を推測できることがわかった．

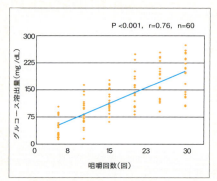

咀嚼回数とグルコース溶出量．

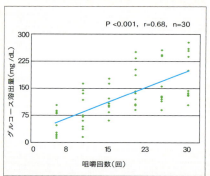

咀嚼回数とグルコース溶出量（男性）．

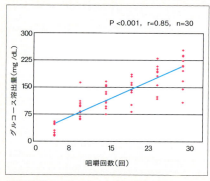

咀嚼回数とグルコース溶出量（女性）．

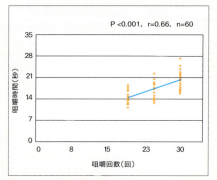

咀嚼回数と咀嚼時間．

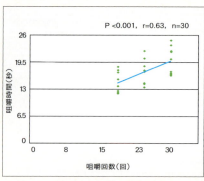

咀嚼回数と咀嚼時間（男性）．

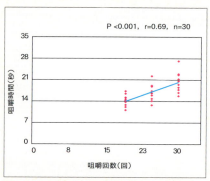

咀嚼回数と咀嚼時間（女性）．

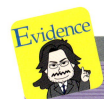

補綴誌 2017；9・126回特別号：161[63] より

主機能部位と咀嚼機能の関係
- 第一大臼歯と第二大臼歯との比較 -

▶ **目的**

この主機能部位は，第一大臼歯に70%（被験者30名，平均27歳4か月）存在することがわかっている．主機能部位が第一大臼歯と第二大臼歯に存在する場合で，片側の咀嚼機能に与える影響について比較検討した．

▶ **結果と考察**

1. グルコース溶出量の平均は，主機能部位が下顎第一大臼歯にある群では144.5±42.6mg/dL，下顎第二大臼歯にある群では136.0±45.7mg/dLであった．
2. 2つの群には有意差を認めなかった．

以上のことから，主機能部位が下顎第一大臼歯と下顎第二大臼歯に存在する場合において，両者の咀嚼能率測定に有意差がないことがわかった．

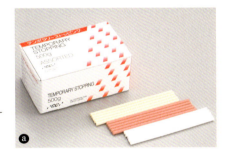
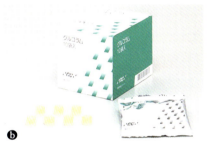

ⓐ テンポラリーストッピング（ジーシー社製）．
ⓑ 試験試料グルコラム（ジーシー社製）．

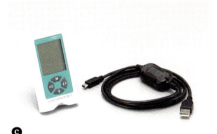
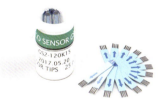

ⓒ 咀嚼能力検査装置グルコセンサーGS-II（ジーシー社製）．
ⓓ GS-IIセンサーチップ（ジーシー社製）．

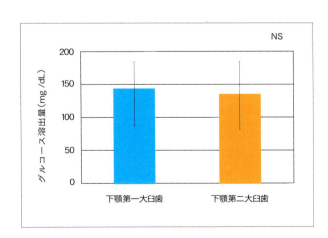

主機能部位が第一大臼歯にある場合と第二大臼歯にある場合のグルコース溶出量の比較．

3　咀嚼難易度検査とは何か？

摂食可能な食品の調査は，アンケート調査により判定する方法で，特別な器具を必要とせず，非常に簡便である．それゆえに，さまざまな咀嚼機能判定表が考案され，咀嚼機能スコアを用いた評価の数値化も試みられている．

しかし，『咀嚼障害評価法のガイドライン ―主として咀嚼能力検査法―』(2002)[50]では，患者の主観的な判断にだけ頼っており，また選択する食品により結果が異なることから，定量的で客観性のある判定法の確立が望まれると指摘している．内田ら(2007)[67]は，これまでの主な咀嚼機能判定表を総評している．

(1) 山本式総義歯咀嚼能率判定表(1972)[68]

義歯装着者の咀嚼能力ではなく，全部床義歯の性能判定と表現している．被験食品は経験に基づいており，義歯装着者が自覚する難易度とは異なるランク分けがされている．

(2) 総義歯咀嚼機能評価表(1988)[69]

110名の全部床義歯装着者を対象に100種類の食品についての調査から，5群に区別し，各4種，合計20種の食品を選択して評価表を作成している．一番難易度の高い群に"ガムを噛む""リンゴを丸かじりする"などが含まれており，被験食品としての適正性に疑問が残る．

(3) 摂取可能食品質問票(1988)[70]

予備調査の170種の食品から35種類を選択して質問票を作成している．選択した食品のテクスチュロメータによる「かたさ」の測定値が，難易度の評価とほぼ一致している．0から2ポイントと3段階で咀嚼スコアを設定しているが，その妥当性には議論の余地がある．

(4) 摂取状況調査表(1992)[71]

有床義歯装着者145名に対して旧義歯と新義歯における100種の食品に関する調査から，"普通に食べられない"割合を咀嚼難易度と，"食べられるようになった"割合を義歯依存性と定義している．咀嚼難易度が低い食品から高い食品までと，義歯依存性の高い食品から20種の食品を選択して調査表を作成している．

これまでの咀嚼機能判定表を要説すると，①全部床義歯装着者を評価対象者としている，②全部床義歯装着者を対象とした被験食品の選定である，③咀嚼スコアの妥当性に欠ける，④被験食品のテクスチュロメータによる「かたさ」の測定値が難易度の評価と一致している，⑤摂取可能状況を咀嚼難易度と義歯依存性と定義している．

そこで，患者の感覚による咀嚼能力を客観的に評価，判定することを目的に，

1) 有歯顎者から有床義歯装着者までを評価対象者とする
2) 被験食品の選定は，テクスチャープロファイルの「食品のかたさ」を指標とする

朝倉(1990)[72]の咀嚼能力検査表に基づいて被験食品を選定する．また，ロングパスタは分割されるにしたがってストッピングの形態に類似し，朝倉の分類ランクCに相当することから選定している．

3) 被験食品は，摂取分量の再現性の優れた食品を選定する

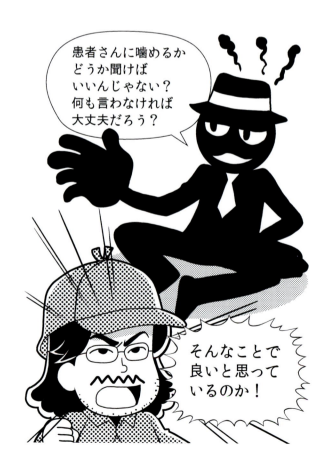

被験食品は老若男女を問わず好き嫌いがなく，普遍的に購入できるものとし，摂取分量は評価対象者の一口サイズ（ゆで卵以外）とし，摂取分量の再現性の優れた食品を選定する．

4）咀嚼難易度の評価を定量化する

被験食品の摂食から嚥下までの時間を計測することで定量化し，丸呑み（噛まずに飲み込む）を含む咀嚼困難度の比較評価が容易である．

を考慮し，『咀嚼難易度検査』を考案している[73]．

初診時およびトリートメントレストレーション，プロビジョナルレストレーション，デフィニティブレストレーション装着後は，食品アンケートによる咀嚼難易度検査にて咀嚼難易度を評価しなければならない．

推奨する咀嚼機能検査

食品アンケートによる咀嚼難易度検査

被験食品：
ゆで卵
千切りキャベツ
ロングパスタ
スライスハム

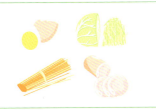

被験食品	有歯顎者対象	有床義歯装着者対象
ゆで卵	1/2個	1/4個
千切りキャベツ	生千切りキャベツ（一口サイズ）	茹で千切りキャベツ（一口サイズ）
ロングパスタ	一口サイズ	一口サイズ
スライスハム	一口サイズ	一口サイズ

検査方法：
被験食品ごとに，摂食から嚥下までの時間を計測

咀嚼難易度率：
自由咀嚼・左右側片側咀嚼にて計測

（P35の「食品アンケートによる咀嚼簡易度検査」を参照）

摂取状況調査表

被験食品：
揚げせんべい・鶏唐揚げ・あぶら揚げ・甘栗・枝豆・かまぼこ・酢だこ・たくあん・ごはん・とんかつ・ドーナッツ・鮑（生）・キャベツ（生）・するめ・ハム・おこし・茄子の漬け物・ほうれん草（茹で）・イカ（焼き）・ピーナッツ

有床義歯装着者対象

検査方法：

○	普通に食べられる
△	困難だが食べられる
×	食べられない

（義歯になって食べたことがない）に区分

摂取可能率：
○（普通に食べられる）と記入した個数×5

名探偵ナカムラの眼

◆咀嚼難易度検査とは，食品の咀嚼の難易度を可視化できる検査である！

4　主観的咀嚼評価スケールとは何か？

咀嚼機能は主観的かつ複雑であり，客観的に評価，判定することは困難であると言われている．しかし，咀嚼機能を可及的に客観的に評価し，判定したうえで治療を進めていくことはきわめて重要であろう．

Mohlら(1993)[74]は，治療の必要性を判断する基準は主観的基準が一番であると論じている．咀嚼機能，発語，審美性など，患者が自覚していなければ治療の必要性がないと判断するべきであると指摘している．しかし，患者の自覚により障害があるか，否かは判断できるが，その程度を判定することはきわめて困難であろう．

患者の感覚による評価には，考慮すべき重要な3つのポイントがあり，臨床的な「有用性」があること，「信頼性」があること，そして意図とした項目が評価できる「妥当性」があることにある．また，臨床的に有用な評価とは短時間で効率よく評価し，なおかつ活用できる情報を最大限に収集できることであり，信頼できる評価とは情報に一貫性，再現性があることを意味する．しかし，医療面接だけでは患者の感覚による評価が信頼できる評価であるとは言い難い．

主観的な痛みの強さの評価法には，さまざまなツールが考案されているが，信頼性，妥当性ともに検証され，臨床応用されているのは，NRS(Numerical Rating Scale)，VAS(Visual Analogue Scale)，VRS(Verbal Rating Scale)，FPS(Faces Pain Scale)である．

Keel(1948)[75]は，100mmの水平な直線上に痛みの程度を患者自身に印を記入させ，その長さをもって痛みの程度を数値化する簡便な評価法としてVASを提唱している．Huskisson(1974[76]，1983[77])，Scottら(1976)[78]は，VASは非常に感度の高い痛みの評価法であると報告している．平川(2011)[79]は，VASは一患者を経時的に比較，評価には有用であるが，患者間での比較，評価には信頼性が低いと述べている．

VASは痛みを定量的に評価できることから，歯科でも痛みをともなう顎機能障害者の治療効果や経過観察の研究に活用されている．佐藤ら(2013)[80]は，日本顎関節学会雑誌にVASによる評価法が採用されていると報告している．痛みの評価では，一般的にNRSが推奨されているが，段階評価であり，定量評価できないことから，歯科ではほとんど採用されてはいない．

そこで，患者の感覚による咀嚼能力を客観的に評価，判定することを目的に，VASを応用した『主観的咀嚼評価スケール』を採用している．

初診時およびトリートメントレストレーション，プロビジョナルレストレーション，ディフィニティブレストレーション装着後は，主観的咀嚼評価スケールにて，患者の機能回復満足度を評価しなければならない．

■痛みの強さの評価法

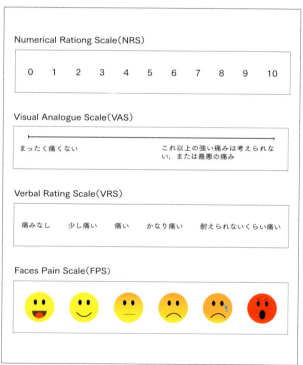

文献81より改変引用

第5の謎　なぜ，咬合や咀嚼の検査が必要なのか？

推奨する咀嚼機能検査

●主観的咀嚼評価スケール

測定用紙	質問項目は1つ，長さ100mmの直線（両端以外に区分線を表記しない）を表記
質問項目（参考例）	食べられる ・ 食べられない 食べやすい ・ 食べにくい 噛みやすい ・ 噛みにくい ものが飲み込みやすい ・ ものが飲み込みにくい 食生活に支障がない ・ 食生活に支障がある 　　　　　　　　　　　　　　　　　　など
検査方法	患者自身が直線上に印（×印以外は不可）を記入
主観的咀嚼評価率	左側から長さを測定し，百分率化

<Q：どのくらい食物が噛めますか？>

```
0                                           100
|——————×————————————————————————|
噛めない  3.8cm                         噛める
            ＝
         噛める満足度：38%
```

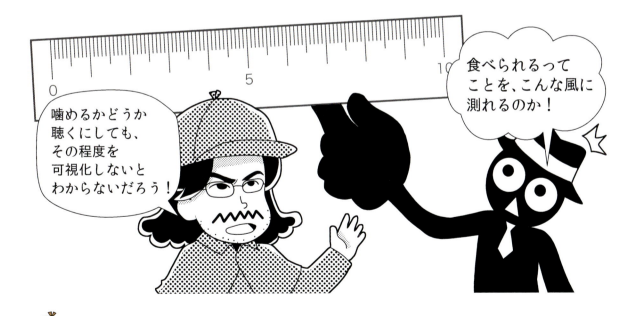

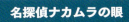
名探偵ナカムラの眼

◆主観的咀嚼評価スケールとは，VASを応用した咀嚼評価法である！

5　下顎運動分析とは何か？

　下顎運動分析とは，被験食品（咀嚼試料）を咀嚼したときの切歯点での咀嚼運動を測定し，咀嚼運動経路などを分析することにより，咀嚼機能を評価，判定する方法である．

　Gibbsら（1982）[82]は，咀嚼運動経路は，咀嚼する食物や個人間で異なり，同一者においても咀嚼食品の性状や大きさにより異なった経路を示し，前頭面における開閉口路がともに作業側にあり，開閉口路が接近した経路を呈するものをチョッピングタイプ，開口時に非作業側への経路をともなうものをグラインディングタイプに判別するとしている．

　西尾（1988）[83]は，正常有歯顎者80名（平均26.8歳）の咀嚼運動経路を観察したところ，チョッピングタイプが15名（18.8%），グラインディングタイプが10名（12.5%），両者に属さないタイプが55名（68.8%）であったと報告している．

　秋山ら（1991）[84]は，正常有歯顎者78名（平均23.7歳）のガム咀嚼時の前頭面からみた咀嚼運動経路について，8パターンに分類している．

　正常有歯顎者の咀嚼運動経路は，パターンⅠとパターンⅢがもっとも多いパターン（発現率合計85.9%）であり，主咀嚼側と非咀嚼側のパターンは同一を示すことが多かったと報告している．それとは別に，主咀嚼側と非咀嚼側のパターンが不同であっても，主咀嚼側ではパターンⅠかパターンⅢを示すことが多かったと報告している．このことから，正常な咀嚼機能を営むには，咬頭嵌合位付近の閉口路が直線またはconvexを呈する咀嚼運動経路を示さなければならないと述べている．秋山ら，横山ら（1998）[85]も，パターンⅠに次いでパターンⅢの発現率が高く，合わせると67.0〜71.8%であり，この2パターンが正常有歯顎者の代表的なパターンであることを明らかにしている．坂口ら（2012）[60]は，習慣性咀嚼側における咀嚼運動経路のパターンは，パ

正常有歯顎者の咀嚼運動経路

パターンⅠ	咬頭嵌合位から作業側へ開口し，その後咬頭嵌合位へ閉口して咬頭嵌合位付近の閉口路が直線あるいはconvexを呈する
パターンⅡ	咬頭嵌合位から作業側に開口し，その後咬頭嵌合位へ閉口するが，咬頭嵌合位付近の閉口路がconcaveを呈する
パターンⅢ	咬頭嵌合位から非作業側へ開口後に作業側へ，その後咬頭嵌合位へ閉口するが，咬頭嵌合位付近の閉口路が直線あるいはconvexを呈する
パターンⅣ	咬頭嵌合位から非作業側へ開口後に作業側へ，その後咬頭嵌合位へ閉口するが，咬頭嵌合位付近の閉口路がconcaveを呈する
パターンⅤ	咬頭嵌合位から作業側へconvexを呈して開口し，その後開口路に準じて閉口する
パターンⅥ	開口路が閉口路より作業側にあり，通常とは逆パターンを呈する
パターンⅦ	開閉口路が交差する
パターンⅧ	開閉口路が線状である

ターンⅠとパターンⅢが多く認められたと報告している．

雲野ら（2005）[86]は，正常有歯顎者65名（平均25.8歳）のグミゼリー咀嚼時の前頭面における咀嚼運動経路について8パターンに分類し，各パターンのグルコース溶出量を計測している．その結果，発現率がもっとも高かったパターンⅠ（48.5%）でグルコース溶出量は平均186.8mg/dLともっとも高く，次に高かったパターンⅢ（23.1%）で平均159.6mg/dLと2番目に高かったとし，パターンⅠがもっとも良好な咀嚼機能を営むことを明らかにしている．

中島ら（1993）[87]は，各種食品咀嚼時の咀嚼筋活動を分析し，パターンⅠがパターンⅢより有意に高い筋活動量が認められたと報告している．岩波ら（2000）[88]は，パターンⅠがパターンⅢより有意に短い咀嚼サイクルタイムが認められたと報告している．このことから，パターンⅠがパターンⅢより速い運動で，かつ強い咀嚼力を発揮することが言えよう．

庄内ら（2003）[89]は，下顎切歯点を2mm滑走した側方咬合位での非作業側の咬合接触は，パターンⅠ以外のいずれのパターンで認められたと報告している．雲野らは，良好な咀嚼機能を営むためには，下顎切歯点を2mm滑走させた側方咬合位での非作業側の咬合接触がなく，パターンⅠの運動経路を呈することが望ましいと述べている．一方で，大久保ら（1992）[90]は，咀嚼運動時と側方滑走運動時では下顎運動の動態は異なり，側方滑走運動時の平衡側に出現するクリアランス量が少ない場合，咀嚼運動時の非咀嚼側では咬合接触が認められたと報告している．また，咀嚼運動時にはこの咬合接触が下顎を支持し，かつ誘導している可能性があり，非咀嚼側の接触の意義を改めて考え直す必要があると指摘している．

西川（1989）[91]は，実験的に犬歯ガイドを付与して非作業側の咬合接触を消失させた直後から，逆回転であった咀嚼運動経路が正回転に変化し，その変化は可逆的であると報告している．三好（2002）[92]は，下顎大臼歯の頰側咬頭外斜面にある咬合小面が，咬

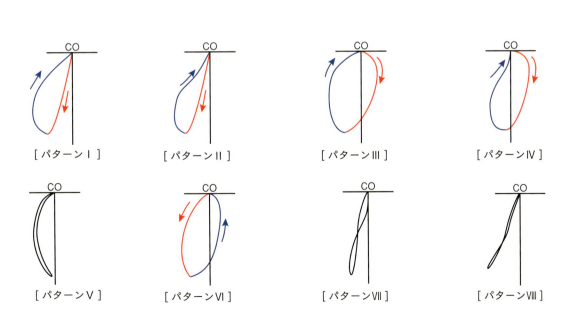

頭嵌合位付近の閉口路がconvexを呈する咀嚼運動経路に大きく関与していると述べている．このことから，犬歯と大臼歯の咬合関係が，咀嚼運動経路に強く影響を及ぼしていると言えよう．

千綿ら（1998）[93]は，チューインガムが咀嚼運動の安定に最適な被験食品であると述べている．三穂ら（2007[94]，2010[95]，2013[96]）は，ガム自由咀嚼における咬頭嵌合位付近の閉口路は，開口路と比べてばらつきの少ない運動であることを明らかにしている．しかし，古谷野ら（2016）[97]は，ガム咀嚼では開口時経路は非作業側に偏っていると論じている．このことから，ガム咀嚼におけるパターンⅠとパターンⅢの判別には精察が必要であると言えよう．

したがって，日本人の正常有歯顎者においても，その咀嚼運動経路にはチョッピングタイプとグラインディングタイプが混在し，チョッピングタイプがもっとも多い．次いでグラインディングタイプが多く，咀嚼運動経路の形だけで咬合や咀嚼の適否を評価することは無理があると言わざるを得ない．

推奨する咀嚼機能検査

●下顎運動分析

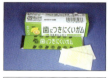
・ガム咀嚼による咀嚼運動経路の精察

・前頭面における咀嚼運動経路の精察

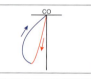
・もっとも良好な機能を営む咀嚼運動経路
　　パターンⅠ（チョッピングタイプ）

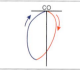
・良好な機能を営む咀嚼運動経路
　　パターンⅢ（グラインディングタイプ）

・パターンⅠの場合
　　2mm滑走させた側方咬合位での非作業側の咬合接触（−）

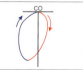
・パターンⅢの場合
　　2mm滑走させた側方咬合位での非作業側の咬合接触（＋）

名探偵ナカムラの眼

◆下顎運動分析とは，咀嚼運動閉口路を精察する検査法である！

6 咬合接触分析とは何か？

平沼（1957）[98]は、健常有歯顎者127名、欠損歯列者72名ならびに補綴装置装着者37名の被験者236名から、咬合接触面積と咀嚼効率には有意な相関関係があったと報告している。中島（1976）[99]は、咬合面積（咬頭嵌合位での接触点数、咬合接触面積、咬合面間距離1mmおよび2mm以下に近接した面積）と咀嚼能力との関係を調査したところ、すべてに相関関係が認められたと報告しており、咬合接触面積が咀嚼能力に影響を及ぼしていることは明らかである。

しかし、咬合接触面積が表す「咬合接触域」には、真の咬合接触である「咬合接触点」と、きわめて近接した接触関係にある「咬合近接域」の2種類が混在しており[27]、それぞれの役割や咬合面のなかでの配分、配置などを考慮しなければならない。一概に、咬合接触面積を計測するだけでは、咀嚼機能を推し量ることはできない。

渡部（1995）[64]は、上顎第一大臼歯の近心頬側咬頭内斜面、近心舌側咬頭内斜面、斜走隆線部に囲まれ、近心舌側方向に開いた「コの字型」の空間を、食物の粉砕圧搾にとって必要な空間であり、口蓋側への移送に適した形態として圧搾空間（squeezing room）と名付けている（図1）。

咬頭嵌合位における咬合接触域は、頬側咬頭内斜面、舌側咬頭頂、舌側咬頭遠心側内斜面にみられ、近心舌側にはまったくみられない。側方滑走運動の初期における咬合接触域の面積は、舌側咬頭内外斜面では急激に減少し、頬側咬頭内斜面では遠心内斜面が近心内斜面より変化が少なかった。側方滑走運動の進行につれて、咬合接触域の面積は舌側咬頭近心内斜面では急激に減少したことにより、舌側咬頭近心内斜面での急減な離開が生じ、咬合面間に近心舌側方向に特徴的な圧搾空間が出現したと報告している。この機能を営む要件には、咀嚼運動閉口路がconvexを呈していることは言うまでもない。

安陪（2000）[100]は、咀嚼中の主機能部位周囲における咬合接触状態から各咬合小面の機能的意義を検討したところ、閉口相の途中で捕らえた食物を、せん断咬頭にある上顎頬側咬頭内斜面あるいは下顎舌側咬頭内斜面でせん断、臼磨しながら近接滑走（接触滑走をともなわない）し、圧搾空間内にある食物を、粉砕咬頭にある上顎舌側咬頭内斜面と下顎頬側咬頭内斜面の間で圧搾、粉砕していると考察している。

三好（2002）[92]は、大臼歯の咬合小面を頬舌面および近遠心面に6分割し、咀嚼中の咀嚼運動終末位付近における咬合接触状態から各咬合小面の役割を検討したところ、下顎頬側咬頭外斜面にある咬合小面が、咀嚼運動経路においてconvexを呈する閉口路に大きく関与していることと、上下顎機能咬頭遠心内斜面にある咬合小面が、咬頭嵌合位に至る運動経路の入射角が小さく、食物の圧搾、粉砕に重要な役割を果たしていると述べている。

服部（2013）[101]は、咬頭嵌合位の咬合接触以外は、いずれの咬合小面同士であっても近接滑走であるとし、下顎頬側咬頭外斜面にある咬合小面が咀嚼運動

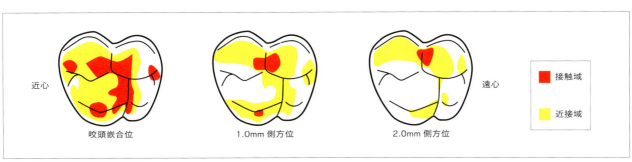

図1 咀嚼運動では、側方旋回運動により上下顎大臼歯の咬合面は近心舌側に向かって開かれた空間を残すかたちで閉口していく。このとき、食物はこの空間で圧搾され、主機能部位で破砕、粉砕され、そして口蓋側へと移送される。上図はconvexによる咀嚼運動経路を想定した2.0mm側方位から咬頭嵌合位までの上顎大臼歯の咬合面にできる咬合近接域と咬合接触域を示す。1.0mm側方位で発現した「コの字型」の空間で食物を捕食、圧搾し、咬頭嵌合位ではその空間が消失することで破砕、粉砕する。咬頭嵌合位で近心舌側だけに咬合近接域が存在することで、舌側に食物が押し出されて食塊を形成する。

を誘導していることを，ガードレールのような役割（ガードレールやセンターラインを頼りにステアリングを操作する）であり，鉄道レールのように接触滑走で物理的に先導していないと結論づけている．

咬合小面は「咬合接触域」であり，咬合小面とは顎口腔系機能によって生じた臼歯部咬合面，上顎前歯舌面，下顎前歯切縁にみられる摩耗面であり，中尾（1970）[13]は，咬合小面はすべての歯に出現し，咬合接触には咬合小面の存在が必要条件であると述べている．咬合小面は経時的，経年的に形成される摩耗面であり，人工的に形成する咬合面形態ではない．正常に咀嚼機能を営む顎口腔系にあって，適切な咬合面形態が付与され，そして経時的に変化する歯冠補綴材料であってこそ，生理的な咬合小面が形成される．したがって，モース硬度がエナメル質より大きいポーセレンやジルコニアは，生体親和性歯冠修復材料ではないと言っても過言ではない．

以上のことから，咬合接触面積には「咬合接触点」と「咬合近接域」とのそれぞれの面積が含まれており，その面積の多くは「咬合近接域」であり，食物の圧搾，粉砕に重要な役割を果たしている．「咬合近接域」の面積や分布に応じて，近接滑走であり接触滑走をともなわない臼磨運動による粉砕機能が発揮されている．

推奨する咀嚼機能検査

●咬合接触分析

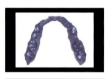
・シリコーンブラック検査法（ブルーシリコーンローフロー）

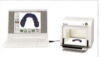
・歯接触分析装置（バイトアイ）

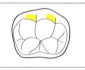
・下顎大臼歯頬側咬頭外斜面における咬合小面の観察

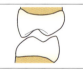
・上下顎機能咬頭遠心内斜面における「咬合近接域」の観察

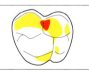
・2.0mm側方滑走時の上顎近心頬側咬頭部と近心舌側，遠心舌側咬頭内斜面における「咬合近接域」の観察

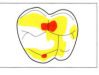
・1.0mm側方滑走時の上顎近心頬側，遠心頬側咬頭部と近心舌側，遠心舌側咬頭内斜面における「咬合近接域」の観察

名探偵ナカムラの眼

◆咬合接触分析とは，咬合近接域を可視化できる検査である！

7 咬合力分析とは何か？

食物を粉砕するのに必要な咬合力は，咀嚼機能に大きな影響を及ぼす．内田ら(1991[102]，1992[71])は，全部床義歯装着者に対して，最大咬合力が高いほど，食品の摂取可能率が高い傾向が認められ，最大咬合力と咀嚼能力との関連性が高いと述べている．

咀嚼に必要な咬合力を咬合面に適切に発現できるか否かは，力を発現する側の筋機能の問題と，力を支持する側の歯，歯周組織，床下粘膜の問題とがある[103]．筋機能障害や筋機能低下などによって必要な力を発揮できない，あるいは歯根膜や床下粘膜などの障害によって咀嚼に必要な力を支持できない，また咬合時の疼痛や違和感によっても力の発現が抑制され，その結果として咀嚼に必要な咬合力が発現することができない．

それゆえに，咬合力測定は，有歯顎者をはじめ有床義歯装着者，インプラント装着者までのあらゆる顎口腔系の機能検査として，さまざまな形で臨床に導入されてきた[104-109]．非侵襲であり，かつ比較的簡便であり，定量化しやすいことも臨床応用された一つの理由であろう．咀嚼機能を客観的に評価するうえで，咬合力分析は不可欠であると言っても過言ではない．

これまで咬合接触部位とその接触部位に加わる咬合力を同時に計測することは，評価するうえできわめて重要であり，種々の測定方法が試みられてきた．

プレスケールは，工業用圧力測定シートとして1977年に開発され，その後にデンタルプレスケールが開発された．そして，1994年にデンタルプレスケール50Hの発売をきっかけに，歯科臨床に応用されるようになった．デンタルプレスケールは，厚さ98μmのPETフィルム内に，発色剤が封入された大小異なる数種類のマイクロカプセルと顕色剤がパッキングされており，フィルムに圧力が加わるとマイクロカプセルが破壊されて発色剤が漏出し，顕色剤と反応して赤く発色する．圧力の違いによって，破壊されるマイクロカプセルが異なり，発色する赤色濃度も異なる(**図1**)．専用解析装置オクルーザーで計測することにより，咬合力，面積などの測定値を定量的に評価することができる．

咬合力は，年齢，性別をはじめ，残存歯数，咬合支持域，咬合様式などの口腔内の環境や咬合状態によって大きく変化し，同一個人内でも咬みしめ強度が異なれば咬合力は変動する．

中村(2003[110]，2004[111]，2005[112])は，デンタルプレスケールの咬ませ方が測定値に著しく影響を及ぼすとして，デンタルプレスケールの咬ませ方を規格化し，方法や手順を遵守することを指摘している．近藤ら(2006)[113]，中村ら(2007)[114]は，中村の方法が測定値の再現性に優れていることを報告している．

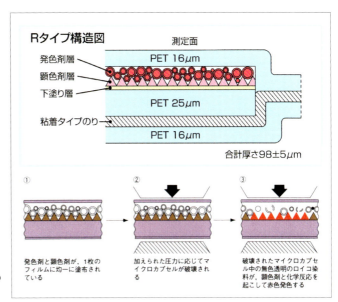

図1 デンタルプレスケールRタイプの構造とその発色の機序（ジーシー社，DePROSのカタログより）．

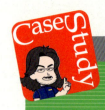

Trial Case Study
デンタルプレスケールの咬ませ方が咬合力に及ぼす影響

《Case 1》咬ませ方の手順を熟知した術者と手順を知らせていない術者による違い

同一被験者において，卒後1年目の術者2名が，条件別にデンタルプレスケールを咬ませた．
▶ **条件1**：事前に咬ませ方の手順と注意事項を教え，他の被験者にて十分に練習させた後に咬ませた．
▶ **条件2**：何も教えず，術者の思うままに咬ませた．
▶ **実験結果**：咬合力印記状況・左右バランスバーレベル・重心点・咬合力表示面積・平均圧・最大圧・咬合力の全項目において，条件1と条件2とでは著しく異なっている．

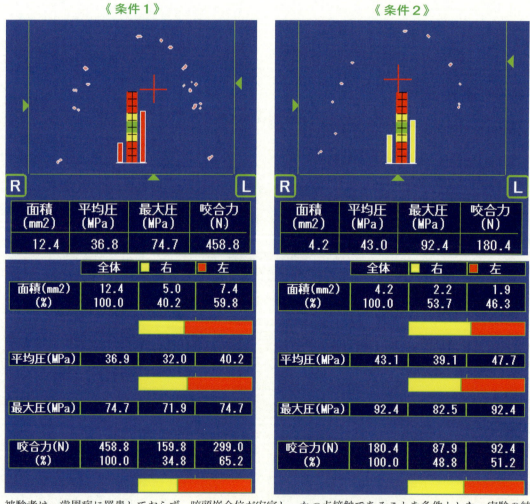

被験者は，歯周病に罹患しておらず，咬頭嵌合位が安定し，かつ点接触であることを条件とした．実験の結果，フォースバランスの咬合力表示面積および咬合力が，条件1では12.4mm²，458.8Nであるのに対し，条件2では4.2mm²，180.4Nであった．また，重心点が条件1と条件2では異なる位置を示した．バランスデータの咬合力表示面積では，条件1と条件2では左右側の面積が反転している．平均圧では，条件2では左側が47.7MPaと著しく大きな値を示した．咬合力では，条件1の比率が右側：34.8%，左側：65.2%であるのに対し，条件2では右側：48.8%，左側：51.2%であった．

《Case 2》疼痛の有無による違い

同一被験者において，咬ませ方に精通する術者1名が，条件別にデンタルプレスケールを咬ませた．
- ▶条件3：応急処置前．自発痛，咬合痛を自覚している状態で咬ませた（咬合調整はしていない）．
- ▶条件4：応急処置後．翌日，疼痛が消失した状態で咬ませた．
- ▶実験結果：咬合力印記状況が異なるものの，左右バランスバーレベル・重心点は同様な傾向を示している．また，条件3と比較して条件4において咬合力表示面積・平均圧・咬合力がわずかに増加し，最大圧はわずかに減少しているが，ほぼ同様な傾向を示している．

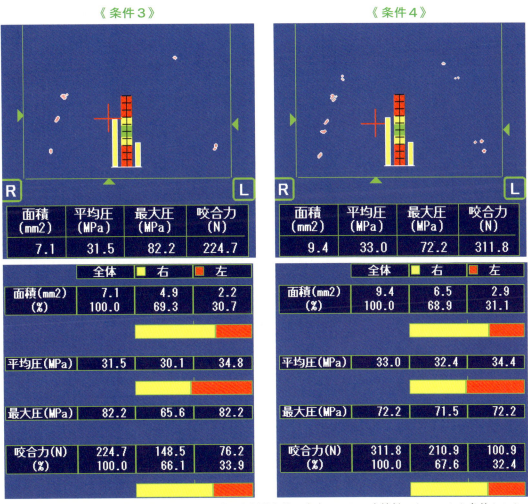

被験者は，患歯以外は病的動揺が認められず，咬頭嵌合位が安定し，かつ点接触であることを条件とした．実験の結果，フォースバランスの咬合力表示面積および咬合力が，条件3では7.1mm^2，224.7Nであるのに対し，条件4では9.4mm^2，311.8Nであった．また，重心点が条件3と条件4ではほぼ同位置を示した．バランスデータの咬合力表示面積の比率は，条件3では右側：69.3%，左側：30.7%，条件4では右側：68.9%，左側：31.1%とほぼ同値であった．平均圧は，条件3では右側：30.1MPa，左側：34.8MPa，条件4では右側：32.4MPa，左側：34.4MPaであった．咬合力の比率は，条件3では右側：66.1%，左側：33.9%，条件4では右側：67.6%，左側：32.4%とほぼ同値であった．

《Case 3》咬ませ方の手順を遵守した場合と遵守しなかった場合による違い

同一被験者において，咬ませ方の手順を理解する術者1名が条件別にデンタルプレスケールを咬ませた．
- ▶ **条件5**：手順を遵守して咬ませた．
- ▶ **条件6**：手順を遵守せず咬ませた．
- ▶ **実験結果**：条件5と条件6とでは，咬合力表示面積・平均圧・最大圧・咬合力においてほぼ同値を示しているが，咬合力印記状況・左右バランスバーレベル・重心点はまったく異なっている．

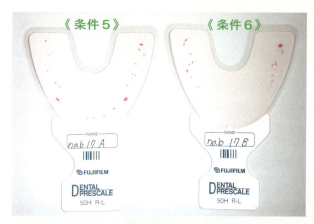

被験者は，病的動揺が認められず，咬頭嵌合位が安定しているものの，点接触と面接触が混在することを条件とした．実験の結果，同一サイズのデンタルプレスケールの咬合力印記状況は，条件5と条件6では前歯部の発色の有無だけでなく，目で見てもわかるほど全体的に相違した．

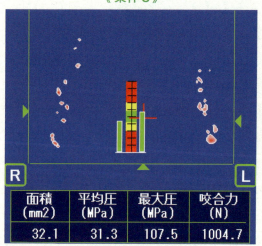
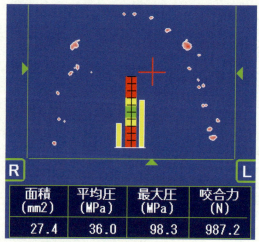

フォースバランスの咬合力表示面積，平均圧，最大圧および咬合力が，条件5では32.1mm²，31.3MPa，107.5MPa，1,004.7Nであるのに対し，条件6では27.4mm²，36.0MPa，98.3MPa，987.2Nとほぼ同値を示した．しかし，重心点は条件5と条件6ではまったく異なる位置を示した．

▶ **考察**：
Case1では，同一被験者とは考えにくいような検査結果を示した．Case2では，被験者の容態変化ではあまり変化がみられず，同一被験者を採得した検査結果を示した．Case3では，ほぼ同一の数値を示しているが，咬合力印記状況が著しく相違し，同一被験者とは考えられない検査結果を示した．したがって，生体の変動よりデンタルプレスケールの咬ませ方の違いが検査結果の違いに影響を及ぼすことがわかるであろう．

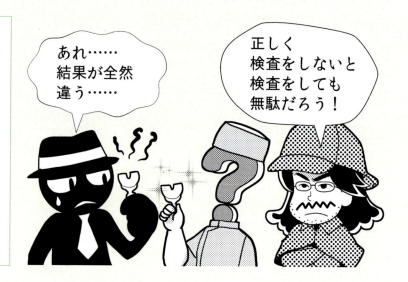

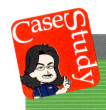

日本歯科評論 2004；64(11)：93-101[116]／歯界展望 2007；109(3)：513-516[117] より

Process Case Study
的確なデンタルプレスケールの咬ませ方

DePROSは，患者にデンタルプレスケールを咬ませるだけで咬合力分析できる簡便さがあるが，Trial Case Studyの実験結果からもわかるように，デンタルプレスケールの咬ませ方が検査結果に著しく影響を及ぼす．
これまで，日内変動や採得後の経過時間など，再現性に関する基礎的な研究は数多くみられる[118]．しかし，咬ませ方の方法や手順による再現性に関する研究は見あたらず，研究機関ごとにその方法や手順はまちまちである．それゆえに，臨床現場では検査結果の比較評価，判定の妥当性を欠くことになる．そこで，2003年，著者が的確なデンタルプレスケールの咬ませ方の方法と手順を考案したので紹介する[110]．

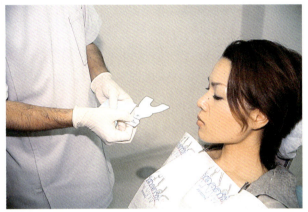

❶咬ませ方に精通した術者がデンタルプレスケールを咬ませる．咬ませるタイミングは治療直前が望ましい．

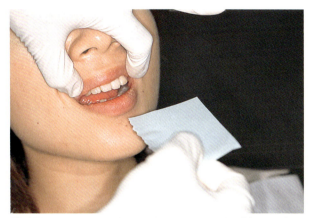

❷同封されているデンタルプレスケールの保護紙を口角幅に裁断し，その保護紙をデンタルプレスケールと見立てて練習する．

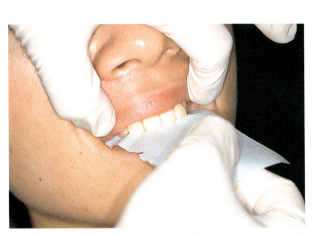

❸上下顎歯列間に保護紙を介在し，咬合接触しない咬頭嵌合位直前の位置で保持させながら，その感覚を認識させる．このとき，術者は保護紙を軽く引き抜くことで，保持の感覚を確認しておく．

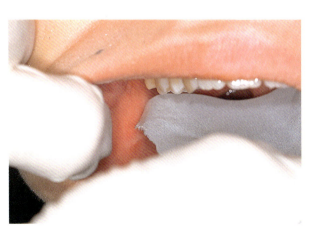

❹保護紙のカドを最後臼歯部後方の頬粘膜に当てながら，その感覚を確認させる．後に，最後臼歯がプレスケールシートの後部に収まっているかを，シート後縁が左右の最後臼歯部後方の頬粘膜に触れる感覚にて確認する．

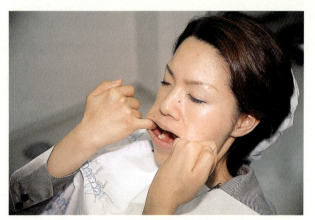

❺患者に自分の両手の小指を口腔内に挿入させ，口角を広げさせる．このとき，口角を広げるのではなく，頬粘膜内側を広げるように誘導する．

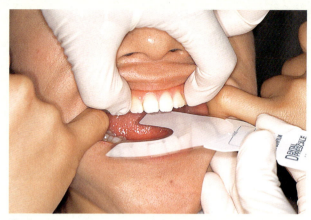

❻プレスケールシートは，右手の人差し指と親指でペーパーホルダー部のくびれた部分をつまむようにして持ち，横向きにして挿入する．このとき，右手の薬指と小指を患者のオトガイ付近に添えておく．

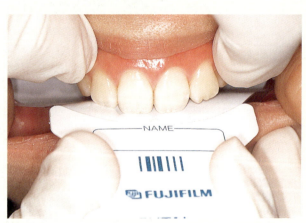

❼プレスケールシートを上顎歯列に合わせ，挿入する際に上顎中切歯近心偶角部をペーパーホルダーの凸部に対して約5mm間隔になるように収める．

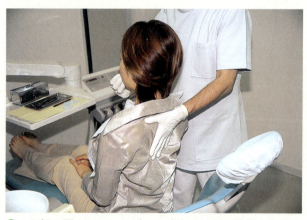

❽口を軽く閉口させ，わずかに咬合させない状態を保持させたまま，左手で患者の背中の中央部を押しながら，FH（フランクフルト）平面と床がほぼ平行になる程度まで上体を起こさせる．このとき，術者の右手の手指はプレスケールシートとオトガイ付近の保持を保つ．

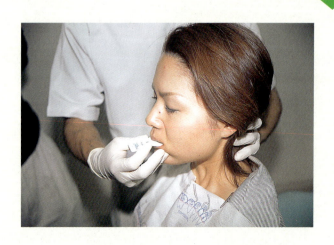

❾最大咬合力にて約3秒間咬ませる．このとき，術者の右手の手指はプレスケールシートとオトガイ付近を保持し，左手は頸部あたりを保持，頭部を軽く固定する．

また，山口ら(1995)[119]は，シリコーンブラック法にて咬合接触が認められる前歯部において，デンタルプレスケールによる咬合接触部位の検出率が低いのは，大臼歯部に98μmの厚みが介在したことにより，上下前歯間の離開量が大きくなり，デンタルプレスケールと歯の接触関係が前歯部と臼歯部とでは同一条件となっていないと考察している．近藤ら(2007)[120]は，デンタルプレスケールによる咬合力表示面積は，その構造上，歯面と接触したところから，さらに咬合力が加わった面積のみを表示していることを明らかにしている．したがって，デンタルプレスケールによる咬合接触部位の検出率は，普遍的に前歯部より臼歯部に強く加わった結果であり，厚みそのものが咬合力分析に影響を及ぼすことはない．

そこで，通常の咬合接触面積と区別することを目的に，デンタルプレスケールに発現する咬合接触点を「咬合力印記状況」，オクルーザーで計測される面積を「咬合力表示面積」と名付けている[121]．また，2003年のオクルーザーFPD-707の発売を機に，デンタルプレスケールとオクルーザーからDePROS（デンタルプレスケールオクルーザーシステム）に名称変更されている[122]．

佐藤ら(1996)[123]は，正常有歯顎者における咬頭嵌合位での咬合力は，後方歯ほど大きく，左右的にはほぼ対象であることを明らかにしている．渡邉ら(2003)[124]は，健常有歯顎者（平均23.0歳）における咬頭嵌合位での最大咬合力は，443～2,507Nの範囲(1,063±434.0N)と個人差は著しく激しいものの，左右的にはほぼ均衡しており，前後的には後方歯ほど大きく，両側大臼歯部で咬合力の約80%を負担している．健常有歯顎者の最大咬合力は個人差があり，その分布は左右的に対称性を有し，前後的に後方歯優位に偏っていると述べている．

小島ら(2010)[125]は，20～60歳代の年代別100名ずつ計500名（顎口腔系に異常を認めず，6か月以内の補綴治療の既往がない，可撤性義歯を装着していない）

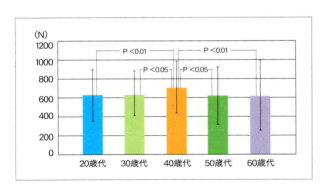

図1　咬合力．

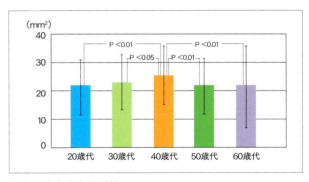

図2　咬合力表紙面積．

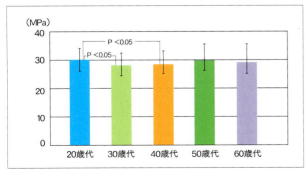

図3　平均圧．

表1　年代別における平均値と標準偏差．

年代	咬合力(N)	咬合力表示面(mm²)	平均圧(MPa)
20歳代	623.1±259.6	21.3± 9.5	30.0±4.0
30歳代	635.2±234.2	22.8± 9.9	28.8±4.1
40歳代	714.4±268.0	25.3±10.4	28.9±4.0
50歳代	623.6±288.7	21.3±10.1	29.8±5.1
60歳代	620.4±377.2	21.7±14.3	29.7±5.5
全年代	643.4±290.8	22.5±11.0	29.4±4.7

における最大咬合力を調査したところ，20～60歳代の平均値にほとんど差が認められず，その平均値が626Nであったと報告している．このことから，正常有歯顎者では，60歳代であっても20歳代の咬合力とほぼ同等であることから，加齢による咬合力の低下はみられず，咀嚼能力は衰えないことがわかる（図1～3，表1）．

近藤ら（2011）[126]は，年代別，男女別の最大咬合力の標準値を明らかにすることを目的に，20～60歳代の年代別男性50名，女性50名ずつ計500名（顎口腔系に異常を認めず，6か月以内の補綴治療の既往がない，可撤性義歯を装着していない）を調査したところ，20～60歳代の平均最大咬合力が男性平均730N，女性574Nであったと報告している（図4～6，表2）．これにより，正常有歯顎者における年代別，男女別の最大咬合力の標準値が示されたことになる．

また，中村ら（2016）[127]は，正常有歯顎者100名（平均30.5歳）の主機能部位に発現する最大咬合力と咬合力表示面積を調査し，第一大臼歯を問わず，咬合力は平均79.3N，面積は平均2.4mm²であったと報告している．山本ら（2017）[128]は，主機能部位の位置の違いが，発現する最大咬合力と咬合力表示面積に及ぼす影響について調査し，位置の違いによって咬合力と面積には差異が認められなかったと報告している．しかし，主機能部位が下顎第一大臼歯に存在する場合には，主機能部位での咬合力が小さい値を示す傾向がみられたと述べており，主機能部位が第一大臼歯に存在することで，第一大臼歯を歯の破折や咬合性外傷などから保全する働きもあるのであろう．

以上のことから，咀嚼能力の回復が主たる目的である補綴歯科治療では，咀嚼機能の根幹である咬合力を分析することで，機能が回復していくかを判定しなければならない．

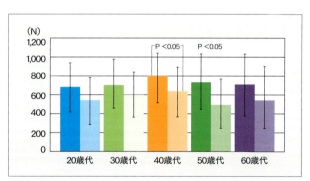

図4　咬合力．

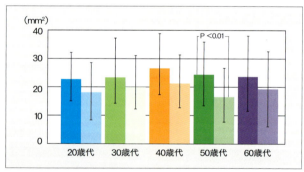

図5　咬合力表示面積．

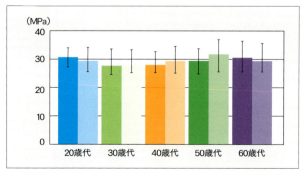

図6　平均圧．

表2　年代別，男女別における平均値と標準偏差．

年代		咬合力（N）	咬合力表示面（mm²）	平均圧（MPa）
20歳代	男	705.4±241.6	23.6± 8.5	30.3±3.6
	女	538.3±250.5	18.8± 9.9	29.7±4.3
30歳代	男	719.7±261.3	25.9±11.1	28.8±4.5
	女	593.4±232.7	21.1± 9.3	29.1±3.7
40歳代	男	791.3±263.2	28.4±10.5	28.2±3.7
	女	631.6±244.7	22.2± 9.2	29.4±5.0
50歳代	男	730.3±290.2	25.5±10.3	29.1±4.5
	女	521.0±251.5	17.2± 8.4	31.0±5.9
60歳代	男	714.4±329.4	24.5±13.1	30.3±5.4
	女	563.9±340.4	19.6±12.5	29.3±4.7
全年代	男	732.3±278.2	25.7±10.8	29.4±4.4
	女	569.6±267.6	19.8±10.0	29.7±4.8

第5の謎　なぜ，咬合や咀嚼の検査が必要なのか？

推奨する咀嚼機能検査

●咬合力分析（DePROS）

●フォースバランス
・最大咬合力の評価
・重心点（咬合力の支点）の評価

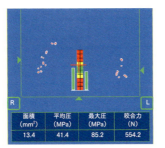

●バランスデータ
・左右的な評価

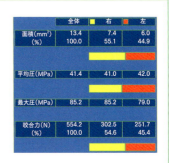

●ヒストグラム・デュアルヒストグラム
・咬合圧分布の評価

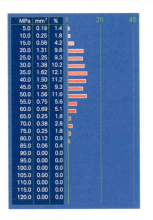

●アニメーション
・咬合圧分布の動的評価

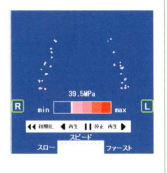

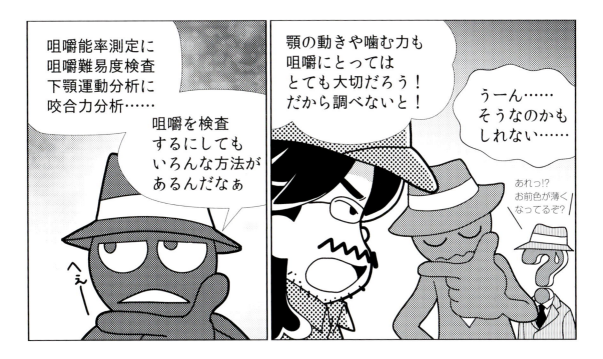

咀嚼能率測定に咀嚼難易度検査下顎運動分析に咬合力分析……

咀嚼を検査するにしてもいろんな方法があるんだなぁ

顎の動きや噛む力も咀嚼にとってはとても大切だろう！だから調べないと！

うーん……そうなのかもしれない……

あれっ!?お前色が薄くなってるぞ？

名探偵ナカムラの眼

◆咬合力分析は，咀嚼機能の根幹である咬合力を可視化する検査である！

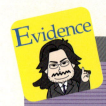

Dental Prescaleとシリコーンブラック法による咬合接触面積の比較検討

補綴誌 2007；51・116回特別号，81[120] より

▶ 目的

デンタルプレスケールによる咬合接触面積は，単に上下顎歯列の咬合接触している面積を示すのではなく，デンタルプレスケールの構造上，咬合接触したところから，さらに咬合力が加わった面積のみを示しているのではないかと考えている．

デンタルプレスケールによる咬合接触面積と，シリコーンブラック法による咬合接触面積を比較検討した．

▶ 結果と考察

1. シリコーンブラック法による咬合接触面積は，デンタルプレスケールによる咬合接触面積と比べて広く，有意差（P＜0.001）が認められた．
2. シリコーンブラック法による咬合接触面積が大きいほど，デンタルプレスケールによる咬合接触面積との差違が著しくなる傾向が見られた．

以上のことから，デンタルプレスケールによる咬合接触面積とシリコーンブラック法による咬合接触面積は同一でないことが示された．また，デンタルプレスケールによる咬合時の接触面積は咬合力が加わった面積のみを表示していることがわかった．

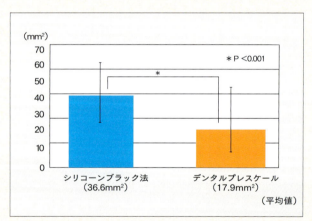

シリコーンブラック法とデンタルプレスケールの咬合接触面積の比較．

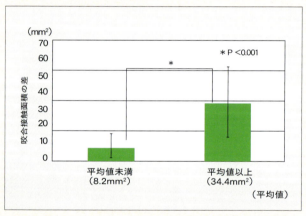

シリコーンブラック法における咬合接触面積の平均値以上と未満の2群間の比較．

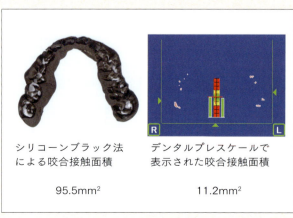

シリコーンブラック法による咬合接触面積が平均値以上の一例．

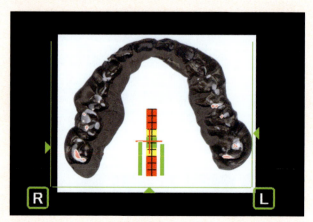

バイトチェッカーの咬合接触像とDePROSデータの重ね合わせ．

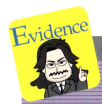

主機能部位が存在する位置と咬合接触面積と咬合力の関係

▶ 目的

すべての正常有歯顎者において，ストッピングの圧平により示された主機能部位の範囲内に咬合力が発現する領域と咬合接触が認められた．主機能部位に発現した咬合力の平均値は79.3N（SD 55.2）であり，主機能部位の領域内の咬合接触面積の平均値は6.6mm^2（SD 4.8）であった．

主機能部位が存在する位置と，その領域に発現する咬合接触面積と咬合力の関係について調査した．

▶ 結果と考察

主機能部位が下顎第一大臼歯に存在する（M1），第一・第二大臼歯間に存在する（MB），第二大臼歯に存在する（M2）に分類し，

1. ストッピングが圧平され，咬合接触と咬合力が発現した部位は，M1が120側（59.4％），MBが50側（24.8％），M2が32側（15.8％）であった．
2. 咬合接触面積の平均値は，M1では6.9mm^2（SD 4.6），MBでは6.4mm^2（SD 5.7），M2では6.0mm^2（SD 4.5）であり，有意差を認めなかった．
3. 咬合力の平均値は，M1では72.7N（SD 47.6），MBでは85.8N（SD 59.1），M2では93.8N（SD 71.3）であり，有意差を認めなかった．
4. 咬合力表示面積の平均値は，M1では2.3mm^2（SD 1.4），MBでは2.6mm^2（SD 1.8），M2では2.7mm^2（SD 2.1）であり，有意差を認めなかった．

以上のことから，主機能部位の位置によって，発現する咬合接触面積と咬合力には差異が認められなかった．主機能部位が下顎第一大臼歯に存在する場合には，発現する咬合接触面積は大きい値を，咬合力は小さい値を示す傾向がみられた．

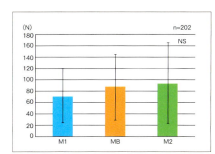
咬合力．

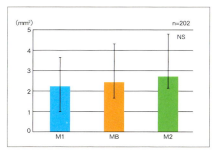
咬合力接触面積．

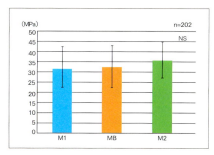
咬合力の平均圧．

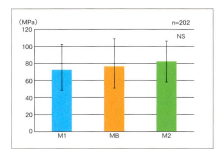
咬合力の最大圧．

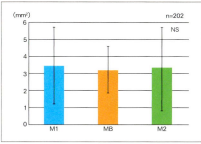
咬合接触面積．

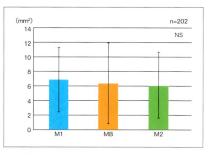
咬合接触点数．

8 咀嚼能力を可視化するには？

　咀嚼には，摂食，咬断，破砕，粉砕，細分，混合，食塊形成などのさまざまな機能が含まれる．各機能は協調して活動しており，それぞれを評価，判定することはできない．また，咀嚼能力は個人差があり，正常範囲を設定することも不可能であろう．

　しかし，咀嚼機能の回復を目的とした補綴歯科治療において，咀嚼機能検査は咬合検査とともに，治療の評価，判定に重要な役割を担っている．咀嚼能力を総合的に評価，判定するには，直接的検査法と間接的検査法を組み合わせて検査するべきである．

POINT
初診時とディフィニティブレストレーション装着後は，咀嚼機能検査にて咀嚼能力の回復を評価，判定しなければならない．そして，その判定が『機能的正常咬合』でなければ，補綴歯科治療は無に帰することになる．いくら，見た目が美しく整っていても……．

推奨する咀嚼機能検査

●直接的検査法

- ●咀嚼能率測定
  - 咀嚼試料グミゼリーにて，咀嚼回数を規定した咀嚼能率測定
  - 咀嚼試料ピーナッツにて，粉砕状況，食塊形成を観察する咀嚼能率測定

- ●主機能部位検査
  - ストッピングによる観察

- ●咀嚼難易度検査
  - 食品アンケートによる咀嚼難易度検査
  - 有床義歯装着者に対する摂取状況調査

- ●主観的咀嚼評価スケール

●間接的検査法

- ●下顎運動分析
  - 咀嚼運動経路のパターン分析
  - 咀嚼運動閉口路の精察

- ●咬合接触分析
  - 「咬合接触点」の接触部位および分布状況の分析
  - 「咬合近接域」の面積，分布状況の分析

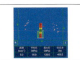
- ●咬合力分析
  - 最大咬合力による分析

（P178の「検査法」も参照）

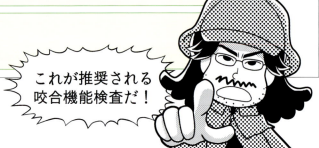

これが推奨される咬合機能検査だ！

第5の謎　なぜ，咬合や咀嚼の検査が必要なのか？

第5の謎を解くカギ

◆咀嚼能率測定は，
　食物粉砕度と食塊形成を可視化する！

◆咀嚼難易度検査は，
　食品の咀嚼の難易度を定量化する！

◆主観的咀嚼評価スケールとは，
　患者の感覚を定量化する！

◆下顎運動分析は，
　咀嚼運動閉口路を可視化する！

◆咬合接触分析は，咬合接触点と
　咬合近接域を可視化する！

◆咬合力分析は，咬合力を定量化する！

◆咀嚼機能検査は，咀嚼能力を可視化，
　定量化する唯一の方法である！

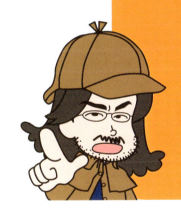

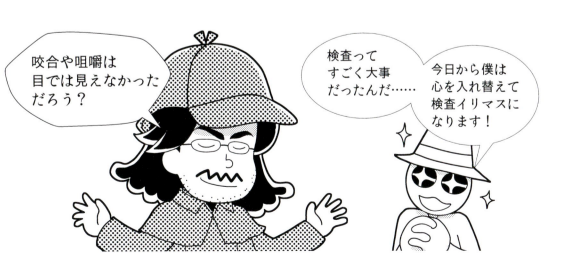

咬合や咀嚼は目では見えなかっただろう？

検査ってすごく大事だったんだ……

今日から僕は心を入れ替えて検査イリマスになります！

参考文献

1. 日本補綴歯科学会．咬合異常の診療ガイドライン．東京：日本補綴歯科学会，2002．
2. Ross IF. OCCLUSION：A Concept for the Clinician. 1st ed. St Louis：Mosby, 1970；175-200.
3. 渡辺誠，服部佳助．Dental prescale 50を用いた咬合診断とその臨床応用－主に咬合力の強さを指標とした咬合診査法について－．歯界展望 1994；84(1)：109-125．
4. 祇園白信仁，他．咬合検査材の再現性について．第1報 基礎的検討．補綴誌 1981；25(3)：592-599．
5. 山田雅昭．咬合診査材に関する研究－ポーセレン面への印記性について－．補綴誌 1973；27(4)：653-666．
6. 千葉浩志．咬合診査材に関する研究．歯科用貴金属系合金面への印記性能について．補綴誌 1992；36：917-928．
7. 伊藤裕，橋本和佳，塚本信隆，村上弘，阿部俊之，鈴木直人，中村健太郎，他．咬合紙による印記状態が咬合診査に及ぼす影響．愛院大歯誌 1995；33(3)：579-590．
8. 森隆司，他．咬合紙を用いた咬合記録法の検討－側方と前方滑走運動経路への影響－．愛院大歯誌 1988；27：845-853．
9. 平沼謙二，他．咬合紙など咬合診査材の印記状態評価－咬合紙をテストする－．DE 1990；94：18-27．
10. 長谷川成男，板東永一，田中伐平．クラウンの咬合調整(下)．歯界展望 1997；54：413-418．
11. 長谷川成男．咬合学序説．東京：医歯薬出版，1988．
12. 池田隆志，他．咬合紙記録における咬合接触像の評価．補綴誌 1999；43：321-327．
13. 中尾勝彦．正常天然歯列における咬合小面と歯牙接触に関する研究（咬頭嵌合位）．補綴誌 1970；14：1-21．
14. 中尾勝彦．正常天然歯列における咬合小面と歯牙接触に関する研究（後方歯牙接触位前方滑走運動側方滑走運動）．補綴誌 1972；16：289-319．
15. 土佐淳一，田中昌博，他．咬合接触像のビジュアル化．補綴誌 1987；31：1553-1557．
16. 村田洋一．白歯単独補綴歯冠の高さの調整が歯列咬合接触に及ぼす影響．1．シリコーン・ブラック法における咬みしめ強度．補綴誌 1988；32：601-609．
17. 栗山寛，長谷川成男，他．咬合調整後のクラウンの咬頭嵌合位における咬合接触．顎機能誌 1998；4：153-160．
18. 古屋良一．スプリント療法．In：長谷川成男，坂東永一・編．臨床咬合学事典．東京：医歯薬出版，1997；577-580．
19. 古屋良一．スタビライゼーションスプリント．In：長谷川成男，坂東永一・編．臨床咬合学事典．東京：医歯薬出版，1997；583-586．
20. 日本補綴歯科学会．「一般的な開業歯科医における顎関節症初期治療としてのスタビライゼーションスプリント」のデザインならびに作製方法に関するテクニカルアプレイザル．東京：日本補綴歯科学会，2011．
21. 日本顎関節学会．「顎関節症患者のための初期治療ガイドライン」咀嚼筋痛を主訴とする顎関節症患者に対するスタビライゼーションスプリント治療について．東京：日本顎関節学会，2010．
22. 矢谷博文．補綴歯科領域における顎関節治療法の歴史的変遷．補綴誌 2012；4：229-245．
23. 古谷野潔，他．別冊 the Quintessence TMD YEAR BOOK 2011．アゴの痛みに対処する．その原因，検査・鑑別診断，歴史と患者説明．東京：クインテッセンス出版，2011．
24. 中村健太郎．human based occlusion－患者本位の咬合を求めて．第9回．診査・診断！(後編)．the Quintessence 2008(8)；27(9)：101-111．
25. 日本補綴歯科学会・編．歯科補綴学専門用語集 第4版．東京：医歯薬出版，2015．
26. 矢谷博文，他・編．第5版 クラウンブリッジ補綴学．東京：医歯薬出版，2014．
27. 高瀬英世．シリコーンブラック法．In：長谷川成男，坂東永一・編．臨床咬合学事典．東京：医歯薬出版，1997；418-419．
28. Millstein PL. A method to determine occlusal contact and noncontact areas: preliminary report. J Prosthet Dent 1984；52(1)：106-110.
29. 石川輝明，他．咬合接触の定量的評価法の検討．顎機能誌 2003；9：200-201．
30. 竹内久裕，他．咬合面形態の定量化に関する研究 2004～2007年度科学研究費補助金(研究課題番号：16591955)，2008．
31. 太田幸，高橋慎，篠崎裕，蒲原敬，熊谷知弘，中村健太郎．新規シリコーン系咬合接触検査材の噛み切り抵抗値の評価．補綴誌 2014；6・123回特別号；286．
32. 藤井哲則．正常有顎者における咬頭嵌合位とその付近の側方咬合位での咬合様式．九州歯会誌 1983；37(1)：250-264．
33. 岡田大蔵．噛みしめ強さの違いによる歯の変位と咬合接触－咬頭嵌合位－．補綴誌 1998；42：1013-1023．
34. 仲西健樹，田中昌博，他．咬頭嵌合位における咬みしめ強度上昇に伴う咬合接触力の左右的ならびに前後的バランスについて．補綴誌 1993；37：1312-1318．
35. 本田実加，他．術者の指示が咬合接触記録へ及ぼす影響．補綴誌 2014；6・123回特別号；246．
36. 藍稔．咬合に関する一考察－特に咬合接触について－．口病誌 1999；66(3)：243-248．
37. 柳田昌宏．咬頭嵌合位の安定性と下顎変位．補綴誌 1994；38：198-210．
38. 呉本晃一，他．咬頭嵌合時における下顎の動揺．補綴誌 2001；45：700-709．
39. 嶋村清次，他．咬合採得材の介在が咬頭嵌合位に及ぼす影響．補綴誌 2002；46：44-53．
40. 児玉重明．Checkbite材の物性が有歯顎者における中心咬合位採得の安定性に及ぼす影響に関する研究．歯科学報 1979；79(5)：67-101．
41. 森川正章．歯列咬合接触に与える歯への加圧の影響．歯科医学 1996；59(3)：28-29．
42. 岩片信吾．早期接触．In：長谷川成男，坂東永一・編．臨床咬合学事典．東京：医歯薬出版，1997；362．
43. 伊藤裕，中村健太郎，他．歯の触診による対合接触状態の判定．第4報－臨床経験の違いと手指圧－．愛院大歯誌 1992；30(2)：393-399．
44. Ito Y, Nakamura K, et al. The change of habitual closing movement of mandible during palpation. Aichi-Gakuin Dent Sci 1992；5：5-12.
45. 日本歯周病学会・編．歯周病学用語集 第2版．東京：医歯薬出版，2013．
46. 佐藤正彰，松前団，中村健太郎，山本司将．セントラルベアリングデバイスを応用して早期接触の診断を行った一症例．補綴誌 2017；9・126回特別号；303．
47. The Academy of Prosthodontics. Glossary of prosthodontic terms, 6th edition. J Prosthet Dent 1994.
48. The Academy of Prosthodontics. Glossary of prosthodontic terms, 8th edition. J Prosthet Dent 2005.
49. 藍稔，他．顎口腔系の形態，機能に関する臨床的調査．第2報 咬合について．補綴誌 1975；19：385-390．
50. 日本補綴歯科学会．咀嚼障害評価法のガイドライン－主として咀嚼能力検査法－．東京：日本補綴歯科学会，2002．
51. Manly RS, et al. Masticatory performance and efficiency. J Dent Res. 1950；29：448-462.
52. 石原寿郎．篩分法による咀嚼能率の研究．口病誌 1955；22(4)：207-255．
53. 河村洋二郎．咀嚼の生理．In：歯科学生のための口腔生理学．京都：永末書店，1972；158-232．
54. 手塚三郎．咀嚼能率の関する研究－沈降法を応用した咀嚼能率測定装置の考案－．補綴誌 1983；27(4)：833-847．
55. 沖山誠司，他．試験用グミゼリーの物性と接触状態が咀嚼能率に及ぼす影響．補綴誌 1996；40：710-717．
56. 山本誠．全部総義歯者の咀嚼能率咀嚼活動および下顎運動による咀嚼機能評価．阪大歯学誌 1993；38：303-331．
57. 田中彰，志賀博，小林義典．グミゼリー咀嚼時のグルコースも溶質量の分析による運動機能および咀嚼筋活動の定量的評価．補綴誌 1994；38：1281-1294．
58. 志賀博，小林義典，雲野美香，他．グミゼリー咀嚼による咀嚼能率の評価のための咀嚼時間．顎機能誌 2004；11(1)：21-25．
59. 中央社会保険医療協議会．平成28年度診療報酬改定．
60. 坂口究，他．習慣性咀嚼側が咀嚼機能に及ぼす影響．顎機能誌 2012；18：152-160．
61. 志賀博，石川礼方．有床義歯咀嚼機能検査法の開発と臨床応用．デンタルダイヤモンド 2016；8：156-164．
62. 冨田真一，中村健太郎，山本司将，他．咀嚼能力検査における咀嚼回数と咀嚼時間の影響．補綴誌 2017；9・126回特別号；159．
63. 中村健太郎，山本司将，他．主機能部位と咀嚼機能の関係－第一大臼歯と第二大臼歯との比較－．補綴誌 2017；9・126回特別号；161．

64. 渡部厚史．側方滑走運動による上下顎大臼歯間の接触間隙の変化．補綴誌 1995；39：517-529．
65. 木戸寿明，他．咀嚼機能における咬合面形態の変化と食物動態の関連性について．顎機能誌 1995；2：27-31．
66. 中村健太郎．患者本位の補綴治療を目指して これからの歯科医師と歯科技工士のアプローチを考える．QDT 2017；42：140-151．
67. 内田達郎，他．摂取可能食品の調査による咀嚼能力の評価．岩医大歯誌 2007；32：105-111．
68. 山本為之．総義歯臼歯部人工歯の排列について（2）－特に反対咬合について－．補綴臨床 1972；5：395-400．
69. 佐藤裕二，他．総義歯装着者の食品摂取状況．補綴誌 1988；32：774-779．
70. 平井敏博，他．摂取可能食品アンケートを用いた全部床義歯装着者用咀嚼機能判定表の試作．補綴誌 1988；32：1261-1267．
71. 内田達郎，他．全部床義歯装着者の咀嚼能力とその変化の評価を目的とした摂取状況調査表の検討．補綴誌 1992；36：766-771．
72. 朝倉由利子．全部床義歯装着者の咀嚼能力評価法に関する研究－咀嚼能力検査表について－．愛院大歯誌 1990；28（4）：1267-1285．
73. 中村健太郎，他．顎関節症患者における咀嚼難易度と咬合圧分布．第1報．健常有歯顎者における検討．補綴誌 1994；38・92回特別号；86．
74. Mohl ND, Zarb GA, Carlsson GE, Rugh JD・著．藍稔・監訳．テキストブックオクルージョン．東京：クインテッセンス出版，1993．
75. Keel KD. The pain chart. Lancet 1948；2：6-8.
76. Huskisson EC. Measurement of pain. Lancet 1974；2：1127-1131.
77. Huskisson EC. Visual analogue scales. In：Merzack R・ed. Pain measurement and assessment. New York：Raven Press, 1983；33-37.
78. Scott J, Huskisson EC. Graphic representation of pain. Pain 1976；2（2）：175-184.
79. 平川奈緒美．痛みの診療に用いる検査器機と治療器機 痛みの評価スケール．Feature Articles 2011：2538-2544．
80. 佐藤毅，他．日本顎関節学会雑誌掲載論文にみる顎関節症治療成績評価基準の関する調査．日顎誌 2013；25：3-10．
81. Whaley L, et al. Nursing Care Infants and Children. 3rd ed. St Louis：Mosby, 1987
82. Gibbs CH, et al. Comparison of tipical chewing patterns in normal children and adults. J Am Dent Assoc 1982；105：33-42.
83. 西尾公一．咀嚼運動における咬合様式の機能的意義に関する臨床的研究．阪大歯学誌 1988；33（1）：267-300．
84. 秋山仁志，志賀博，小林義典．咀嚼運動経路の機能的分析．正常者における前頭面からみた切歯点の経路のパターン．補綴誌 1991；35：609-621．
85. 横山正起，志賀博，小林義典．咀嚼運動経路の機能的分析．下顎切歯点の運動経路のパターンと運動の安定性との関係．補綴誌 1998；42：790-802．
86. 雲野美香，志賀博，小林義典．グミゼリー咀嚼時の運動経路のパターンと咀嚼能率との関係．補綴誌 2005；49：65-73．
87. 中島久仁子，他．非作業側コンタクトが咀嚼運動に及ぼす影響について．日顎誌 1993；5：392-403．
88. 岩波行紀,志賀博,小林義典．咀嚼運動経路の代表的な2種類のパターン間で比較した下顎運動と咀嚼能率．補綴誌 2000；44：147-155．
89. 庄内康晴，志賀博，小林義典．側方咬合位の咬頭接触状態が咀嚼運動経路のパターンに及ぼす影響．顎機能誌 2003；10：31-41．
90. 大久保由紀子，板東永一．機能運動時の咬合接触およびクリアランス．補綴誌 1992；36：746-760．
91. 西川啓介．顎運動と咀嚼筋活動に及ぼす咬合接触の影響．補綴誌 1989；33：822-835．
92. 三好礼子．内外および近遠心方向から6分類した臼歯部咬合小面の咀嚼時の咬合接触．補綴誌 2002；46：203-212．
93. 千綿一郎，志賀博，小林義典．咀嚼運動の機能的分析－安定性の評価のための被験食品の検索－．補綴誌 1998；42：857-866．
94. 三穂乙暁，佐藤亨，他．ガム性状と顎運動の関連性について．補綴誌 2007；51（2）：426．
95. 三穂乙暁，佐藤亨，他．咀嚼運動週末付近の運動経路の解析．歯科学報 2010；110（2）：115-119．
96. 三穂乙暁，佐藤亨，他．かたさの異なるガムによる咀嚼運動の解析．歯科学報 2013；113（4）：377-382．
97. 古谷野潔，他・監修．TMD・咬合のための重要12キーワードベスト240論文．東京：クインテッセンス出版，2016．
98. 平沼謙二．咬合面積並びにその咀嚼効率に及ぼす影響．補綴誌 1957；1：17-36．
99. 中島昭彦．咀嚼機能に関する二，三の生理学的用因の分析．九州歯会誌 1976；30：20-36．
100. 安陪晋．ガム咀嚼における咬合状態の運動学的解析．補綴誌 2000；44：274-283．
101. 服部佳功．咬合の形態と口腔機能の調和．補綴誌 2013；5：14-18．
102. 内田達郎，他．全部床義歯装着者による咀嚼能力の評価に関する研究－咀嚼能力に影響する因子と評価に適した食品の検討－．口病誌 1991；58：182-187．
103. 田中貴信．咬合力と咀嚼力．In：長谷川成男，坂東永一・編．臨床咬合学事典，東京：医歯薬出版，1997；108-116．
104. 中村健太郎．咬合崩壊を起こした顎口腔系を再構築した1症例．補綴誌 2006；50：256-259．
105. 中村健太郎．「力」を読む歯科臨床6．「力」が冷水痛の誘因となった症例に対するアプローチ．歯界展望 2007；109（6）：1110-1118．
106. 中村健太郎．「力」を読む歯科臨床7．「力」のマネジメントを必要とする症例の対するアプローチ．歯界展望 2007；110（1）：89-100．
107. 中村健太郎．「力」を読む歯科臨床8．「力」のコントロールを必要とするにに対するアプローチ1－顎機能障害の診断と治療－．歯界展望 2007；110（2）：293-303．
108. 中村健太郎．「力」を読む歯科臨床9．「力」のコントロールを必要とするに対するアプローチ2－下顎位模索のためのスプリントとプロビジョナルレストレーション－．歯界展望 2007；110（3）：474-485．
109. 中村健太郎．「力」を読む歯科臨床10．「力」のコントロールを必要とする症例に対するアプローチ3－ファイナルレストレーション装着と治療後の「力」の評価－．歯界展望 2007；110（4）：684-692．
110. 中村健太郎．デンタルプレスケール・テクニカル・インフォメーション［デンタルプレスケールの上手な咬ませ方］．東京：ジーシー，2003．
111. 中村健太郎．「力」を読むためには．デンタルプレスケール・オクルーザーシステムを活用する「正しい認識と分析について」．日本歯科評論 2004；745：93-101．
112. 中村健太郎．DePROS（デンタルプレスケール・オクルーザーシステム）を臨床活用するための心得－デンタルプレスケールの的確なデータ採得術－．GC CIRCLE 2005；114：28-31．
113. 近藤康史，中村健太郎，他．Dental Prescale の咬ませ方が咬合力測定値に与える影響について．補綴誌 2006；50・115回特別号：132．
114. 中村健太郎，他．Dental Prescale の咬ませ方の違いが重心に及ぼす影響について．補綴誌 2007；51・116回特別号：222．
115. 中村健太郎．「力」を読む歯科臨床2．DePROS とは何か．歯界展望 2007；109（2）：334-340．
116. 中村健太郎．「力」を読むためには－デンタルプレスケール・オクルーザーシステムを活用する．「正しい認識と分析について」．日本歯科評論 2004；64(11)：93-101．
117. 中村健太郎．「力」を読む歯科臨床3．デンタルプレスケールの適切な咬ませ方と患者への「力」の説明の実際．歯界展望 2007；109（3）：513-516．
118. 村上弘，伊藤裕，加藤賢吾，中村健太郎，他．Dental Prescale の発色濃度および面積の経時的変化．愛院大誌 1995；33（3）：571-578．
119. 山口泰彦，他．デンタルプレスケールを用いた咬合接触部位の診査法に関する検討．補綴誌 1995；39：1113-1120．
120. 近藤康史，中村健太郎，他．Dental Prescale とシリコーンブラック法による咬合接触面積の比較検討．補綴誌 2007；51・116回特別号：81．
121. 中村健太郎．「力」を読む歯科臨床4．「力」の読み解きを身につける1．歯界展望 2007；109（4）：698-706．
122. 中村健太郎．デンタルプレスケール・オクルーザーシステム テクニカル・インフォメーション「DePROS の臨床応用例」．東京：ジーシー，2003．
123. 佐藤智昭，服部佳功，渡部誠．咬みしめ強さと歯列における咬合力分布．顎機能誌 1996；2：101-109．
124. 渡邉誠，佐藤智昭．正常者の咬合像と顎関節症．In：日本顎関節学会・編．顎関節症．京都：永末書店 2003；112-123．
125. 小島栄治，中村健太郎，他．年代別における咬合力の統計学的検討－咬合力の標準について－．補綴誌 2010；2・119特別号：186．
126. 近藤康史，中村健太郎，他．男女別における咬合力の統計的検討－咬合力の標準値について－．補綴誌 2011；3・120特別号：257．
127. 中村健太郎，山本司将，他．主機能部位における咬合力と咬合接触面積の検討．補綴誌 2016；8・125特別号：135．
128. 山本司将，中村健太郎，他．主機能部位が存在する位置と咬合接触面積と咬合力の関係．補綴誌 2017；9・126特別号：162．

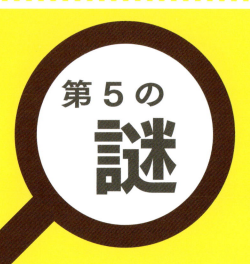

第5の謎 なぜ，咬合や咀嚼の検査が必要なのか？

咬合や咀嚼は
検査によって
可視化しないと
評価や判定はできない！

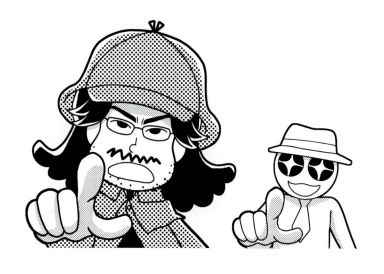

EPILOGUE

咬合や咀嚼は見た目では診断できない！

　目には見えない，難解な咬合と咀嚼という謎解きはいかがだったでしょうか．名探偵ナカムラの謎解きは，皆さんの日常の補綴臨床の一助となったでしょうか．

　本書は，著者の特定な考え方を主張する，あるいは堅守するものではありません．日本補綴歯科学会のガイドラインなどを中心に，先人が研鑽された，または客観的データから導かれた考え方に基づいて実践してきたことをまとめたものです．もしかすると，本書で述べた考え方は，数年後に変わるかもしれません．なぜなら，論理的で，客観的な研究に基づいた考え方であれば，変更，追加することは必然的だからです．それが，歯科補綴学，咬合学，咀嚼学の学術的な変遷ではないでしょうか．

　咬合に「見た目」という咬合理論は存在しません．また，咬合に「私の咬合理論」というドグマも必要ありません．老若男女問わず，誰が取り組んでも成果が得られる「咬合の理念」こそがEBM（科学的根拠に基づく医療）ではないでしょうか．

　中野雅徳先生は「咀嚼できる咬合とは，具体的かつ正確に表現し，評価し，具現することがきわめて難しく，またこれほど患者ごとに多様である．しかも，高い精度が要求される治療は他にはないと言っても過言ではない．それに加えて，新たに顎機能障害や歯周治療を引き起こさせず，さらには"噛み心地が良い"といった患者の個人的な感覚も満たすには，非常に高い診断・治療に関する知識と技術が求められる」と語っています．

　本書では，咀嚼運動終末位や主機能部位，咬合異常といった咬合を表現し，咬合接触像（咬合接触域）や早期接触といった咬合を評価し，咀嚼機能が回復する咬合をかたちにすることを解説しました．

　咬合学序説の著者である長谷川成男先生はこう述べています．「咬合の要諦は，上下顎によって限られる空間内のどの位置に咬合面を置き，そしてその咬合面の形態をどうするかという2つの事項にある」と．

　本書では，咬合と咀嚼機能とは密接な関係があり，その機能する場が咬頭嵌合位であり，咀嚼運動終末位であるとし，さらに機能する中核は第一大臼歯に備わる主機能部位であることを解説しました．また，咬合や咀嚼機能を可視化し，その評価を図ることを目的とした咬合検査や咀嚼機能検査の重要性を説きました．どの位置に咬合面を置くかは咀嚼運動終末位を指標とし，その咬合面の形態はまず主機能部位を指標としたのです．そして，咀嚼運動終末位は「咬頭嵌合位を決定する科学的根拠のある臨床術式」において重要な手がかりとなるのではないでしょうか．

　見た目ではなく，咬合検査や咀嚼機能検査をし，診断することで，機能的正常咬合（生理的咬合）に回復させることができるのです．これが，患者本位の咬合治療だと思います．

　本書が，咬合や咀嚼，補綴を学ぼうとする方々にお役に立つことを願って結びとします．

索引

＜和文索引＞

あ

- Eichnerの分類 107
- 圧搾空間 140, 142, 193
- 安全領域 111
- アンテリアハイパーファンクションシンドローム 110

い

- 異形歯性 95
- 一生歯性 99, 100
- イミディエートサイドシフト機構 68

え

- MR撮像 44, 46
- 円板-下顎頭複合体 41, 42, 53

お

- オクルーザルスプリント 158

か

- 開口障害 71
- 外傷領域 111
- 外側極 73
- 外側靭帯 80
- 外側側副靭帯 73
- 外側翼突筋 72, 73
  - ——上頭 75, 80
- 開閉口運動 70
- 下顎位 106
- 下顎運動 66, 67, 68
  - ——検査 145
  - ——検査法 122, 160, 167, 178
  - ——分析 190, 206
- 下顎窩 60
- 下顎頭 44, 52, 59
- 顎間記録 125, 128
- 顎関節隙 60
- 顎関節内障 71
- カスピッドプロテクテッドオクルージョン 90, 97
- 顆頭
  - ——安定位 58, 59
  - ——位 60
  - ——間距離 68
  - ——間距離可変半調節性咬合器 68
- 咬みしめ強度 163
- カラベリー結節 138
- 顆路型咬合器 68
- 間接的検査法 180, 206
- 関節包 74

き

- 機能咬頭 99, 138, 140
- 機能的下顎運動 66
- 機能的正常咬合 25, 31, 159, 206
- 機能的な咬頭嵌合位 112
- 機能的不正咬合 25
- 基本的下顎運動 66
- 臼磨運動 93
- 近接滑走 165, 193
- 筋肉位 108, 167

く

- グラインディングタイプ 91, 95, 97, 190
- グルコース溶出量 181, 191
- グループファンクションオクルージョン 90, 97
- クローズドロック 71

け

- 形態的・解剖的な咬頭嵌合位 112
- 茎突下顎靭帯 80
- 検査法（直接的, 間接的） 180, 206
- 犬歯 97

こ

- 咬合異常 22, 106
- 咬合位の異常 106, 117
- 咬合干渉 108, 109

咬合近接域	93,143,157,161,165,193
咬合検査	156,160,178
咬合紙	156
───検査法	156
咬合支持域	100,107
咬合小面	193
咬合性外傷	147
咬合接触	90,161,178
───圧検査法	160,178
───域	157,161,163,165,193
───像	157,161,163
───点	90,93,143,157,161,163,165,193
───の異常	106,108,167
───分析	193,206
咬合フィルム	156
咬合力	143
───印記状況	201
───表示面積	143,201
───分析	34,195,206
咬断位	96
咬頭嵌合位	106,112,117,167,193
咬頭干渉	109
個性正常咬合	17
コンビネーションシンドローム	110

さ

最大咬合力	202
三角隆線	138
三結節説	139

し

支持咬頭	98,100
篩分法	181
斜走隆線	138
習慣性開閉口運動	70
主観的咀嚼評価スケール	32,188,206
主機能部位	140,142,145,202
───検査	206
小臼歯	98
食片圧入	147
シリコーンブラック検査法	160,161,178,194

神経-筋機構	67,80
診断用予測模型	18

す

スタビライゼーションスプリント	158
ストッピング	143,145

せ

正常咬合	16,17,30
生理的咬合	28,159
切歯	96
摂取状況調査表	186
セントラルベアリング	
───スクリュー	126
───トレーシングデバイス	127,167,168
───プレート	126
───ポイント	61,62,126,168

そ

早期接触	108,167
───部位	108
側頭筋	80
側副靱帯	73
側方旋回運動	140
咀嚼	87
咀嚼運動	91
───経路	91,190
───経路パターン	92
───終末位	114,117,122,125,126
咀嚼機能	88,114,125,138,180,188,190,195,206
───検査	180,206
───判定表	186
咀嚼効率	193
咀嚼周期	114
咀嚼障害	87,114,117,125,145,148
咀嚼難易度検査	32,206
咀嚼能率	181
───測定	181,206
咀嚼能力	88

た

第一大臼歯 99,138,139,140
第二大臼歯 100
大臼歯 99
短縮歯列 90
ターミナルヒンジアキシス 40,68

ち

中心位 40,41,42,43
───誘導 52,53
蝶下顎靭帯 80
超高速MR撮像法 67,75
直接的検査法 180,206
チョッピングタイプ 91,95,97,190
治療的咬合 29

て

低機能領域 111
適応可能領域 111
デンタルプレスケール 195

と

頭蓋骨の歪形 60
トランスバースホリゾンタルアキシス 42,52,68
ドリオピテクスパターン 139

な

内側極 73
内側側副靭帯 73
ナソロジー 40

は

廃用性症候群 110
バイラテラルマニピュレーション 53,75
バイラミナゾーン 73
歯接触分析装置 165,194
バランシングコンタクト 109

ひ

引き抜き試験検査法 160,178
非機能咬頭 99,138,140
非生理的咬合 28

ふ

フェイスボウトランスファ 62
不正咬合 20,21,110
不正紡錘形 140

む

無接触 110

も

模型咬合検査法 160,178

り

理論的理想咬合 26
リードバック法 62

れ

レシプロカルクリック 71

＜欧文索引＞

A〜Z

CBT 167
CBTD 61,126,127,167,168
CBP 168
Central Bearing Tracing Device 61,126
concave 92
convex 92,190,193
DePROS 201
VAS 188
Visual Analogue Scale 188

■著者略歴■

中村健太郎（なかむら・けんたろう）

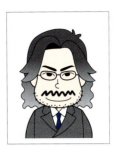

1989年　愛知学院大学歯学部卒業
1989年　愛知学院大学歯学部歯科補綴学第3講座（冠・橋義歯学）
1995年7月21日　中村歯科醫院開院
2010年7月20日　中村歯科醫院終院
2010年　補綴臨床総合研究所開設
2017年　Shurenkai Dental Prosthodontics Institute 開院
現在
Shurenkai Dental Prosthodontics Institute 院長
歯学博士
日本補綴歯科学会専門医・指導医
愛知学院大学歯学部冠・橋義歯学講座 非常勤講師
補綴臨床総合研究所所長
Shurenkai 主宰

■イラストレーター■

吉田真琴（よしだ・まこと）

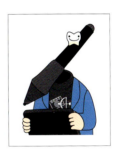

1999年 愛知学院大学歯学部卒業
2003年 愛知学院大学大学院歯学研究科卒業
2003年 愛知学院大学歯学部歯科補綴学第三講座非常勤助手
2007年 愛知学院大学歯学部歯科補綴学第三講座非常勤助教
2008年 愛知学院大学歯学部歯科補綴学第三講座非常勤講師
2008年 弓矢図版工房設立
現在，歯学博士
メディカル・デンタルイラストレーター
愛知学院大学歯学部歯科補綴学第三講座非常勤講師

クインテッセンス出版の書籍・雑誌は，歯学書専用通販サイト『歯学書.COM』にてご購入いただけます．

PCからのアクセスは…
歯学書　検索

携帯電話からのアクセスは…
QRコードからモバイルサイトへ

QUINTESSENCE PUBLISHING 日本

中村健太郎の補綴即解シリーズ01
咬合の謎を解く！
なぜ、咬合は見た目で診断できないのか？

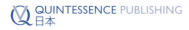

2017年12月10日　第1版第1刷発行
2023年3月20日　第1版第2刷発行

著　　者　　中村健太郎
　　　　　　なかむらけんたろう

発 行 人　　北峯康充

発 行 所　　クインテッセンス出版株式会社
　　　　　　東京都文京区本郷3丁目2番6号　〒113-0033
　　　　　　クイントハウスビル　電話(03)5842-2270(代表)
　　　　　　　　　　　　　　　　　(03)5842-2272(営業部)
　　　　　　　　　　　　　　　　　(03)5842-2275(編集部)
　　　　　　web page address　https://www.quint-j.co.jp

印刷・製本　サン美術印刷株式会社

Printed in Japan　　　　　　　　　　　　禁無断転載・複写
ISBN978-4-7812-0595-3　C3047　　落丁本・乱丁本はお取り替えします
　　　　　　　　　　　　　　　　　定価はカバーに表示してあります